国際看護学

グローバル・ナーシングに向けての展開

監修 ● **南 裕子** 高知県立大学理事長・学長
編集 ● **新川加奈子** 札幌保健医療大学看護学部教授
大野夏代 札幌市立大学看護学部准教授
神原咲子 高知県立大学大学院看護学研究科准教授

中山書店

●執筆者一覧

◎監修者
南　　裕子	高知県立大学理事長・学長

◎編集者
新川加奈子	札幌保健医療大学看護学部教授
大野　夏代	札幌市立大学看護学部准教授
神原　咲子	高知県立大学大学院看護学研究科准教授

◎執筆者（50音順）
新井明日奈	北海道大学大学院医学研究科
有川　敦子	姫路市保健所
上田　直子	(独) 国際協力機構 (JICA)
大野　夏代	札幌市立大学看護学部
鹿嶋小緒里	広島大学大学院医歯薬保健学研究院
粕川　継廣	国際看護交流協会
河野　公美	北海道大学大学院医学研究科
神原　咲子	高知県立大学大学院看護学研究科
菊地　　彩	札幌市立大学
久津沢りか	ジャカルタ，J–Clinic スマンギ MRCC SILOAM HOSPITALS SEMANGGI
呉　　小玉	兵庫県立大学地域ケア開発研究所
駒形　朋子	千葉大学大学院看護学研究科
近藤　麻理	東邦大学看護学部
近藤美智子	天使大学看護栄養学部
新垣　智子	りんくう総合医療センター看護局
新川加奈子	札幌保健医療大学看護学部
菅沼　成文	高知大学医学部
鈴木　日和	SHARE＝国際保健協力市民の会
高嶋　俊男	ひめじ発世界
髙田　洋介	阪神・淡路大震災記念　人と防災未来センター
玉城　英彦	北海道大学大学院医学研究科
塚本三枝子	国際看護交流協会
常田　美和	札幌保健医療大学看護学部
長澤紀美子	高知県立大学社会福祉学部
夏目　寿彦	北海道むかわ町国民健康保険穂別診療所
堀口みゆき	市立札幌病院看護部
松尾　博哉	神戸大学大学院保健学研究科
松田　智大	国立がん研究センターがん対策情報センター
南　まりな	高知大学医学部
村松　紀子	医療通訳研究会 (MEDINT)
安光ラヴェル香保子	高知大学医学部
渡辺　　学	(独) 国際協力機構 (JICA)
Ngatu Nlandu Roger	高知大学医学部

はじめに

　大勢の人の生命と暮らしを脅かす紛争や災害および新たな健康問題は，世界各地から毎日のように報道されています．また，2015年に達成されるはずのUN（国連）のMDGs（ミレニアム開発目標）は，多くの国で達成できないのではないかと危ぶまれています．一つの国の健康問題と環境課題は，その国だけで解決できることは少なくっています．21世紀はまさにグローバル（地球規模）での対応が求められる時代です．

　このような時代の看護で重要な理念は，国連の「人間の安全保障」という考え方によるのではないでしょうか．「国家の安全保障」とは違う「人間の安全保障」は，「人間の生にとってかけがえのない中枢部分をまもり，すべての人の自由と可能性を実現する」（「人間の安全保障委員会」より）ために，世界で取り組むべきものです．それはまた「人間に本来備わっている強さと希望によって」立ちながら，人々が生存・生活・尊厳を享受できる社会を形成することでもあります．

　近年のグローバリゼーションは，政治や経済の国境を越えた相互作用だけでなく，多文化共生の空間や環境自体が多様な恩恵・利害をもって国境を越え，広がっていることが最大の特徴です．その変化のスピードは速く，未知の要素を抱えていることから，未来の健康課題や脅威を予測することはきわめて困難です．

　このようななかで看護を考えるときには，これまでの個別性や地域性に加え，多様な文化の理解，グローバル・リテラシー（国際社会の変化に対応する能力や資質）についても広く求められてくるでしょう．

　本書は，グローバルな視点で新たな課題に対応するため，健康課題別ではなく，「文化」「社会」「情報」「教育」という視点から看護についてまとめています．

　世界に飛び出そうとしている看護学生・看護職の方にとって，新しい時代のグローバル・ナーシングを担う若者にとって，本書が少しでも役に立てばたいへん嬉しく思います．

南　裕子

CONTENTS

はじめに……南　裕子　iii

1章 グローバル・ナーシング（グローバル看護）とは何か

1. グローバル・ヘルス・イシュー ──新川加奈子　2
　国際保健からグローバル・ヘルスへ……2
　人間の安全保障とポストミレニアム開発目標……4
　人口─貧困─環境の悪循環……5
　グローバリゼーション下での先進国と開発途上国の分類……9
　Column 環境問題と国際的な規制……松田智大　12

2. グローバル看護学の概念 ──大野夏代　13
　グローバル看護とは日本を含めた世界で行われるものである……13
　グローバル看護は個別性に対応する力を伸ばす……14
　グローバル看護は日常の看護に必要である……14
　グローバル・ヘルスは自分の課題である……15
　グローバル看護の実践……15
　Column 近未来の社会……長澤紀美子　19

3. グローバル看護の変遷と行方 ──近藤麻理　20
　多様性を尊重する看護……20
　教育のグローバルスタンダード……21
　看護の移動労働……22
　医療ツーリズム……23
　看護のキャリアパス……23

2章 異文化・多文化と看護を一緒に考える

1. 総論　26
　①在日外国人の保健医療 ──松尾博哉　26
　　現状と課題……26
　　支援策……27

日本で働く外国人看護師……28
　②在外日本人の保健医療……………………………………………………大野夏代　30
　　　在外日本人の推移……30
　　　渡航先における状況……30

2. 看護の実際と課題 ─────────────────────────────── 33

　①日本で経験する文化の違い：医療機関で働く看護師の立場から………新垣智子　33
　　　りんくう総合医療センターにおける外国人医療……33
　　　医療の考え方の違いとコミュニティにおけるサポート体制……34
　　　保険医療制度の違いと高度先進医療に対する概念の違い……35
　　　日本人患者も外国人患者も看護は同じ……35
　②日本で経験する医療文化の違いをサポートする…………………………村松紀子　37
　　　外国人の医療支援……37
　　　外国人医療と制度……39
　　　外国人医療と医療文化……40
　　　外国人患者は特別な存在ではない……41
　　　Column 英語が苦手な外国人もいる…………………………………村松紀子　37
　　　Column ちょっと待って，外国人への注意ワード！……………村松紀子　39
　③在外日本人への援助：世界で暮らす日本人のために日本の看護ができること
　　　………………………………………………………………………………大野夏代　43
　　　予防対策（渡航者自身に望まれる対策）……43
　　　セルフケアの援助……43
　　　重大な健康障害の早期発見……44

3. 事例 ─────────────────────────────────── 46

　①保健医療現場における外国人対応……………………………………………有川敦子　46
　②NPOによる在日外国人の医療相談・支援………………………………高嶋俊男　48
　③留学生における精神的健康：国立大学の事例…河野公美，新井明日奈，玉城英彦　50
　④在外日本人を対象とする活動………………………………………………久津沢りか　52

3章 社会制度と看護を一緒に考える

1. 総論：社会と看護 ───────────────────────── 常田美和　56

　　　セーフティネットと健康保険制度……56
　　　貧困と健康格差……57
　　　社会制度と看護制度の問題……58
　　　Column スリランカにおけるモノカルチャー経済と茶園労働者の周産期ケア
　　　………………………………………………………………………………常田美和　59

2. 看護の実際と課題：地域社会のなかでの看護の課題 —— 62

　　リプロダクティブ・ヘルス（reproductive health）……… 常田美和　62
　　糖尿病と貧困……… 神原咲子　64

3. 事例 —— 66

　　①救急搬送されてきたペルー国籍の患者………………………………… 新垣智子　66
　　②インドネシアにおける貧困層の医療：全ての人に医療を…………… 鈴木日和　68
　　③グアテマラ先住民の出産事情………………………………………… 常田美和　70
　　④アフリカの伝統的産婆に対する保健行政官の意識と対応………… 常田美和　72

4章　情報と看護を一緒に考える

1. 総論：グローバル看護と情報の利用 —————————— 松田智大　76

　　情報の分析に基づいた計画や評価……… 76
　　アプローチの違い……… 77
　　グローバル看護における情報取得・整理の困難……… 78
　　さらなる困難：取得した情報の利用……… 79
　　情報をつなげていくこと……… 80
　　まとめ……… 80

2. 看護の実際と課題：看護を数字でみる楽しさと難しさ —— 82

　　グローバル看護の実践に必須の方法論である疫学……… 菅沼成文　82
　　疫学研究のデザイン……… 菅沼成文　84
　　倫理性の検討など……… 松田智大　85
　　データの収集……… 松田智大　86
　　情報の理解……… 松田智大　89
　　統計分析の必要性……… 松田智大　89
　　統計分析における誤りをなくすために……… 松田智大　90
　　統計分析の種類……… 松田智大　91
　　正規分布をしているかどうか……… 松田智大　93

3. 事例 —— 94

　　①新型インフルエンザと保健師活動……………………………………… 有川敦子　94
　　②「暮らしぶり」の数え方：日常生活行動とマラリア感染のリスクを考える
　　　　　……………………………………………………………………… 駒形朋子　96
　　③HIV/AIDS対策における地理情報の活用………………………… 鹿嶋小緒里　98
　　④ブータンの妊産婦死亡率の改善と課題……………………………… 新川加奈子　100
　　⑤英国の介護（ロングタームケア）のアウトカム評価指標………… 長澤紀美子　102

5章 教育と看護を一緒に考える

1. 総論：未来に必要な教育と看護 ———————————————— 106
　健康教育と看護……神原咲子　106
　保健教育と看護……新川加奈子　107
　ソーシャル・イノベーションの必要性……長澤紀美子，神原咲子　108
　Column　グローバルな視野をもつ看護師になることは，日本政府の方針でもある
　　……………………………………………………………………大野夏代　108

2. 看護の実際と課題：50年後をみすえて今を考える ——————— 112
　急激なライフスタイルの変化と健康課題……神原咲子　112
　災害の多様化と健康課題……神原咲子　113
　教育と健康格差……常田美和　115
　将来を担う子どもたちの労働と教育……常田美和　115

3. 事例 ———————————————————————————— 118
　①生活習慣に密着した疾患を教育によって予防する難しさ……神原咲子　118
　②スマトラ沖大地震・インド洋津波の復興と健康課題の現状把握調査…神原咲子　120
　③難民・国内避難民におけるケアの課題……………Ngatu Nlandu Roger　122
　④子どもの健康と環境（エコチル調査）…安光ラヴェル香保子，南 まりな，菅沼成文　124

6章 国際的看護の活動：グローバルな視点をもった看護実践とは

1. 国際協力における看護の役割 ————————————大野夏代　128
　国際協力とは何か……128
　なぜ国際協力をするのか……128
　国際協力機関の機能と協力の仕組み……129
　国際協力における看護の役割……130
　国際協力における国際的看護活動の方法……131
　Column　グローバル看護にかかわる必要性と活動の倫理性 ………松田智大　134

2. 国際的看護活動の実際 ———————————————————— 136
　①モンゴル看護師を対象とした高血圧セミナーの実施……………堀口みゆき　136
　②インドネシアでの妊婦への保健活動：看護の質の向上を求めて……鈴木日和　138
　③被災地医療協力で体験した看護学生との協働……近藤美智子　140

3. 外国人看護師の研修受け入れ（人材育成活動） ——————大野夏代　142
　受託した青年研修の概要……142

研修の計画・実施……… 142
　　　研修企画にあたっての留意点……… 144
　　　評価……… 146
　　　所感……… 147

7章 「国際的な視野をもつ看護師になる」というチャレンジ

1. 国際的看護活動への第一歩 ─ 150

　①総論：国際的体験と安全対策 ……………………………………大野夏代　150
　　　在学中にできる国際的な体験……… 150
　　　渡航時の安全対策……… 152
　　　キャリアとしての国際看護……… 153
　②国際的看護体験の機会の紹介 ……………………………………………… 156
　　　1）留学 ………………………………………………………新川加奈子　156
　　　2）保健医療分野で活動をしているNGO・NPO ………新川加奈子　158
　　　3）スタディツアーに参加して（大学生の感想文）…………菊地　彩　160
　　　4）WHO地域事務局などでインターンをした体験 …………髙田洋介　162
　　　5）国際協力と私の仕事 ………………………………………夏目寿彦　164
　　　6）（独）国際協力機構（JICA）……………………上田直子，渡辺　学　166
　　　7）国際看護交流協会（INFJ）………………………塚本三枝子，粕川継廣　168
　　　8）国際看護研究会 ……………………………………………大野夏代　170
　　　9）国際地域看護研究会 ………………………………………呉　小玉　172
　　　10）日本国際保健医療学会（JAIH）…………………………近藤麻理　174

2. 世界で活躍する看護師の資質 ──────────大野夏代　176

　　　基礎的資質……… 176
　　　専門的能力……… 178
　　　将来に希望を込めて………… 179

付録 ─────────────────大野夏代，神原咲子　181

　1. 課題 ……………………………………………………………………… 182
　2. 解答例 …………………………………………………………………… 187

おことわり：本書を読む前にご確認ください
本書で掲載した「国名」と「各国の概要」（地域，首都，面積，人口，一人あたりGDP）の表記や数値は，日本政府刊行物『世界の国情報2013』より引用した

1章 グローバル・ナーシング（グローバル看護）とは何か

1 グローバル・ヘルス・イシュー

本稿では，グローバル看護学を学ぶ前に，地球レベルでの保健分野に対する取り組みの変遷を理解することを目標とする．

まず，グローバル・ヘルスという概念が誕生した背景を認識し，キーワードである「人間の安全保障」「ポストミレニアム開発目標」についての認識を深める機会としたい．また，保健分野がほかの分野と複雑に絡んでいることを「PPEの悪循環」という概念をもって紹介する．最後に，グローバリゼーション下での先進国と開発途上国の分類について説明する．

> PPE (population-poverty-environment：人口─貧困─環境)

国際保健からグローバル・ヘルスへ

全ての生物は，生命の誕生から多くの過程を経て死を迎える．高等動物になるほど，その過程は複雑化し，さまざまな健康状態を経て死に至る．人間の健康状態には病気だけではなく，文化とのかかわりも含まれる．健康問題を地球レベルでとらえ，広い視野で健康を阻害する諸要因を分析し，国際的な協力のもとに解決する学術的側面と実践的側面をもった学問が，国際保健とよばれる分野である．

国際保健学の歴史

国際保健学の起源は，ヨーロッパの植民地時代（1400〜1500年代）に遡る．この時代に植民地での労働者の健康維持のため，マラリアなど熱帯病への疫学・予防策についての実践的研究を基盤とする学問が誕生した．

◎国際機関の誕生

第二次世界大戦以降（1950〜1960年代），アジアやアフリカなどにおいて多くの国が独立するなかで，開発途上国の健康問題を支援するための国際機関（WHO〈世界保健機関〉，UNICEF〈国際連合児童基金〉，FAO〈国際連合食糧農業機関〉）などが誕生し，国際保健分野の中心的な役割を担った．しかし，国際機関の援助は，都市部における病院治療が中心であり，都市部の高度医療施設の維持のために，予算の半分以上が費やされることも多くみられた．一方，この期間における国際保健活動の輝かしい成果は，1958年のWHO総会での「世界天然痘根絶計画」の開始であり，この活動は1980年の根絶宣言へと実を結んだ．

> WHO (World Health Organization：世界保健機関)
>
> UNICEF (United Nations Children's Fund：国際連合児童基金)
>
> FAO (Food and Agriculture Organization：国際連合食糧農業機関)

◎アルマ・アタ宣言，オタワ憲章の採択

その後，1960年代後半から1970年代にかけて，健康は基本的人権の

一つであるという意識が広まった．決して多くの地域とはいえないが，開発途上国においても，都市部だけでなく農村部の住民へのヘルスケアに目が向くようになった．「地域住民主体のヘルスケア（CBHC）」という概念が生まれ，住民参加型の健康管理体制を構築するなかで，地域住民のなかから選ばれた人（コミュニティ・ヘルス・ワーカー）が，健康課題を解決する役割を担う草の根活動が始まった．この動きは，1978年，ソビエト連邦のアルマ・アタ（当時，現カザフスタンのアルマティ）で，WHOとUNICEFが合同で開催した「第1回プライマリ・ヘルス・ケアに関する国際会議」で確定的なものとなる．この会議の際に採択された「アルマ・アタ宣言」の主な内容は，①健康の定義には，社会的・経済的ファクターも影響すること，②全ての人々の健康を2000年までに保障すること（「Health for all by the year 2000」），③PHC（プライマリ・ヘルス・ケア）の概念の提唱がある．その後，1986年にカナダのオタワでWHOが開催した「第1回健康づくり国際会議」において，健康づくりに関する3つの基本戦略▶1と5つの活動領域▶2が確認され，「ヘルスプロモーションに関するオタワ憲章」が提唱された．これらの提唱は，全ての人の健康を2000年までに保障するアクションプランとして，国際保健の基礎概念となった[1]．

◎グローバル・ヘルスへ

1990年代前半に東西冷戦が終結し，世界の流れが一気に変化した．いわゆるグローバリゼーションの波が押し寄せ，「ヒト・モノ・カネ」，そしてサービスが国境を越えて往来する時代となった．グローバリゼーションの波は，健康問題にも影響を及ぼした．開発途上国の保健医療人材が，豊かな国へと流出する頭脳流出の問題，SARS（重症急性呼吸器症候群）や新型インフルエンザなどの新興感染症が，容易に国境を越えて流行する危険性の増大，異常気象による疾病構造の変化など，いままでの「国際保健」の枠組みでは解決されない問題が生じてきた．このような背景のなかで2000年代に入り提唱される概念が「グローバル・ヘルス」である．

■グローバル・ヘルスとは

このような背景で生まれたグローバル・ヘルスは，地球規模の保健医療に関する課題の解決に向け，国境の概念を超えて，保健医療の向上と格差是正に取り組むものである．具体的には，感染症をはじめ，母子保健，栄養不足問題が課題として取り上げられ，特に死亡数の高い3大感染症（HIV/AIDS〈ヒト免疫不全ウイルス/後天性免疫不全症候群〉，結核，マラリア）および最貧困層を苦しめるNTD（顧みられない熱帯病）▶3の制圧は，グローバル・ヘルスにおける喫緊の課題とされている．

CBHC (community-based health care：地域住民主体のヘルスケア)

PHC (primary health care：プライマリ・ヘルス・ケア)

▶1 3つの基本戦略
① Advocating：健康的な生活を整えるための政策の形成などを促すことを目的とした活動．健康への環境政策を提言する．
② Enabling：個人および集団の協働により，人的・物的資源を流動化し能力を拡大すること．健康面での潜在能力をみつける．
③ Mediating：個人あるいは地域での利害関係を調停すること．健康づくりに妥協点を見出す．

▶2 5つの活動領域
①健康のための公的政策の策定．
②健康を支援する環境づくり．
③地域保健活動の強化．
④個人の健康管理能力の開発．
⑤保健医療サービスの方向転換．

SARS (severe acute respiratory syndrome：重症急性呼吸器症候群)

HIV (human immunodeficiency virus：ヒト免疫不全ウイルス)

AIDS (acquired immunodeficiency syndrome：後天性免疫不全症候群)

人間の安全保障とポストミレニアム開発目標

人間の安全保障

21世紀の社会に大変革をもたらすカギとなる概念として,「人間の安全保障」がある.これは,UNDP(国連開発計画)が『人間開発報告書』(1994)において提唱した概念であり,主権国家を単位とする安全保障が限界であるという現実に対して,個々の「人間」に焦点をあて,安全保障の必要性を強調したものである.「人間の安全保障」には,①貧困からの自由,②恐怖からの自由,③尊厳をもって生きる自由という,3つの普遍的な自由があるとしている(表1).

また,安全保障の領域は,「経済,食糧,環境,個人,地域社会,政治,健康」の7つに分類されている.前述したように,冷戦終結後のグローバリゼーションの進展のもとで,いっそう明確になってきている国際社会の動向を反映するものであり,国際社会の諸問題へのあり方にも影響を及ぼす可能性のある概念である[2].上記のうち「健康安全保障」について以下に述べる.

◎「健康の安全保障」の考え方

自由の根源である健康を維持・増進するためには,単に保健という一分野への支援だけでは不十分であり,教育や安全な水,ガバナンスといった,ほかの分野の課題も視野に入れた包括的な介入が必要である.いい換えれば,感染症や貧困に起因する疾病の予防や地域社会に根ざした保健医療システムの改善に対し,開発途上国の対応能力を強化する場合,各国政府や住民自らが,UN(国連)機関や政府援助機関,NGO(非政府

> ▶3 **NTD(顧みられない熱帯病)**
> neglected tropical diseases の略.デング熱,狂犬病,トラコーマなど17の疾患.

> UNDP(United Nations Development Programme:国連開発計画)

> UN(United Nations:国際連合〈国連〉)

> NGO(non-governmental organizations:非政府組織)

表1 人間の安全保障—さまざまな観点(UNDPの現地事務所が行ったサンプルから)

ガーナの1年生の女子生徒
「私が安全だと思うのは,夜,通りを歩いてもレイプされないってわかってるとき」
タイの靴修理店
「子どもらに食事を十分食べさせられれば幸せだし,安心です」
ナミビアの男性
「略奪が怖い.命ごと奪われるんじゃないかって思うときもあるよ」
イランの女性
「女の子は,結婚して頼れる人ができるとはじめて安心できるようになるのよ」
キルギスタンの女性
「人間の安全保障って,未来への信頼ではないかしら.食べものや着るものよりも,政治や経済的安定に関係があると思います」

(UNDP.広野良吉,北谷勝秀,佐藤秀雄,監.UNDP『人間開発報告書1994』日本語版.国際協力出版会;1994.p.23. http://www.undp.or.jp/HDR_J/HDR_light_1994_Japanese_Version.pdf より抜粋)

組織），民間企業など，多様なアクター▶4 と連携する必要がある．これにより，開発途上国の政府は，システムとしての保護と能力強化が効果的に機能するようになり，一人ひとりの住民は，健康に対する恐怖からの自由を得ること，尊厳をもって生きる権利を得ることができる．先進国や国際社会の役割は，こうした開発途上国の主体的な取り組みを後押しすることである．

ミレニアム開発目標

人間中心の社会開発を発展させようとする国際潮流は，1995年の世界社会開発サミット，1996年のOECD-DAC（経済協力開発機構―開発援助委員会）新開発戦略などによって始まっていた．

これらを統合した人類の共通の枠組みとして，2000年9月，189か国の国連加盟国の参加による国連ミレニアム・サミットで採択された国連ミレニアム宣言により「MDGs（ミレニアム開発目標）」が提唱された．これにより2015年までに達成すべき目標として，8項目が設定され，それぞれの目標のターゲット（目標1〜8ごとに，1〜6項目のターゲット〈A〜F〉，計21項目）も設定された（図1）[3]．このうち3つの目標（目標4〜6）が保健分野と関連している．

ポストミレニアム開発目標

現行のMDGsの進捗状況を踏まえ，国際社会の変化に対応する新たな2015年以降の課題，つまり「ポストMDGs」の策定が始まっている．人間の安全保障を指導理念の一つに位置づけ，開発途上国自身の努力（オーナーシップ）を推進すること，特に保健・教育においての指標の改善が提唱されている．例を以下に示す．

- 2003年に流行したSARSや2010年に流行したN1H1型インフルエンザなどの新興感染症の対処について：地域格差のない普遍的な水準での対処システムの構築．
- 中・低所得国で増加の一途をたどっている生活習慣病の対処について：公衆衛生学的アプローチの検討とヘルス・コストへの意識改革．

さらに，開発途上国，特に中所得国において医療技術革新が導入されるなかで，保健医療費が増大することは明らかであり，持続可能な形での医療技術改革が求められている．

人口―貧困―環境の悪循環

現代社会において，人口―貧困―環境（PPE）という3つの問題は，複雑な要因のなかで悪循環に陥っている．この現象は，開発途上国に限

▶4 **国際開発協力におけるアクターの存在**

国際開発協力は，国境や立場を越えてさまざまなアクター（組織や個人など）がかかわる分野であり，受益者とアクターのあいだに多様な価値観が交錯する．同一の価値観を共有することは困難であっても，差異の認識は必要である．以下にアクターの代表例を紹介する．
① 開発途上国政府，関連機関．
② 国際機関（国連グループ，開発金融機関など）．
③ 外国政府・二国間援助機関．
・省庁：外務省，財務省，経済産業省，関連省庁．
・援助実施機関：JICA（国際協力機構），JBIC（国際協力銀行）．
・関連機関：JETRO（日本貿易振興機構），国際交流基金，HIDA（海外産業人材育成協会）など．
・専門機関：JICE（日本国際協力センター），JICS（日本国際協力システム）など．
④ 民間企業：開発コンサルティング企業，一般企業，現地企業．
⑤ NGO，財団機関．
⑥ 大学，研究機関．
⑦ 個人：専門家，コンサルタント，ボランティア．

JICA（Japan International Cooperation Agency：国際協力機構）

JBIC（Japan Bank for International Cooperation：国際協力銀行）

JETRO（Japan External Trade Organization：日本貿易振興機構）

MDGs達成に向けた進捗

極度の貧困と飢餓の撲滅

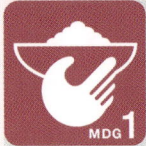

開発途上地域で極度の貧困状態（1日1.25ドル未満で生活）にある人々の数は、1990年の20億人以上から2008年の14億人へと減少しました。貧困率も47%から24%へと低下し、2015年までに貧困者を半減させる目標は達成できそうです。しかし、サハラ以南アフリカでは2008年時点でも人口の47%が極度の貧困状態にあり、依然、深刻な状況です。今後は雇用を生み出す成長や農業・農村開発支援、不平等の是正などが求められています。

ターゲット1-A
2015年までに1日1ドル未満で生活する人口の割合を1990年の水準の半数に減少させる

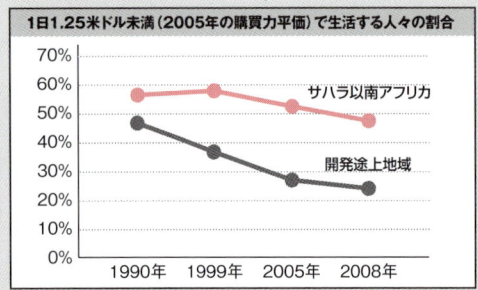

出典：The Millennium Development Goals Report 2012

普遍的な初等教育の達成

初等教育の就学率は1999年の82%から2010年の90%へ改善しました。しかし、このままのペースでは、すべての男女が2015年までに初等教育の全課程を修了できるようにする目標達成は難しい状況です。また、2010年時点での非就学児童約6100万人のうち半数以上（約3300万人）がサハラ以南アフリカに、5分の1以上（約1300万人）が南アジアに暮らしており、地域間格差の問題も残っています。就学率向上に向けて、授業料の免除や給食プログラムなどが必要とされています。

ターゲット2-A
2015年までに、すべての子どもが男女の区別なく初等教育の全課程を修了できるようにする

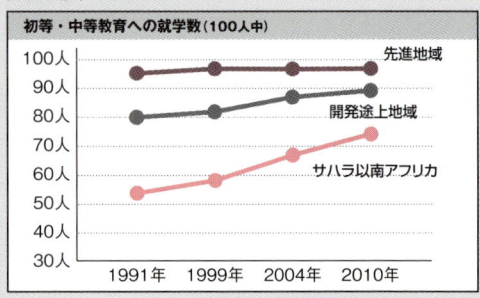

出典：The Millennium Development Goals Report 2012

妊産婦の健康状態の改善*

出生児10万人当たりの妊産婦の死亡者数は1990年の440人から2010年の240人へと改善しました。しかし、途上国におけるこの数値は未だに先進国の15倍に上ります。また、妊産婦死亡率は国家間でも国内でも、富める者と貧しい者との格差が最も大きい保健指標の1つです。2010年には28万7000人の女性と女児が妊娠・出産期、または出産後の6週間以内に合併症を伴って死亡したと推定されていますが、そのうちサハラ以南アフリカ（56%）と南アジア（29%）の2地域で全体の85%を占めます。多くのケースは、出産時に熟練医療従事者が立ち会う機会を増やし、適切な機材と用具を用いれば妊産婦の健康を守ることができます。更なる対策とその資金が求められています。

ターゲット5-A
2015年までに妊産婦の死亡率を1990年の水準の4分の1に引き下げる

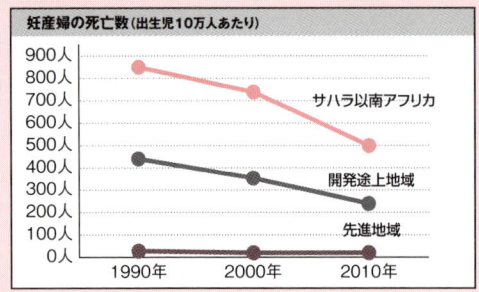

出典：The Millennium Development Goals Report 2012

HIV/エイズ，マラリア，その他の疾病のまん延防止*

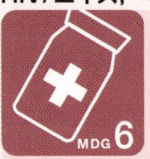

医療の改善による延命効果もあり、HIV/エイズ感染者総数は増加を続けています。2010年時点で、HIV/エイズ感染者は2001年より17%多い3400万人と推測されています。一方、HIV/エイズの新規感染者数はピークだった1997年から21%減少し、2010年には270万人（うちサハラ以南アフリカが70%を占める）になりました。死亡者数も2000年代半ばの220万人をピークに減少し、2010年は180万人でした。HIV/エイズ感染予防法の教育、性交渉時のコンドーム使用、治療へのアクセスしやすさ向上などの対策に加え、貧困や性暴力にも配慮した包括的な対策が求められています。

ターゲット6-A
2015年までにHIV/エイズのまん延を阻止し、その後、減少させる

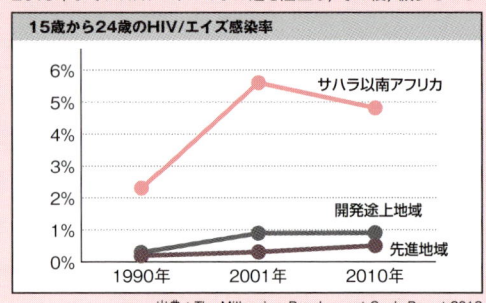

出典：The Millennium Development Goals Report 2012

図1　MDGs達成に向けた進捗

ジェンダー平等の推進と女性の地位向上

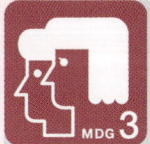

初等教育における格差は大幅に縮小しつつあります．2005年までに初等・中等教育で男女格差を解消するという目標は100％の達成はされませんでしたが，男児100人に対する女児の就学数は，1999年の91人から，2010年には97人に改善しました．しかし，国レベルでは，初等教育において男女平等を達成できたのは，データが入手できた131か国のうち71か国でした．ジェンダーに配慮した法改正，予算編成などが求められます．

ターゲット3-A
2005年までに，初等・中等教育で男女格差の解消を達成し，2015年までにすべての教育レベルで男女格差を解消する

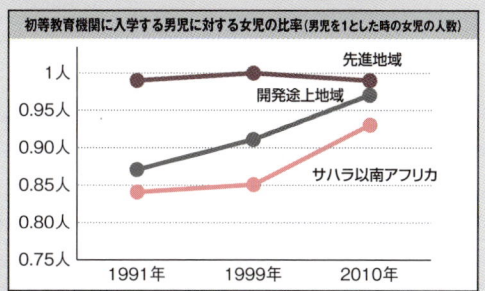

出典：The Millennium Development Goals Report 2012

乳幼児死亡率の削減 *

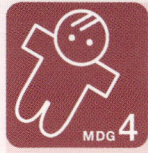

人口増加にもかかわらず，世界的に5歳未満児の死亡総数は1990年の1200万人から2010年の760万人へと減少しました．途上国における5歳未満の新生児1000人当たりの死亡数も，1990年の97人から，2010年には63人へと35％低下しました．しかし地域間格差は残り，5歳未満児死亡数全体のうち82％（620万人）はサハラ以南アフリカと南アジアに集中しています．今後は予防接種の投与，ビタミンAの補給，殺虫剤処理済みの蚊帳の使用など対策が求められます．

ターゲット4-A
2015年までに5歳未満児の死亡率を1990年の水準の3分の1にまで引き下げる

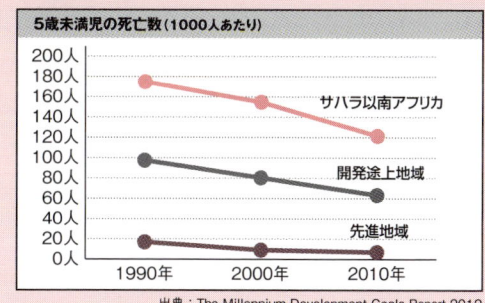

出典：The Millennium Development Goals Report 2012

環境の持続可能性を確保

世界で安全な水を利用できる人の割合は，1990年の76％から2010年の89％に上昇し，「2015年までに，安全な飲料水を利用できない人を半減する」という目標を既に達成しました．モントリオール議定書を締約した196か国は，オゾン層破壊物質の消費量を1986年から2008年の間に98％削減しました．一方で，二酸化炭素排出量は1990年からほぼ毎年増加し，2009年は，1990年と比べて39％増の301億メトリック・トンになりました．先進地域での1人あたりの年間二酸化炭素排出量（10メトリック・トン）は，開発途上地域の3メトリック・トンを大きく上回っています．持続可能な開発のためには，国家間の連携，コミュニティベースの環境プロジェクト推進などが求められています．

ターゲット7-C
2015年までに，安全な飲料水と衛生施設を継続的に利用できない人々の割合を半減する

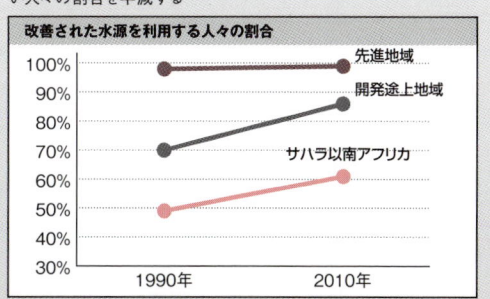

出典：The Millennium Development Goals Report 2012

開発のためのグローバル・パートナーシップの推進

途上国と後発開発途上国（LDCs）の先進国市場へのアクセスは，過去10年間で拡大してきました．途上国から先進国への輸出で，無関税品の割合は1996年の52％から2010年には82％に上がりました．2011年の政府開発援助（ODA）総額は1335億ドルで，先進国の国民総所得（GNI）全体の0.31％でした．ODAを国民所得の0.7％にするという目標を2011年時点で達成しているのは，デンマーク，オランダなど5か国のみです．日本は0.18％でした．ODAを増額させ，有効に活用するには各国政府の途上国支援の必要性に対する意識向上に加え，市民社会，民間企業も巻き込んだ幅広いパートナーシップが求められています．

ターゲット8-B
後発開発途上国（LDCs）の特殊なニーズに取り組む

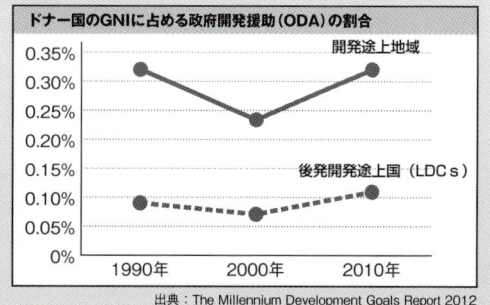

出典：The Millennium Development Goals Report 2012

（UNDP．ミレニアム開発目標．国連開発計画（UNDP）駐日代表事務所；2012．p.6-7．http://www.undp.or.jp/publications/pdf/millennium2012_11.pdfより引用）

＊：この3つの目標は保健分野と関連している

らず，要因が様変わりして先進国でも，しばしばみられるものである．しかし，このような多様化する社会は，これまでにない体験である．本項目では，PPEの課題についての関連性を追及する．

人口─貧困─環境の問題

◎人口問題

近年，開発途上国における家族計画の推進運動，女性の地位向上のための草の根運動，中国の政策の安定化などにより，世界全体の人口増加率に抑制傾向がみられている．つまり，単なる人口爆発に関しての問題は解決の糸口がみえてきているといえる．

現在の人口問題の新たなる問題点としては，世界全体での高齢化社会問題，先進国と開発途上国，あるいは都市部と農村部での人口バランスの問題がある．高齢化社会には，生活習慣病の蔓延が付随し，医療経済学的な分析に基づく政策決定や効率化を目的とした技術革新が必要となる．また，人口の偏在化が，貧困と関連しながらより顕著になると予想される．

◎貧困問題

貧困は定義の段階でもさまざまなとらえ方があり，多くの問題が開発途上国に限らず，先進国でも噴出している．なかでも，南北問題から南南問題▶5への変化は確固たる事実であり，民間投資の敬遠をまねいているサハラ以南アフリカ諸国を主とする最貧国の実態は，単に経済状況だけでなく，AIDS蔓延など，市民レベルでの健康状態も絡み，混迷の一途にある．

◎環境問題

「地球の温暖化」「森林の減少・劣化」「土壌劣化・砂漠化」「生物多様性の減少」「水資源の安定的利用の困難化」「エネルギー資源の枯渇」など，環境と資源にかかわるマクロ指標のどれをとってみても，人類社会がこのままでは存続できないこと，現状を放置していては崩壊を回避することのできない時期に近づいていることを物語っている．

◎将来の予測値

しかし，これらの指標に対して将来の予測値を得ようとしても困難であり，仮に予測値があっても前提次第で，大きな開きがでる．このことは人類社会の未来には，さまざまな変数がかかわっており，対応次第で最も好ましい結果を手にすることもできれば，逆に悲惨な方向に向かうこともあると示唆している．

人類社会の未来予想図：『世界子供白書』から

人類社会についてわかりやすい未来予想がある．UNICEFの『世界子

HIDA（The Overseas Human Resources and Industry Development Association：海外産業人材育成協会）

JICE（Japan International Cooperation Center：日本国際協力センター）

JICS（Japan International Cooperation System：日本国際協力システム）

OECD（Organisation for Economic Co-operation and Development：経済協力開発機構）

DAC（Development Assistance Committee：開発援助委員会）

MDGs（Millennium Development Goals：ミレニアム開発目標）

▶5 南南問題
開発途上国は，1980年代以降，資源保有国と非保有国の違い，政情不安などにより，明らかに経済的格差が生じてきた．特に，サハラ以南アフリカ諸国および一部の東南アジア諸国における，開発途上国間においての経済格差の問題を南南問題という．

供白書』(1995年)では,21世紀半ばを想定して人類社会に関する明暗2つの未来ビジョンを提示している[4].

◎ビジョン1

　世界の不安定な状況は放置され,世界人口が120億人に迫り,なおも増加の一途をたどるというものであり,次のような悲惨な未来を暗示している.

　開発途上国では,依然としてPPEの悪循環から抜け出せない.この結果,森林の伐採や丘陵地の浸食がいっそう激しくなり,人為的要因による自然災害も増え,都市のスラムは拡大する.一方,各地で内紛や国際紛争が頻発し,内外の難民問題が深刻化する.先進国では,物質消費の拡大傾向が収束せず,このまま環境汚染が続く.さらに,巨大な人口を擁するアジアや中南米のいくつかの国で物質消費が先進国並みになり,これらの国のエネルギー消費量や環境汚染物質の放出量がかつての先進国を上回る.このシナリオには,「地球環境は加速度的に劣化し,人類社会の破滅は時間の問題となる」という結末をつけ加えることができよう.

◎ビジョン2

　世界の安定化のための国際協力が実り,世界人口は80億人でピークとなり,徐々に減少に転じるというものであり,次のような持続可能な明るい未来が展望されている.

　開発途上国では,国際協力を背景にして各国政府が未来を担う子どもたちのために,健康,栄養,教育といった基本的な社会サービスの充実に努める.その相乗効果からついにPPEの悪循環から脱出することに成功し,成長の恩恵が平等に配分される.先進国では,20世紀に肥大化した軍事費を削って,開発途上国の持続的発展のための支援プログラムや環境の保護に対して積極的に投資するようになる.同時に新旧の工業国は,環境危機を通じて学んだ,満足や国際社会の連帯を深めるような進歩のパターンを模索するようになる.このシナリオには,「地球環境の劣化に何とか歯止めがかかり,無事に未来世代に引き継げる見通しが立った」という結末をつけ加えることができよう.

◎PPEの悪循環の断ち切り

　図2はPPEの悪循環について示している.これらは,開発途上国においての例を示したものである.これらの負のスパイラルをどのように断ち切り,輝かしい未来を築いていくのか? 考えてほしい.

グローバリゼーション下での先進国と開発途上国の分類

　「ヒト・モノ・カネ」,そしてサービスなどが国境を越えて往来してい

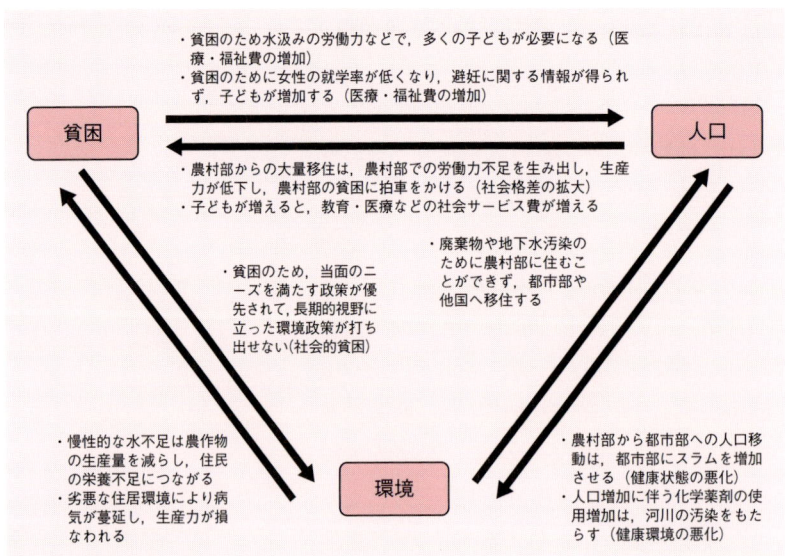

図2　PPEの悪循環

ることは前述したとおりである．しかし，国の歳入の観点から考えると，他国あるいは世界機関からの支援を受けている国と支援を受けていない国があることも事実である．いわゆる先進国と開発途上国である．

先進国

先進国は，先進工業国や高所得国ともよばれ，高度な工業化を達成し，技術および生活水準の高い国を示す．しかし，先進国の定義に対しての一定の基準はない．OECD加盟国を先進国とする場合，世界銀行の一人あたりGNI（国民総所得）によって分類する場合，UNDPのHDI（人間開発指数）によって分類する場合などがある．

開発途上国

開発途上国は，発展途上国，途上国などとよばれている．以前は，後進国や未開発国などとよばれていたが，この言葉は現在，使われていない．先進国と同様，開発途上国の定義に一定の基準はない．しかし，開発途上国にも幅があり，最貧国である後発開発途上国だけは，CDP（国連開発政策委員会）が認定した基準に基づき，国連総会の認定により，当該国の同意のもと決定している．2012年において49か国が該当する．

本書においては，DACが作成している「DAC援助受け取り国・地域リスト」に記載している国および地域を開発途上国とする（表2）．

なお，本書において，一部引用した図表などではDAC以外の基準によって開発途上国を定義することもあるので，ご了承願いたい．

（新川加奈子）

GNI（gross national income：国民総所得）

HDI（Human Development Index：人間開発指数）

CDP（United Nations Committee for Development Policy：国連開発政策委員会）

1. グローバル・ヘルス・イシュー

表2 DAC援助受取国・地域リスト2012〜2013年

後発開発途上国 (LDCs)		LDCsでない低所得国 (LICs) 1人あたりGNI $1,005以下	LDCsでない低中所得国 (LMICs) 1人あたりGNI $1,006〜$3,975以下		高中所得国 (UMICs) 1人あたりGNI $3,975〜$12,275以下	
アフガニスタン	トーゴ	北朝鮮	アルメニア	パラグアイ	アゼルバイジャン	チリ
アンゴラ	ニジェール	キルギス	イラク	パレスチナ自治政府	アルジェリア	ドミニカ共和国
イエメン	ネパール	ケニア	インド	フィジー	アルゼンチン	ドミニカ国
ウガンダ	ハイチ	ジンバブエ	インドネシア	フィリピン	アルバニア	トルコ
エチオピア	バヌアツ	タジキスタン	ウクライナ	ベトナム	アンギラ*	ナウル
エリトリア	バングラデシュ		ウズベキスタン	ベリーズ	アンティグア・バーブーダ	ナミビア
ガンビア	東ティモール		エジプト	ボリビア	イラン	ニウエ
カンボジア	ブータン		エルサルバドル	ホンジュラス	ウルグアイ	パナマ
ギニア	ブルキナファソ		ガーナ	マーシャル諸島	エクアドル	パラオ
ギニアビサウ	ブルンジ		カーボヴェルデ	ミクロネシア	カザフスタン	ブラジル
キリバス	ベナン		ガイアナ	モルドバ	ガボン	ベネズエラ
コモロ	マダガスカル		カメルーン	モロッコ	キューバ	ベラルーシ
コンゴ民主共和国	マラウイ		グアテマラ	モンゴル	クック諸島	ペルー
サモア	マリ		グルジア		グレナダ	ボスニア・ヘルツェゴビナ
サントメ・プリンシペ	南スーダン		コートジボワール		コスタリカ	ボツワナ
ザンビア	ミャンマー		コソボ		コロンビア	マケドニア旧ユーゴスラビア
シエラレオネ	モーリタニア		コンゴ共和国		ジャマイカ	マレーシア
ジブチ	モザンビーク		シリア		スリナム	南アフリカ
スーダン	ラオス		スリランカ		セーシェル	メキシコ
赤道ギニア	リベリア		スワジランド		セルビア	モーリシャス
セネガル	ルワンダ		トケラウ諸島*		セントヘレナ*	モルディブ
ソマリア	レソト		トルクメニスタン		セントクリストファー・ネーヴィス	モンセラット*
ソロモン諸島			トンガ		セントビンセントおよびグレナディーン諸島	モンテネグロ
タンザニア			ナイジェリア			ヨルダン
チャド			ニカラグア		セントルシア	リビア
中央アフリカ			パキスタン		タイ	レバノン
ツバル			パプアニューギニア		中国	ワリス・フツナ*
					チュニジア	

*：地域

LDCs (least developed countries：後発開発途上国)，LICs (low income countries：低所得国)，LMICs (lower middle income countries：低中所得国)，UMICs (upper middle Income countries：高中所得国)

(DAC援助受取国・地域リスト http://www.oecd.org/dac/stats/DAC%20List%20used%20for%202012%20and%202013%20flows.pdf を筆者が訳し引用)

●引用文献

1) 日本国際保健医療学会, 編. 国際保健医療学. 杏林書院；2001. p. 20.
2) UNDP. 広野良吉, 北谷勝秀, 佐藤秀雄, 監. UNDP『人間開発報告書 1994』日本語版. 国際協力出版会；1994. p.22-40. http://www.undp.or.jp/HDR_J/HDR_light_1994_Japanese_Version.pdf
3) UNDP. ミレニアム開発目標. 国連開発計画 (UNDP) 駐日代表事務所；2012. p.6-7. http://www.undp.or.jp/publications/pdf/millennium2012_11.pdf
4) 新川加奈子. 子どもと環境 II. 近大姫路大学；2011. p.36.

Column 環境問題と国際的な規制

　環境問題は，日本での高度経済成長期にみられたような広域の環境汚染とそれに起因する「公害病」，地域での河川の水質汚濁，一地区のごみ問題と土壌汚染のように，国以下の単位の地域内で発生し，その地域のルールに従って対策が可能なものがある．一方，国際的な環境問題と健康被害は，重金属や有機溶剤，農薬による広範囲の土壌汚染，海洋汚染に因る農作物・水産物の汚染などのように，発生源や被害地が一定地域に限定できないもの，工場排煙に含まれる硫黄酸化物・窒素酸化物による酸性雨，近年注目されているPM2.5（微小粒子状物質）のように，直接的に国境を越えて健康への影響が波及するもの，また工業製品や食品の物流を介して健康に影響を及ぼすものなど，さまざまである．

　日本の「環境基本法」のように，一国内で環境保護のための法整備を進めても，その枠組みをもたない他国での環境破壊行為によって健康被害を受けることもあるため，現代の環境問題は，国際的な対策が必要である．

　こうした現状に，グローバル看護にかかわる者として対処するには，各国の工業化に伴う公害，植林を伴わない大規模な森林の乱伐と気候変動など，政治的問題にも注視し，しかるべき行動や意思表明をする広い視野をもつとともに，個々の環境汚染とその健康影響についての知識を得，適切な活動ができるよう心がけるべきであろう．

（松田智大）

2 グローバル看護学の概念

　前項のような状況を受けて，看護もこれまでの国際協力を中心とした国際看護学の考え方を修正する必要に迫られた．看護師の立場でグローバル・ヘルスに参画することを，ここでは仮に「グローバル・ナーシング（グローバル看護）」とよぶ．グローバル看護の目的は，グローバル・ヘルスの目的と同様，地球に住む全ての人に健康と幸せをもたらすことである．これらの取り組みは，個人を対象として行われることもあるし，政策にアプローチし地域の医療や看護のシステムを変更することもある．医療職中，一番人数の多い看護師の活躍は，世界で期待されており，グローバル看護には大きな可能性がある．

　本稿では，グローバル看護の性質を吟味し，なぜこれを学ぶのかを議論してみたい．

グローバル看護とは日本を含めた世界で行われるものである

　グローバル看護を考えるにあたり，「看護とは何か」を復習することからはじめたい．

　ICN（国際看護師協会）の看護の定義▶1 によると，看護の行われる場は「あらゆる場」であり，看護の対象者は「あらゆる年代の個人および家族，集団，コミュニティ」である．看護の役割は，「アドボカシーや環境安全の促進，研究，教育，健康政策策定への参画，患者・保健医療システムのマネージメントへの参与」を含むと広く述べられている．以上より，看護とはもともと，世界のどこでも，どのような人や集団をも対象とする広く豊かな概念であるということが改めてわかる．看護にグローバルな性質が元来備わっている以上，グローバル看護というものを，新たに考える必要はないのかもしれないが，これまでの日本の看護学では，対象者の個別性のとらえかたが狭く，生活の場の特徴を十分には考慮してこなかった．その反省のうえで，グローバル看護では，対象者も看護師自身も，世界のネットワークを構成する一員であることを強調する．

　目の前の対象者が，どのように世界につながっているか，暮らしている環境の影響をどのように受けているかを観察し，看護を計画・実践するならば，日本において日本人を対象とする看護も，グローバル看護である．目に見えること・見えないことを含め，私たちの働く医療現場はそもそも世界につながっており，将来はもっとなめらかにつながる．そ

ICN（International Council of Nurses：国際看護師協会）

▶1 **ICN の看護の定義**[1]
看護とは，あらゆる場であらゆる年代の個人および家族，集団，コミュニティを対象に，対象がどのような健康状態であっても，独自にまたはほかと協働して行われるケアの総体である．看護には，健康増進および疾病予防，病気や障害を有する人々あるいは死に臨む人々のケアが含まれる．また，アドボカシーや環境安全の促進，研究，教育，健康政策策定への参画，患者・保健医療システムのマネージメントへの参与も，看護が果たすべき重要な役割である．

のことを日本の看護師は意識するべきである．そのような視点の転換こそがグローバル看護であると，筆者は考えている．世界が地球というコミュニティとしてつながっている以上，日本の普通の看護師一人ひとりの毎日の仕事が世界の潮流をつくることもまた，意識されるべきである．

グローバル看護は個別性に対応する力を伸ばす

　看護者の倫理綱領（日本看護協会）の2条▶2を確認しながら，グローバル看護の性質についてさらに考えたい．

　この条文には，看護は性別など個人の属性によって対象者を差別しないことが述べられており，その属性の例として，「国籍，人種・民族，宗教」などがあげられている．この考え方からすると，病棟の看護において，「外国人患者のところには何となく行きにくい」「言葉が通じなくて時間がかかるから，後回しになっている」というような状況があるとすれば，倫理的に問題である可能性がある．

　人はみな，人間として普遍的な欲求をもっているという意味では共通であり，誰も例外なく過去の経験の産物であるという意味で唯一の存在である．したがって，どのような健康をめざしたいのか，何をもって幸せを感じることができるのか，ということが，人によって異なることは当然である．対象者一人ひとりのさまざまなニーズをつかみ，個別的特性に応じたサービスを提供することは看護師の本来業務である，と私たちは倫理綱領において，社会に向け宣言している．

　この考え方からすると，看護師が個別性に応じた看護を展開するのは当然である．しかし，どのような国籍や民族，疾患の人であろうと，対象者や看護師が日本人同士であろうと，その人の文化的背景（生き方）に着目することはもっと強調したい．それによって看護実践が変わり，対象者にとって利益があるはずだという筆者の信念がある．グローバル看護では，個別性の多様さや健康に与える環境の影響の大きさを学ぶことができ，日常の看護をパワーアップすることができる．

グローバル看護は日常の看護に必要である

　EPA（経済連携協定）に基づき，すでに外国人看護師は日本の病院などで就労している．EPA以外のルートで入国し，日本の看護師国家資格を得て就労している外国人看護師もいる．異なる文化や習慣をもつ外国人看護師とともに，日常的に看護をする状況がすでに国内で始まっているのである*1．

　また，外国籍住民は日本社会の重要な構成員となっている．その人の

▶2 **看護者の倫理綱領**[2]
2条「看護者は，国籍，人種・民族，宗教，信条，年齢，性別及び性的指向，社会的地位，経済的状態，ライフスタイル，健康問題の性質にかかわらず，対象となる人々に平等に看護を提供する」．

EPA (economic partnership agreement：経済連携協定)

*1 1章「3．グローバル看護の変遷と行方」p.20 を参照．

もつ文化やコミュニティを尊重しつつ，どのように健康を支援するかは，看護としての課題である．

さらに無視できないのが，医療観光（医療ツーリズム）[3]の進展である*1．医療滞在ビザが導入された今，医療を求める外国人を日本に所在する全ての病院や診療所で受け入れることができる．今後，このビザを利用して来日する外国人患者は増加することが予想される．「日本の普通の看護師」の毎日の勤務において，受け持ち患者に外国人が何人もいて，チームメンバーに外国人がいるような将来もそれほど遠くない．これらは世界ではよくみられる状況であり，日本だけが例外であり続けることはむしろ困難なため，日本の医療現場の国際化は進展する一方だろうと筆者は予測している．「自分は英語ができないからグローバル看護には関係ない」と思っていた日本の看護師も，通常の勤務において，好むと好まざるとにかかわらず地球規模の課題に対面することになる．

グローバル・ヘルスは自分の課題である

人類史上最大の国際的戦略ともいわれるMDGs（ミレニアム開発目標）について，日本の看護師は関心をもたなくてはならない*2．MDGsでは例えば，「極度の貧困と飢餓の撲滅」など人々の健康と命にかかわる問題が多く取り上げられている．地球では，今何が起きているのか，人が何に苦しんでいるのかを知ること，そして看護に何ができるのかを考えることは，健康を扱う看護という専門職にとって当たり前のことである．「自分が立っているところとつながっている世界」を看護の視点に立つと何が見えてくるか，グローバルな看護には何ができるのかを本書で考えていただきたい．

グローバル看護の実践

地球に住む人々の健康を守るための看護実践がグローバル看護であると考えれば，対象者となるのは援助を必要とする世界の人々である．便宜的に，日本という地域に滞在しているかどうか，日本人かどうかに分けて，対象者とその健康課題に着目してグローバル看護を概観すると，以下の通りになる．

日本に住む外国の人々（在日外国人）

日本に長期滞在する外国籍の人を在日外国人という．「在留外国人統計」によると2012年日本に在留した外国人の人口は約204万人であった[3)]．日本に住む外国人人口は，2008年をピークにして以降は微減であるが，

[3] **医療観光**
医療ツーリズム，メディカルツーリズムともいう．居住国とは異なる国や地域を訪ねて医療サービス（診断や治療など）を受けることである．主な目的に，安い手術費や投薬費，高度医療技術，臓器移植，整形手術，健康診断などがある．自国では不可能，高価，求めている結果が得られないなどの医療を求めて他国へ渡航するものである．渡航先としては，シンガポール，タイ，韓国などのアジアの国々が多く選ばれている．日本は，高度医療技術，カントリーリスクが低いなどの観光魅力度をアピールしている．医療観光は成長市場として注目され，経済産業省や観光関連分野の関心が高い．

MDGs（Millennium Development Goals：ミレニアム開発目標）

*2 1章「1. グローバル・ヘルス・イシュー」p.2を参照．

長期的には増加の方向にあると考えられている.

在日外国人の健康の状況については，特有の問題のあることが知られる. 例えば，言葉の問題やシステムのわかりにくさから受診が遅れたり，日本人であれば受けられる医療扶助▶4を外国人は受けることができないため病状を悪化させたりすることが報告されている[4].

近年は，日系人▶5をめぐる問題が深刻である. 彼らは研修生という立場で来日する場合が多い. 研修生には健康保険の加入が義務づけられているが，年金とセットでの加入が原則であるため，長期滞在するつもりのない研修生は健康保険に未加入であることも多いという問題が指摘されている. 在日外国人の看護に関しては，本書では第2章にまとめた＊3.

海外に住む日本の人々（在外日本人）

在外日本人は，留学生や海外出張者など海外に長期在住する日本国籍者であり，在外日本人と在日外国人とは，対になる属性ととらえることができる.

2011年，日本を出国した日本人は1,699万人であり[5]，そのうち中長期に海外に在住する人は118万人といわれ[6]，年々増加している. 地域的には，北米とアジアが多い. 「海外邦人援護件数」の事件別内訳によると，傷病による援護件数は864件（5.1%）であり，窃盗被害，遺失，拾得物，所在調査に次いで多い[7]. 在外日本人の健康課題は，感染症のほか，生活習慣病，精神保健，歯科保健など多岐にわたる.

海外で傷病により，医療機関を受診しようとするときにまず問題になるのは，医療システムの違いである. 多くの国では日本とは異なるオープンシステムが採用されており，病院が医師を雇用していることは少ない. 外部の診療所を開業する医師が自分の診療時間の割りあてに従って，時には複数の病院で診療にあたる. 外国で受診する際には，慣れないシステムにアクセスする努力をしなくてはならない. また，医療の場で使用される言葉は専門用語が多い. 文字通り命にかかわる情報のやり取りを外国語で行うことは，言語のできる人にとっても容易ではない. さらには，先進国・開発途上国を問わず，外国人が利用するような医療機関では医療費が高額であり，重大な疾病の場合や治療継続時に課題がある.

グローバル化の最前線にいる在外日本人は，政治や経済，文化など，あらゆる意味において日本と世界とを具体的につなぐ存在であり，日本の貴重な人材である. 在外生活経験者の，外側から日本をみる視点や複眼的な価値観は，日本国内の国際化を進めるための資源である. 看護による渡航前後の支援により，在外日本人の健康の保持や増進に関するセルフケア能力の向上が期待できる. 渡航前後には国内の一般の医療機関で相談を求めることもあるので，在外日本人（およびその予備軍と帰国

▶4 **医療扶助**
生活困窮者が，けがや病気で医療を必要とするときに行われる扶助である. 原則として現物支給（投薬，処置，手術，入院などの直接給付）により行われる.

▶5 **日系人**
日本以外の国に移住し，当該国の国籍または永住権を取得した日本人およびその子孫のことで，国籍，混血は問わない. 現在，世界には約250万人存在するともいわれているが，実数は不明である. 日系人のうち日本に居住する者を「在日日系人」とよぶこともある.

＊3 2章1「①在日外国人の保健医療」p.26を参照.

者)に対する看護(グローバル看護)は,日本の「普通の看護師」にとっても必要である.在外日本人の看護については,本書では第2章に示した*4.

開発途上国に住む人々

　世界には,極度の貧困などの不均衡が存在している.世界に遍在する経済社会的な格差を是正するため,国際的に,政府間で,あるいは民間で行われる国境を越えた援助・協力活動を国際協力という.これらの取り組みは,政策にアプローチし,地域の医療や看護のシステムを変更することもあるし,さまざまな事情をもち生活を営む個人を対象として行われることもある.ここでも医療職中,一番人数の多い看護師は,世界の人の健康の改善のために貢献することが期待されている.

　2015年までに達成すべき国際社会共通の目標であるMDGsを構成する8項目には,健康に関連する目標が3項目含まれている.すなわち,乳幼児死亡率を減らすこと,妊産婦の健康を改善すること,HIV/AIDS(ヒト免疫不全ウイルス/後天性免疫不全症候群)やその他の感染症の拡大を防ぐこと,である.日本のODA(政府開発援助)の実施機関であるJICA(国際協力機構)*5はMDGsの達成に向けた開発途上国の取り組みを支援しており,保健協力を進めるにあたっては,母子保健と感染症対策という2つの課題に力点を置いている.

　国際協力における技術協力では,人材育成のために国際的な研修事業が多く実施されている.研修事業は,日本の技術・技能・知識を開発途上国の専門職へ伝えることにより,当該開発途上国などの発展を担う「人づくり」に寄与することを目的とする.そのため世界中から看護師などの技術者が日本に派遣され,研修を受けている.日本で普通に勤務する日本人看護師の職場(保健センターや病棟など)に,外国人看護師が見学や実習のために訪れる機会もあるだろう.普段,無意識に行っていることについて質問があるかもしれない.そのときは,専門職として自分の看護実践を説明しなければならない.そのような体験も,世界の看護の質向上をめざすという点でグローバル看護であり,領域としては看護教育または看護管理となる.

　国際協力の分野には,日本人看護師による国際的看護活動の実践の実績があり,今後も世界に貢献することが期待される.第6章を参照されたい*6.

(大野夏代)

---

*4 2章1「②在外日本人の保健医療」p.30を参照.

HIV (human immunodeficiency virus:ヒト免疫不全ウイルス)

AIDS (acquired immunodeficiency syndrome:後天性免疫不全症候群)

ODA (official development assistance:政府開発援助)

JICA (Japan International Cooperation Agency:国際協力機構)

*5 7章1②「(6)(独)国際協力機構(JICA)」p.166を参照.

*6 6章「2.国際的看護活動の実際」p.136を参照.

●引用文献
1) 国際看護師協会．日本看護協会国際部，訳．ICN定款．http://www.nurse.or.jp/nursing/international/icn/definition/
2) 日本看護協会．看護者の倫理綱領．http://www.nurse.or.jp/nursing/practice/rinri/rinri.html
3) 法務省入国管理局．平成24年末現在における在留外国人数について（速報値）平成25年3月18日．http://www.moj.go.jp/nyuukokukanri/kouhou/nyuukokukanri04_00030.html
4) 沢田貴志．在日外国人の健康（1）～（3）．http://share.or.jp/health/library/knowledge/health_of_migrant_in_japan/
5) 国土交通省観光庁．出入国者数．http://www.mlit.go.jp/kankocho/siryou/toukei/in_out.html
6) 外務省領事局政策課．海外在留邦人数調査統計．http://www.mofa.go.jp/mofaj/toko/page22_000043.html
7) 外務省．2011年（平成23年）海外邦人援護統計．http://www.anzen.mofa.go.jp/anzen_info/support.html

●参考文献
- 中谷百合子．外国人の緊急医療権の保障─憲法25条からの考察．紀要論文 Departmental Bulletin Paper．http://hdl.handle.net/11094/12497
- 公益財団法人海外日系人協会．http://www.jadesas.or.jp/

Column 近未来の社会

21世紀には「長寿化」「都市化」「不平等の拡大」「慢性病の途上国への拡大」「肥満など，不活性な行動から派生する問題」「若年層の経済的困難や不適応」[1] など，ソーシャル・イノベーションが求められる問題は多く残されている．まず，保健医療にかかわる課題について，英国『エコノミスト』誌は，2050年の世界の人口動態と保健医療を表1のように予測している[2]．

一方で，社会における個人のあり方や関係性については，ベックが『危険社会』で指摘したとおり，現在進行している「個人化」*がリスクと不確実性を生む傾向は，ますます広がっている．災害など環境破壊のリスクと相まって，これらのリスクにいかに対処するかが社会の重要な課題となっている[3]．

次に，高齢化が進む世界のなかでも日本は，歴史上最も高齢化の進んだ社会になると予測されている．2012年の国立社会保障・人口問題研究所の人口推計によれば[4]，2060年には65歳以上の高齢化率は39.9%，75歳以上は26.9%に達し，2.5人に1人が65歳以上，4人に1人が75歳以上となる．現役世代（15～64歳）1.3人で1人の高齢者を支える社会が到来し，平均寿命は男性84.19歳，女性90.93歳となる．特に，首都圏などの三大都市圏での高齢化が顕著である．これに伴い，医療や介護のサービスの需要増が見込まれ，生活支援も含めた地域包括ケア体制の整備が急務とされている．さらに2035年には高齢者の37.7%が単身世帯となると予想される．孤立や貧困のリスクの高い高齢単身世帯に対して経済的支援やつながりを創り出す支援も求められている．このような超高齢社会**への日本の対応は，今後，高齢化を迎えるアジアの国々にも注視されている．　　　　　　　　　　　　　（長澤紀美子）

表1　2050年の世界の人口動態と保健医療の予測

- 高齢化と肥満化が世界的な趨勢となる．高齢化に伴い，アルツハイマー病患者の増大への対応が課題となる
- 人口の都市集中化（2050年には約7割）が進むに伴い，開発途上国でも慢性疾患に苦しむ人が増える
- 医療機器の進歩が従来の治療を激変させる．ポリオなど公衆衛生の普及により撲滅される病気もある一方で，新型ウイルスやスーパー耐性菌による感染症が流行したり，費用が高いために開発途上国では治療がいきわたらなかったりする．HIV/AIDSの問題も残されている
- 富裕層の所得の増加により国内の貧富の格差は拡大するが，開発途上国の経済規模の拡大により世界的な規模の貧富の格差は縮小する

（英『エコノミスト』編集部．船橋洋一，解説．東江一紀，峯村利哉，訳．2050年の世界 英『エコノミスト』誌は予測する．文藝春秋；2012．p. 40-41, 62-63, 296-297 より引用）

● 引用文献
1) ウルリヒ・ベック，東　廉，伊藤美登里，訳．危険社会―新しい近代への道．法政大学出版局；1998. p. 9.
2) 英『エコノミスト』編集部．船橋洋一，解説．東江一紀，峯村利哉，訳．2050年の世界 英『エコノミスト』誌は予測する．文藝春秋；2012. p.40-41, 62-63.
3) 前掲書2）. p. 465.
4) 内閣府．平成25年版高齢社会白書．2013. p. 3-6. http://www8.cao.go.jp/kourei/whitepaper/w-2013/zenbun/25pdf_index.html

＊個人化：従来の階級社会や標準化家族の崩壊，雇用の多様化・柔軟化など
＊＊超高齢社会：65歳以上の高齢者の占める割合が，全人口の21%を超えた社会

3 グローバル看護の変遷と行方

　日本社会がグローバル化されていくなかで，看護や医療のグローバル化推進の速度はスローに感じられるかもしれないが，世界では急速に進んでいる．将来の看護のありようを現在の延長線上に置くのか，それともグローバル化の波にあえて逆らうのか，あるいは利用するのかという決断を迫られるときは近づいている．その判断材料として，日本における看護学のいままでの概念と，未来に向かい世界を視野においた発展的な共通概念との，大規模な確認作業が必要となるであろう．そのため，日本においてグローバル看護とは何かを考える際には，将来の看護学の発展に多大な影響を与えることも含めて理解する必要がある．

多様性を尊重する看護

　日本看護協会は，日本の各都道府県に支部を有するが，同時に，ICN（国際看護師協会）の日本支部として国際的な活動も行っている．また，ICM（国際助産師連盟）は，世界の助産師による団体であり，学術集会を定期的に開催している．ICN では，4 年ごとに世界中のどこかで国際学術集会を開催し，4,000 〜 6,000 人の看護職が参加する研究発表や交流の場となっている．近年の特徴的なトピックでは，先端医療と技術革新，ICT（情報通信技術）の活用と遠隔看護，HIV/AIDS（ヒト免疫不全ウイルス／後天性免疫不全症候群）と看護，看護職の移動労働，看護職のダイバーシティ（多様性），ジェンダー，感染症とパンデミック，災害看護，看護教育・ライセンスの国際標準化など，世界共通の課題も多く議論されている．ICN での議論では，国の発展レベルにより主張する意見に明らかな違いがみられ，看護がその国の保健医療政策や社会状況と切り離すことができない存在であることがわかる．しかし，それでも世界の人々の健康を守るために，看護にできること，すべきことは何かを考えなければならないことに気づかされるのである．

　日本でのダイバーシティは，グローバル化社会のなかで企業風土を革新するために意図的に推進されてきた．これらは多様性の受容ともいわれ，自分自身が慣れ親しんでいる文化とは異なる文化を排除せず，受け入れていくことを大切にする異文化理解だけではなく，自分自身の文化も含めた多文化と共生することで，新しい何かを生み出すというイノベーションにつながると期待されている．看護においては，対象者の多様性を尊重し，ICN が定める看護師の倫理綱領▶1 に則り [1)]，世界の看護

ICN（International Council of Nurses：国際看護師協会）

ICM（International Confederation of Midwives：国際助産師連盟）

ICT（information and communication technology：情報通信技術）

HIV（human immunodeficiency virus：ヒト免疫不全ウイルス）

AIDS（acquired immunedeficiency syndrome：後天性免疫不全症候群）

職が協働する必要がある．そのために看護は，国籍，人種，文化などのあらゆる差異を越えて，全ての対象者への普遍的な看護の本質を探究し，さらにグローバル化社会の多様性をも理解しうるよう高めていくことが喫緊の課題であるといえる．

教育のグローバルスタンダード

近年，日本の大学におけるグローバル人材養成が課題となっている．英語圏以外の国の大学では，学部でも英語で受講できるインターナショナルコースを設置し，世界中から集まった留学生が英語で専門領域を学ぶ機会を提供している．日本では大学院での英語による講義は一般的になってきたものの，学部教育で留学生を受け入れた英語による講義の普及は遅れている．看護学部においても例外ではない．

一方，アジアの国々には，すでに学部から大学院まで自国語と並行してインターナショナルコースを設置している大学がある．例えば，タイのチェンマイ大学看護学部の授業では，学部から大学院まで全てタイ語と英語の2コースが用意されており，留学生はどちらかを選択できる．中国では，武漢大学が先駆けて看護大学院の講義を英語で実施しており，中国全土から学生が集まるだけでなく，留学生の入学も積極的に受け入れている．これらのコースでは，世界中の看護大学の教員が国を越えて移動し，相互に補い合いながら講義を行っていることが特徴である．また，大学院生の指導や論文審査も含めた，専門の講義を行う客員教授などは，英語圏からだけではなく，アジア圏からの招聘も増加している．

日本の医学教育においては，留学生を受け入れる目的ではないが，国際基準の医学教育に準じたカリキュラムを実施することが決定されている．これは，世界医学教育連盟が2003年に医学教育機関の国際基準を公開したことに端を発し，米国で2023年度以降，認証評価を受けた医科大学の卒業生以外は，研修するための試験であるUSMLE（米国医師国家試験）の受験資格を認めないと発表したことによる．そのため，世界的に医科大学認証評価についての議論が高まり，日本でも2014年度以降から順次，各医科大学で実施されることになった．

このような医学教育だけではなく，看護においてはASEAN（東南アジア諸国連合）が，2015年にAEC（ASEAN経済共同体）における，医師，歯科医師，看護師などに対して，各国で取得している職業資格を相互承認することが2007年に決定している．しかし，ASEAN内だけでも看護の資格制度は国によって異なり，国家試験に合格して資格を取得する場合もあれば，大学や短期大学の単位を取得して卒業すれば資格が付与される場合もあるなど，現状は多様である．また，大学教育や職業学校

▶1 **看護師の倫理綱領**
前文に下記が記載されている．「看護には，文化的権利，生存と選択の権利，尊厳を保つ権利，そして敬意のこもった対応を受ける権利などの人権を尊重することが，その本質として備わっている．看護ケアは，年齢，皮膚の色，信条，文化，障害や疾病，ジェンダー，性的指向，国籍，政治，人種，社会的地位を尊重するものであり，これらを理由に制約されるものではない」[1]．

USMLE (The United States Medical Licensing Examination：米国医師国家試験)

ASEAN (Association of Southeast Asian Nations：東南アジア諸国連合)

AEC (ASEAN Economic Community: ASEAN経済共同体)

での教育と教育年限の違い，教育カリキュラムや修得単位数などの格差や，教育内容の大きな異なりにも目を向けなければならないが，現在のところASEANやアジアにおける看護教育の国際基準の動きはまだみられていない．

看護の移動労働

現在，日本ではEPA（経済連携協定）により，インドネシア，フィリピン，ベトナムから看護師候補者として毎年受け入れを実施している．制度上では介護福祉士候補者，看護師候補者に分かれるとはいえ，年間，数百人規模で，日本中の病院や施設の職場に外国人看護師が入ってきたことは画期的な出来事といえる．これまでにも，短期大学や4年制大学に日本人学生と同様，日本語の試験を合格して入学し，卒業と同時に国家資格を取得して，日本の病院で仕事をしている外国人看護師も少数ながら存在していた．そのため私たち看護職は，患者が外国人というだけではなく，同僚が外国人の可能性もあることは以前から承知していたはずである．しかし，このような国策としての外国人看護師の受け入れは，決して日本の看護師不足の解消のための政策ではなく，EPAによる貿易交渉上の結果であることを明らかにしておく必要がある．

国際的には，移動労働により外国で労働する看護職における，就労条件の不利益や否定的なイメージの固定化が問題となっており，特に開発途上国からの移民に多くみられている．また，外国人看護師として仕事をする場合の障壁として，言葉やコミュニケーションの難しさだけではなく，職場での援助不足や日常生活の違い，看護技術の異なりなどがみられる．

また，近年のアジアにおける看護師の移動労働の自由化について，知っておく必要があるだろう．シンガポールでは，世界中から優秀な医療人材を募集しており，日本人看護師が応募して実際に就職しているケースもある．前述したようにAECの構想では，熟練労働者の自由な移動のなかに看護師も含まれており，2015年には看護師などの職業資格を相互承認することになっている．つまり2015年以降は，ASEAN加盟国の熟練労働者の職業資格を取得すれば，ASEAN各国内であれば制約を受けることなく自由に移動し，どこででも仕事ができるようになるのである．そのとき，日本は，日本の看護職は，どのように考え行動するのだろうか．

EPA（economic partnership agreement：経済連携協定）

医療ツーリズム

　医療産業の潜在的需要には，医療の国際化，医薬品や医療機器の国際競争力の強化があり，医療の国際化の一つとして，医療観光の可能性が取り上げられている．これらは，メディカルツーリズムや医療ツーリズムとよばれている[*1]．医療ツーリズムでは，自分が生活する国で治療を受けるよりも，より高度な医療が安価に受けられることを目的として，先進国の人々や富裕層の支持を得ている．このような人々が選ぶ，高度で安心できる医療や病院の基準とはどのようなものだろうか．

　現在では，米国にあるJCI（国際医療機関認証）の認証を取得する病院が世界で増加している．日本では，2009年に亀田総合病院がいち早く取得した．その後，NTT東関東病院，聖路加国際病院，湘南鎌倉総合病院などが相次いで認証を受けた．このような医療機関認証は今後も進み，多くの日本の病院も認証を受ける可能性があるが，これらの認証は1回だけのものではなく，数年ごとにハードルが高くなり何度も挑戦しなければならないのである．日本国内では，日本医療教育財団がJMIP（外国人患者受入れ医療機関認証制度）を設け，2013年には湘南鎌倉総合病院，整形外科米盛病院，りんくう総合医療センターの3病院が初めて認証を受けた．

　日本における医療ツーリズムは，2011年1月から医療滞在ビザの発給が実施されることで緩和政策が推進された．医療ツーリズムの盛んな，シンガポール，タイ，インド，マレーシアでは，開発途上国や中東の富裕層，先進国での治療待機者などを主な顧客とし，自国の観光資源と結びつけて需要を増加させている．このような病院は，JCI認証を受けることにより保険会社からの信頼も厚くなり，国際水準をクリアしている病院として医療の質向上に努め，結果的に患者に安心と安全を保証するだけではなく，株式上場を果たしているケースもある．

　しかし，これらの国々では，大多数が受診する公的病院の医療水準は高いとはいえず，医療ツーリズムは富裕層のみをターゲットとした医療や看護の質向上であり，医療の質の格差を生んでいるという批判もある．また，医療従事者の労働条件や給与の格差も問題視されており，医療従事者が今後，条件のよい国へ移住するケースが増加すると予測されている．

看護のキャリアパス

　看護の対象が「人間」であるのならば，およそ人間にかかわる事象は看護の範疇として看護職は謙虚に学び続けなければならない．さらには，

[*1] 1章「2. グローバル看護学の概念」p.13を参照．

JCI（Joint Commission International：国際医療機関認証）

JMIP（Japan Medical Service Accreditation for International Patients：外国人患者受入れ医療機関認証制度）

その人間が，日本人だけではないことを知ったからには，世界の情勢，政治，経済，そして文化や習慣にも日々アンテナを張っていなければならないことに気づく．例えば，日本で災害が発生すると世界から救援活動の支援が差し伸べられ，グローバル看護活動が行われることは，私たちが何度か体験したことで十分に理解している．このような国際的活動の際には，日本の看護職も世界の看護職とともに，救援活動の円滑な実施に協力することが期待されている．将来の世界的な広域災害に対応する力をつけるためにも，日本という災害の多い国で生きている私たちが，世界をリードして災害看護の重要性を伝えるべきであり，災害看護の専門性と研究の質を高めることは重要な課題である．

医療に関するグローバル化の波がアジア諸国にも押し寄せていることから，今後，熟練専門職の移動労働や医療ツーリズムが加速化し，日本の病院が医療パッケージとして海外に分院をつくることになると，医療従事者の海外赴任が当たり前になるかもしれない．看護職の職場が，世界中に拡大するとなると，看護学で学ぶべきことは今よりも増え，多文化への看護や人々の健康に関係する国際機関の役割なども理解しなければならない．

また，看護のキャリアとして，国際機関や国際的NGO（非政府組織）などでの長期・短期的な活動も検討することができる．専門知識や技術を有する即戦力となる人材を国際機関は求めているため，看護職という専門能力の価値は高いといえる．国際機関では職員の席が空き次第，国際公募があり，外務省国際機関人事センターのホームページから調べることができる．その他，国内・国外でのインターン制度や，経験者の話を聞く講演会の情報などを活用するのも，非常に有益である．

> NGO（non-governmental organizations：非政府組織）

日本の省庁には，専門職の仕事として技官という職種があり，ここで活躍する看護職も近年増加している．特に，厚生労働省では，さまざまな保健にかかわる課で看護技官が40人以上働いており，空席ができると募集が行われている．行政や政策に関心のある看護職には適している職種である．さらに，内閣府，外務省などの国際課などの部署でも看護職の技官が，看護や保健医療に関する国際的な政策や活動に関与できる機会がある．今後，看護の職場やキャリアパスが，日本だけではなく世界に広がり拡大することが期待されている．

（近藤麻理）

● 引用文献
1) 日本看護協会. ICN看護師の倫理綱領（2012年版）. http://www.nurse.or.jp/nursing/practice/rinri/pdf/icncodejapanese.pdf

2章 異文化・多文化と看護を一緒に考える

1 総論

① 在日外国人の保健医療

　日本は「多文化共生社会」をめざしており，多くの外国人との共生を謳っている．その実現には，基本的生活である保健医療，教育，法律の国際化への対応が欠かせない．しかし，保健医療分野における国際化が十分に進んでいるとはいえない状況にある．

　2012年における日本在留外国人数は直近2～3年と比べると，やや減少傾向にあるものの204万人近くであり，日本の人口の約1.6%を占める[1]．特徴として，オールドカマー[▶1]（韓国，朝鮮出身）はやや減少し，ニューカマー[▶1]（東南アジア，南米出身者など）が増加している．特に，中国出身者の増加は顕著である．また，若年者の割合が高く（労働者，配偶者，留学生），国際結婚も16組に1組と増えている．来日目的は多様であるが，長期滞在化傾向にあり，病気やけが，妊娠・出産で医療機関にかかる外国人の数も増加している．2012年7月より新しい在留管理制度がスタートし，在留期間は最長5年になったため，長期滞在の在留外国人の数はいっそう増えることが予想される．

　他方，医療の進歩も著しく，手術や検査など複雑で高度な医療内容に対する説明と同意が必要な場面は多い．外国人に対する保健医療は決して特殊ではなく，基本的には日本人に対する保健医療と同じである．ただ，言葉や文化，習慣，宗教の相違によるハンデキャップに加えて，出身国と日本の保健医療システムの違いがあり，十分に保健医療サービスを享受できない場合もあると考えられる[2,3]．

[▶1] **オールドカマーとニューカマー**
特別永住者[*1]は，戦前から日本に永住していた人，およびその子孫ということから「オールドカマー」とよばれ，その他の在日外国人は「ニューカマー」とよばれている．

[*1] 2章2「②日本で経験する医療文化の違いをサポートする」p.37を参照．

現状と課題

　まず，医療従事者は在日外国人の保健医療をどのようにとらえているのであろうか．神戸市内の産婦人科医療機関における在日外国人の受診状況，診療に関する産婦人科の医師と看護師の意識を調べた研究では，医師は言葉の問題や経済上の制限など，診療するにあたってストレスを感じていることが報告されている．一方，看護師は，在日外国人に看護

を提供するにあたり苦労する点として，言葉，文化，風俗，習慣，宗教，医療制度の相違をあげているが，やはり言葉の問題が最も大きい．同時に多くの看護師は，在日外国人の看護を通じて，「海外の文化や医療への関心が高まった」「対象者の個別性に注目するようになった」「インフォームドコンセントを徹底した」など，看護の質向上ならびに視野の拡大に直結する経験をしている[4]．言葉の問題は，夜間救急診療場面ではさらに大きくなる．夜間は通訳同伴が全体の10%未満と極めて少ないことに加え，患者のトリアージと不安軽減では言語コミュニケーションがいっそう大切であることが，神戸市の小児救急拠点病院の医師，救急部の看護師への調査から明らかにされている[5]．

　また，外国籍であることが保健医療の質に影響を及ぼすのかに関しても，母子保健上のリスクから評価が行われている．日本人に比して外国人の帝王切開率が高いこと，南米の国籍の人では日本語会話能力が切迫早産や妊娠高血圧症候群発症に関連することが指摘されている[6]．さらに，在日外国人の保健サービス享受に関し，日本人に比して母子保健制度利用率が低いこと，その原因として日本の母子保健制度や日本語がわからないことが，その利用に影響を及ぼしていると指摘されている[7]．

支援策

　1日あたりの外国人患者は入院と外来を合わせて全国で9万人程度と推計されている[8]．しかし，日本語が話せない日本語コミュニケーションギャップが存在する外国人は，国籍により差があるものの，ニューカマーの人たちで60〜80%にのぼる．また，在住外国人のうち英語でコミュニケーションが取れるのは半数に満たない．医療従事者と在日外国人患者の相互理解における言語コミュニケーションの果たす役割は大きい．

　外国語医療支援にはさまざまなものがみられるが，多言語問診票，多言語補助資料，多言語対応医療機関リスト，医療相談，多言語生活ガイド，そして医療通訳に大別できる．多言語問診票は実際の診察場面での会話を，診療科目ごとに日本語併記で多言語化したものである．多言語補助資料としては保健医療に関する多くの外国語パンフレット・冊子類がある．多言語対応医療機関リストは日本語以外の言語で診療が可能な医療機関をリスト化して情報提供されているが，英語以外の対応言語は極端に少ない[9]．

　実際の診療場面では，初診時や症状が軽い場合は多言語問診票が役立つであろう．病状が重い場合でも，近くに母国語対応可能な医師がいれば対応できるが，近くに母国語対応可能な医師がいない場合には，医療通訳を依頼せざるをえない．医療通訳にはいくつかの方法があるが，現

在のところ，大きく電話通訳と通訳派遣，IT（情報技術）による多言語医療会話支援ソフトウエアの活用に分けられる．医療通訳の制度化は議論が進められている．

外国語医療支援のなかでも，特に保健医療に関する外国語のパンフレットなどの社会資源の充実とその活用が重要である．日本の保健医療サービスの存在を知らない，その利用方法がわからない在日外国人が存在するためである．しかし，児童手当など新しい制度の外国語版資料はホームページ上ではみつけられない．また，乳幼児等医療費助成および児童手当は申請により受給できる制度だが，5人に1人しか漢字が読めない外国人が複雑な日本語を理解し，申請することは難しいと考えられる．加えて，自治体独自の妊娠・出産などの制度説明を多言語で閲覧できるホームページもない．在日外国人が日本の母子保健制度を十分に活用できるようにするためには，妊娠中に，各国語版の解説書を用いてきちんとした母子保健サービスの全体像を説明することが必要であろう[10]．保健医療従事者には異文化理解に基づいた制度説明が求められる．

一方，在日外国人保健医療に関する，医療従事者への啓蒙や研修も必要であろう．医療従事者が外国人に積極的に対応する姿勢や意識を高め，在日外国人により充実した医療保健サービスを提供していくためには，医療従事者が外国人支援を学ぶための学習環境の整備が大切である．

IT（information technology：情報技術）

日本で働く外国人看護師

EPA（経済連携協定）に基づき，2008年8月以降，外国人看護師候補者の受け入れを開始した[*2]．来日後は，日本での語学研修を終え，日本各地の受け入れ施設にて看護助手として国家資格取得のための必要な知識と技術の修得をめざして就労および研修を行う．国家資格を取得した人は，看護師として引き続き就労可能となる[11]．しかし，その合格率は極めて低い．

彼らの就労の現状と健康状況はどうであろうか．インドネシア人看護師候補者は就労前後ともに日本語について最も関心が高く，主な仕事内容は排泄介助，食事介助，および物品整備であった．身体的および精神的健康状態はともに，就労前に比べて就労後に悪化していた．女性と比べると男性のほうが，年齢で比べると若いほうが高い不安傾向を示した．また，日本人の同僚との関係や仕事への満足度が精神的不安と関連していた．

一方，国家試験に合格するまで看護助手業務が主で看護師業務に携わる機会はほとんどなく，就労後に看護師としてトレーニングを受ける機会を必要としていることも推察された．彼らの健康状態を支援するためには，彼らの背景を理解したうえでかかわること，日本人の同僚との良

EPA（economic partnership agreement：経済連携協定）

[*2] 1章「3．グローバル看護の変遷と行方」p.20を参照．

好な関係を形成すること，看護師としてのトレーニングを受ける機会をつくることなど，より仕事への満足度が高まる支援を行う必要があると考えられる[12]．

（松尾博哉）

●引用文献

1) 法務省入国管理局. 平成24年末現在における在留外国人数について（速報値）平成25年3月18日. http://www.moj.go.jp/nyuukokukanri/kouhou/nyuukokukanri04_00030.html
2) Maeno M, Sakuyama M, Matsuo H, et al. Japanese Nurses' Views of Perioperative Management of Foreign Patients in Osaka. Journal of International Health 2011；26(4)：273-280.
3) Maeno M, Sakuyama M, Matsuo H, et al. Ethnic disparities in perioperative management among foreigners residing in Japan. Clin Exp Obstet Gynecol 2012；39(4)：442-447.
4) 松尾博哉. 在住外国人母子保健医療の現状と課題—神戸市内産科医療従事者へのアンケート調査から—. 周産期医学 2004；34(2)：261-264.
5) 松尾博哉, 北本佳文, 井上桂子, ほか. 六甲アイランド病院における外国人小児救急医療の現状と課題. 小児科診療 2004；67(10)：1731-1735.
6) 松尾博哉, 北田涼子, 櫻本依美, ほか. 滋賀県の在住南米人集積病院における妊産婦母子保健指標に関する研究. 周産期医学 2007；37(8)：1062-1066.
7) 梅原玲子, 田口奈緒, 松尾博哉, ほか. 育児期にある在住外国人の母子保健制度利用状況と課題. 保健の科学 2011；53(9)：641-646.
8) KDDI総研, 編. 在日外国人医療におけるコミュニケーションギャップの現状調査と改善策の研究：調査報告書. KDDI総研；2004. p.117.
9) 松尾博哉. 外国語医療支援. 真田信治, 庄司博史, 編. 事典　日本の多言語社会. 2005；岩波書店. p.70-73.
10) 山下　正, 松尾博哉. 保健師による外国人への母子保健サービス提供の現状と課題—愛知県の市町村に勤務する保健師へのアンケート調査の分析から—. 国際保健医療 2012；27(4)：373-380.
11) 三原一郎, 中園直樹, 松尾博哉, ほか. インドネシア人看護師・介護士の日本への受け入れに関する諸問題—受け入れ日本の施設と，入国したインドネシア人へのアンケート調査を踏まえて—. 国際協力論集 2009；17(1)：131-144.
12) Kinkawa M, Hapsari ED, Matsuo H, et al. Current situation and challenges in employment of Indonesian nursing/certified care worker candidates based on economic partnership agreement between Indonesia and Japan. Bulletin of Health Sciences Kobe 2012；28：31-40.

② 在外日本人の保健医療

　在外日本人とは，留学生や海外出張者など海外に長期在住する日本国籍者である．

在外日本人の推移

　在外日本人の人数は，外務省から発表される「永住者（当該在留国などの永住権を有する者）」と「長期滞在者（永住者以外の3か月以上の在留者）」の合計数である「海外在留邦人数」が用いられることが多い．
　この資料によると，海外在留邦人数は2011年，約118.3万人であり，増加傾向にある（図1）．在留届を在外公館に提出しない人もいるため，実際にはこの数字以上の日本人が海外に在留しているとされる．また，性別では女性が多く，地域別では1985年以降，連続して北米地域がトップである（図2）．米国を中心とする北米地域に滞在者が占める割合は，38.5％であった[1]．

渡航先における状況

　在外日本人は，その国に在住する立場によって，①永住者（国際結婚など），②駐在員とその家族，③留学生・研究者，④旅行者，などに分類することができる．在外日本人の渡航先での状況は，これらの立場によって，また滞在地によって大きく異なる．先進国より開発途上国のリスクが高いことは知られているが，同じ国のなかであっても，都市部とそれ以外では医療機関へのアクセスなどに大きな差がある．また，個人での渡航は，日本の団体・組織により派遣される駐在員などと比較すると，現地で利用できる資源が一般的に少ない．しかし，どのような状況での滞在であっても，健康維持のために得られる情報やサービスなどの資源は，日本にいるときと比較すると，通常は質・量ともに極端に少ない．

出生数，死亡数

　厚生労働省の「外国における日本人」の人口動態によると，2011年の出生数は1万6,427件，死亡数は1,613件である[2]．ただし，このような在外日本人の健康の実態については資料が少ない．

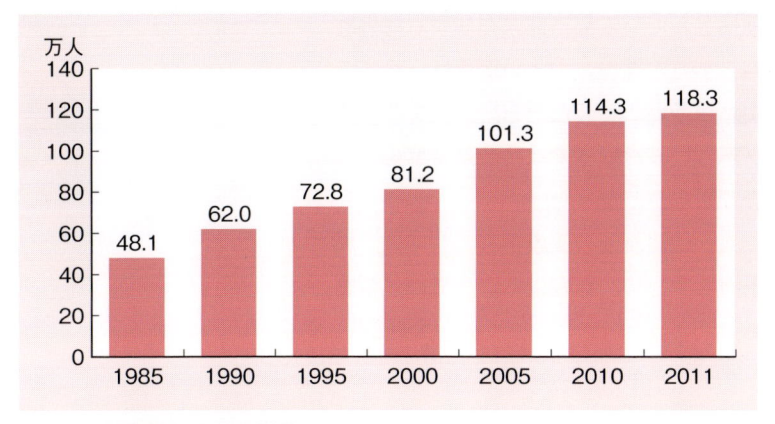

図1 海外在留邦人数の推移
(外務省領事局政策課．海外在留邦人数調査統計の数値 統計表一覧．http://www.mofa.go.jp/mofaj/toko/page22_000043.htmlをもとに作成)

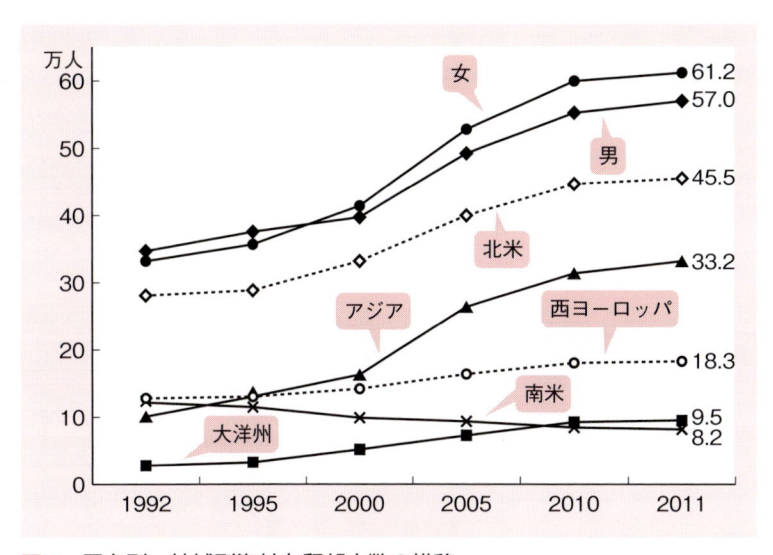

図2 男女別・地域別海外在留邦人数の推移
(外務省領事局政策課．海外在留邦人数調査統計の数値 統計表一覧．http://www.mofa.go.jp/mofaj/toko/page22_000043.htmlをもとに作成)
＊：地域別では上位5地域のみを掲載した

小児の健康状況

　労働者健康福祉機構が主催している海外巡回健康相談を2006年に受診した，日本人小児641人を対象とした開発途上国滞在中に罹患した疾患の調査結果[3]を下記に記す．

　外来受診歴があった人は61.0％，入院歴があった人は4.1％であり，外来治療をした病名（上位）は，感冒190人，う歯65人，急性胃腸炎48人であり，入院治療をした病名（上位）は，肺炎4人，デング熱4人，胃腸炎4人，喘息発作2人，腸チフス2人であった．海外巡回健康相談

の受診者の実際は，生活環境が整備されている都市部に在住する海外駐在員とその家族に限られる．これら小児が罹患しやすい疾患は，日本でも頻度の高い呼吸器疾患と歯科疾患が多いこと，ただし，入院を要する疾患としては，腸チフスやデング熱といった日本では稀な熱帯感染症も含まれていたことが，今回の調査で明らかとなった．

　小児だけではなく，海外へ行く人への渡航前の健康指導としては，風邪などの一般的な疾患に関する予防を中心に，滞在先によっては熱帯感染症に関する情報提供も必要である．　　　　　　　　　　（大野夏代）

● 引用文献
1) 外務省領事局政策課. 海外在留邦人数調査統計 統計表一覧. http://www.mofa.go.jp/mofaj/toko/page22_000043.html
2) 厚生労働省. 平成23年（2011）人口動態統計（確定数）の概況. http://www.mhlw.go.jp/toukei/saikin/hw/jinkou/kakutei11/dl/00_all.pdf
3) 福島慎二, 濱田篤郎. 海外勤務者に帯同し途上国に長期滞在する日本人小児の受療疾患. 日職災医誌 2012；269-273：60. http://www.jsomt.jp/journal/pdf/060050269.pdf

● 参考文献
- 鈴木　満. 異国でこころを病んだとき―在外メンタルヘルスの現場から. 弘文堂；2012.
- 厚生労働省検疫所. http://www.forth.go.jp/useful/attention/07.html
- 日本渡航医学会. http://www.tramedjsth.jp/
- 打越　暁, 濱田篤郎, 飯塚　孝, ほか. 発展途上国に滞在する日本人成人の受療疾患に関する検討. 日本職業・災害医学会会誌 2013；51（6）：432-436. http://www.jsomt.jp/journal/pdf/051060432.pdf

2 看護の実際と課題

① 日本で経験する文化の違い：医療機関で働く看護師の立場から

　1990年の「出入国管理及び難民認定法」（入管法）改正や，2003年のビジット・ジャパン・キャンペーン[▶1]により，増加した来日外国人数に比例して，医療現場にも多くの外国人患者が来院するようになった．

　一方，日本の看護師教育では，2009年の看護基礎教育のカリキュラムで統合分野教育案が打ち出されるまで[1)]，「国際看護」の概念がない状態であった．そのため，現在，臨床の現場で働く看護師の大半が国際看護学の臨床前・臨床実習を受けていない．外国人患者の看護を各現場で試行錯誤しながら行っているのが現状である．

　関西国際空港の搬送先指定病院の一つで筆者が所属する，りんくう総合医療センター（当院）では，2006年から「国際外来」（現在，国際診療科）を開設し，多くの外国人患者を受け入れてきた．その立場から，日本人に対する看護と外国人に対する看護の違いを比較・検討しつつ，どのような看護実践が望ましいのかを考えていきたい．

りんくう総合医療センターにおける外国人医療

　現在，当院の国際診療科は，英語，中国語，スペイン語，ポルトガル語の4言語の医療通訳を月〜木曜日の週4日設置している[▶2]．医療通訳は10〜15時まで待機しており，必要時，医療通訳コーディネーターが調整し，通訳を介した医療を展開している．2006〜2011年度末までは，（通訳を介した）患者数は増加傾向にあり，2012年度末の患者数は前年度より減少の年間681人となっている（**表1**）[2)]．

　外国人診療で通訳を要する場面は，医師と患者の双方で治療方針を決定していく「診察」，次いで「会計」で多くみられている．また，検査や薬剤に関すること，看護ケアや病院のシステムなどの「説明・相談」などでも多い（**図1**）[2)]．

[▶1] **ビジット・ジャパン・キャンペーン**
国土交通省が中心となり，官民一体で取り組んだ事業．2010年に訪日外国人旅行者数を1,000万人にする目標に向け，日本の観光魅力を海外に発信するとともに，日本の魅力的な旅行商品の造成などを行った．

[▶2]
医療通訳は，英語が月〜木曜，中国語が火曜，ポルトガル語とスペイン語が火曜・木曜で設置している．

表1　りんくう総合医療センター国際診療科の変遷

年度	主なトピック	患者数[*]（人）
2006	国際外来開設（火曜日午後，英語通訳のみ，完全予約制）	88
2007	火・金曜日午前に拡大，予約制に加え予約外にも対応．スペイン語通訳追加（4月），中国語通訳追加（10月）	232
2008		427
2009	火・木曜日に拡大．ポルトガル語通訳追加（1月），英語通訳のみ月～木曜日にも対応（4月）	566
2010		711
2011		731
2012	名称を「国際診療科」に変更（11月）	681

[*]：通訳を介した患者数

（りんくう総合医療センター．平成23年度病院年報．http://www.rgmc.izumisano.osaka.jp/02_byoin/nenpou/H23/H23_index.htmlをもとに作成）

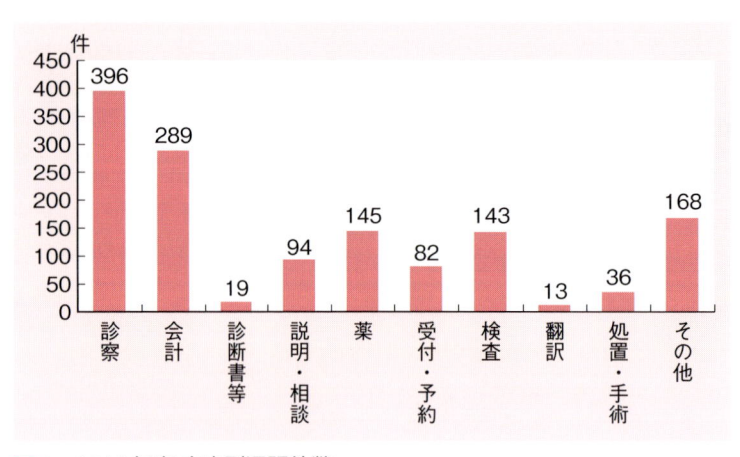

図1　2012年度 内容別通訳件数

診察 396／会計 289／診断書等 19／説明・相談 94／薬 145／受付・予約 82／検査 143／翻訳 13／処置・手術 36／その他 168

（りんくう総合医療センター．平成23年度病院年報．http://www.rgmc.izumisano.osaka.jp/02_byoin/nenpou/H23/H23_index.htmlより引用）

医療の考え方の違いとコミュニティにおけるサポート体制

　日本で当たり前であることが，他国では当たり前でないことも多い．医療に対する考え方の違いは社会体制や医療システムによっても異なる．

　日本では医療機関へのアクセスは地域により格差があるが，国民皆保険制度の制定により，どの医療機関においても医療費に対する不安を抱えなくていいようになった．また，家庭でケアをするよりも医療機関へ行くことを選ぶなど，日本国民の依存は他国に比べ強い[3]．特に，家庭内でのケア力に関しては日本と他国では大きな差がある．例えば，外国人は，自国から取り寄せた薬の内服で対応することなどが多い．また，出産や育児は社会的行為ととらえる国が多いのに対し，日本では医療行為ととらえることが多い．周産期に関しては，一昔前は日本でも，自宅

分娩が主流で，助産師を中心に家族やコミュニティの力で出産を迎えていた．出産や育児など，コミュニティにおける協働性により健康維持が守られているケースも多く，コミュニティ力も大きな健康維持のサポーターになる．また，治療の決定権が家族内だけでなく，その患者が属するコミュニティのキーパーソン（宗教指導者など）が大きく関与することも少なくない．

保険医療制度の違いと高度先進医療に対する概念の違い

日本では国民皆保険制度による医療保障が充実しており，迅速な検査と結果説明が行われたうえに，あらゆる高度先進医療も経済的な理由で治療できないことがないようになっている．他国に比べ，医療費の国民負担が少ない傾向に慣れている日本人医療従事者は命が最優先で，検査や処置，処方などを安易に勧めがちであるが，「命」と「お金」が天秤にかけられる状況に置かれることも珍しくない外国人患者にとっては，医療費の問題は切実である[*1]．

[*1] 3章3「①救急搬送されてきたペルー国籍の患者」p.66 を参照．

日本では高度先進医療が貧富の差に関係なく提供されているため，医療知識においても日本人患者と外国人患者には大きな差がある．加えて，日本人患者はインターネットなどで治療に関する情報を調べていることも多い．外国人患者の場合，がんと聞けば「死」か「外科手術」という選択肢しかないと思っているケースもあり，「抗がん剤治療」や「放射線治療」など高度先進医療に対する概念がないこともある．その一方で，自国で貧富の格差に応じた医療提供が行われている場合，多額の医療費を支払うことにより，特別待遇を期待する外国人患者も少なくない．

日本人患者も外国人患者も看護は同じ

外国人患者に対しては，言葉の問題がコミュニケーションの壁のように思われているが，実は，言葉の壁以上に文化のギャップに戸惑いを感じるのではないだろうか．

患者の言語や文化を配慮した看護はレイニンガーの提唱する「文化を考慮した看護ケア」[4]に値するのだろうが，日本の看護のなかでも「個別性」という考え方は，看護が医師の補助的役割から専門化していく過程で生まれてきた[5]．科学的看護実践を行っていくために，個別性を踏まえた看護計画を立案，実践，評価という看護展開はNANDA（北米看護診断協会）の看護診断を使用しようが，時系列の看護記録からPOS（problem oriented system）に変わろうが，昔から変わらない．

日本看護協会の看護者の倫理綱領2条[6]で「看護者は，国籍，人種・

NANDA (North American Nursing Diagnosis Association：北米看護診断協会)

民族，宗教，信条，年齢，性別及び性的指向，社会的地位，経済的状態，ライフスタイル，健康問題の性質にかかわらず，対象となる人々に平等に看護を提供する」と謳われているが，普段の看護実践で日本人患者に行われていることの同一線上に外国人看護も存在する．周術期看護経験の長い看護師が小児科病棟に配置になった場合に，対象が小児になるということで戸惑いを覚える感覚に似ているのではないだろうか．国籍や文化も患者の個別性であり，決して特殊なことではない．患者が日本人であろうが，外国人であろうが，看護展開をする基本は同じである．

（新垣智子）

● 引用文献
1) 厚生労働省．看護基礎教育の充実に関する検討会第9回資料．http://www.mhlw.go.jp/shingi/2007/03/s0323-6.html
2) りんくう総合医療センター．平成23年度病院年報．http://www.rgmc.izumisano.osaka.jp/02_byoin/nenpou/H23/H23_index.html
3) 内閣府．3 高齢者の健康・福祉（1）高齢者の健康．平成24年版高齢社会白書．http://www8.cao.go.jp/kourei/whitepaper/w-2012/zenbun/s1_2_3_01.html
4) Leininger MM. 稲岡文昭，監訳．レイニンガー看護論―文化ケアの多様性と普遍性．1995；医学書院．p.51.
5) 豊田久美子．「看護記録の書き方」の変遷からみる看護―看護記録開示と看護の挑戦―．京都市立看護短期大学紀要 2010；35：77-81.
6) 日本看護協会．看護者の倫理綱領．2003；http://www.nurse.or.jp/nursing/practice/rinri/pdf/rinri.pdf

● 参考文献
- Peplau HE. 稲田八重子，小林冨美栄，武山満智子，ほか，訳．ペプロウ 人間関係の看護論．1973；医学書院．

② 日本で経験する医療文化の違いをサポートする

外国人の医療支援

　日本における外国人中長期滞在者[▶1]と特別永住者[▶2]は約204万人（2012年）で，全人口の1.6%を占めている[1)]．意外と少ないと感じるかもしれないが，観光客や一時滞在，非正規滞在の人たちは，この数に入っていないので，実際にはもっと多くの外国人が日本に滞在している．また，地域によっては人口の1割を超える外国人集住地区もあり，外国人が日常的に病院や保健所，助産施設などを利用するケースは確実に増えている．臨床に出れば必ず外国人に出会う．それが日本の現状だ．

　これから，看護師や保健師，助産師になる人は，さまざまな患者の立場に立つことができる想像力豊かな人であってほしい．また，すでに臨床で外国人患者を受け入れている場合は，言葉だけでなく，何に困っているのかをよく観察したうえで，外国人患者に視線を向けてみてほしい．そして，日ごろから外国人の生活背景を学び[2)]，どう対応するべきかを考える姿勢を身につける努力が必要である．

[▶1] **中長期在留者**
「出入国管理及び難民認定法」上の在留資格があり，日本に中長期間在留する外国人である[1)]．

[▶2] **特別永住者**
第2次世界大戦以前から日本に住み，1952年サンフランシスコ講和条約により日本国籍を離脱した後も日本に在留している台湾，朝鮮半島出身者とその子孫．

Column　英語が苦手な外国人もいる

　日本では，「外国人」イコール「英語を話す人」と思う人が多い．もちろん，母国語以外のコミュニケーション手段として英語を使う外国人は少なくないが，英語の苦手な英語圏以外の国の人もいる．

　ある外国人は英語で書かれた処方箋を受け取り，「漢字だらけよりはましだけど，わからないのは同じ」と言った．もちろん，母国語が異なる場合などは，英語を介在させるのも有効な方法だが，お互いに英語ができない場合には不適切となる．

　文字に関しても，ローマ字表記より，ひらがな表記のほうが読める，辞書が引けるという人もいる．また，同じ漢字圏だといって筆談だけに頼ると，実は違う意味をもつ言葉であったということもある．例えば中国では，「手紙」はトイレットペーパー，「走」は歩く，「湯」はスープ，「看病」は「医師が診断する」という意味になる．このように，互いにわかった気になっていても，実際にはわかっていないことがある．

　患者の使いやすい言葉を選んで話しかける手法は，障害者や子ども，高齢者の医療にも共通するコミュニケーション手段であり，外国人に対する特別なものではない．外国語が一切できないけれど，なぜか意思疎通ができるベテラン看護師に出会うことがある．これは経験による観察力だけでなく，どれだけ患者に伝えたい，寄り添いたいかという思いの大きさの違いであると感じる．

（村松紀子）

外国人医療と言葉

外国人が病院に来たとき,病院が一番困るのは「言葉」だといわれている[3].[*1] 主訴が聞き取れないと治療を開始することもできず,どの診療科に案内すればよいかもわからない.また,病気によってはアレルギーや既往症,家族歴や服用している薬などの聞き取りも必要となる.もちろん,通訳がいれば,通訳を通じて聞き取りができる.しかし,通訳がいない場合は,まず落ち着いてわかりやすい日本語で話しかけることである.また,外国語で訳された問診票[4]などを準備しておけば,基本的な問診を助けてくれるだろう.

日本に住んでいる外国人の多くは,レベルの差こそあれ,ある程度の日本語がわかる場合が多いので,医療従事者はまず「わかりやすい日本語」で話すことを心がけてほしい[5].

具体的にいえば「漢語」とよばれる漢字から連想される言葉ではなく,日常使っている言葉の組み合わせを使えば,日本語初心者にもわかりやすい.例えば,「腹痛」とは言わず「お腹が痛い」,「採血」とは言わず「血を取る」などと伝えれば理解されやすい[6].

では,わかりやすい日本語とはどのようなものだろうか.外国人患者と話すときには,表1のことに気をつけて話すように心がけたい.

また,外国人のなかには,日本語で会話はできても,漢字の読み書きができない人もいる.その場合は,ただ書面を渡すだけでなく,問診票の記入時や服薬説明時などに,口述による説明が必要になる.つまり,外国人患者一人ひとりをよく観察し,その日本語レベルに合わせ対応していくという配慮をすれば,きちんとコミュニケーションがとれていく.

もちろん,患者と日本語での意思疎通が図れない場合は,「医療通訳士」[7]を依頼したい.まったく話さなかった外国人患者が,通訳を通したとたんに饒舌になったということはよくあり,特に専門的な訓練を受けた医療通訳士がいれば,ほぼ日本人と同じ対応ができるはずだ.患者と家族がきちんと理解したうえで治療を行うには,医療通訳士の存在は欠かせない.心身の問題が関連するデリケートで自己決定要素の強い医

[*1] 2章1「①在日外国人の保健医療」p.26を参照.

表1 外国人患者と話すときの注意点

- 一つの文章を短くする
- ゆっくり話す
- 外来語に気をつける(カタカナ言葉は必ずしも英語ではない)
- わかりやすい表現をする(例えば,痛みを1から10段階で表現したり,可能性をパーセンテージで表したり,数値化したりするとイメージしやすい)
- 二重否定は使わない,否定文の疑問形もできるだけ使わない
- 写真や人体図など視覚的なものを積極的に活用する

Column ちょっと待って，外国人への注意ワード！

● 「日本語のできる人を連れてきてください」

患者が「こんにちは」と日本語であいさつしているのに，外国人だからといって「日本語のできる人を連れてきてください」と言うのは，とても失礼である．日本語に自信があり，日本語の説明で医療を受けたいと思っている人もいるのである．

● 「母国で治療したほうがいいですよ．国に帰ったら？」

この言葉は一見，親切なように聞こえるが，注意が必要である．もちろん，母国と日本での治療，どちらがいいかを決めるために日本の医療機関を受診する場合もあるが，多くは日本での治療を希望している．例えば，家族が全員日本にいるため一人で帰国して治療継続することが難しいケースや，母国では医療費が高額なため日本の医療保険を利用して治療したいケースなどである．日本の医療機関を受診している限りは，日本での治療を前提として考えてほしい．また，帰国を勧める場合は，受け入れ国の医療状況や患者の生活実態，帰国費用や時期，方法なども考慮しなければ，無責任なアドバイスになってしまう．

● 「薬は飲みましたか？」（事務的な言葉）

服薬に関しては，処方薬を飲まず，自分の国から取り寄せた薬を飲んだり，両方を飲んだりすることもある．ある患者は座薬を使ったことがなく，使い方がわからずに飲んでしまったと話し，また，ある患者は母国では日本より薬の成分が強いので，日本で処方された薬は2倍飲まないと効かないと言う．また，早く治りたいために2週間分を一度に飲んでしまった統合失調症患者もいた．このように，服薬管理は文化的な背景が関係するため，看護職は事務的に「薬は飲みましたか？」と確認するだけでなく，事前に服薬の時間や量，使い方などを具体的に説明し，きちんと服薬しているか繰り返し確認することが求められる．

こうしたミスコミュニケーションは，異文化間で起きやすい．日本は，相手がどう考えているかを察して行動する「察しの文化」といわれているが，異なる文化をもつ人とのコミュニケーションでは言葉にして確認することが大切である．

（村松紀子）

療においては，日本語ができない患者でも，きちんと自分で理解したうえで，母国の医療と比較しながら，治療方針を決めていきたいという思いは強い．医療通訳士は言葉の橋渡しをするだけでなく，医療現場のコミュニケーションの調整も期待されている．医療通訳士とよい連携ができれば，これからの外国人医療の大きな力となるだろう[8]．

外国人医療と制度

外国人が日本に正規に滞在するためには，在留資格を取得する必要がある．中長期滞在の外国人が受けられる医療サービスはほぼ日本人と同じだが，生活保護の医療扶助など，違う場合もあるので注意が必要である．また，非正規滞在の外国人の場合は，公的保険に加入できなかったり，福祉サービスを受けられなかったりするケースもあるため，外国人支援団体や外国人対応に詳しい社会福祉士などに相談して対処方法を考えていくことが望ましい．

外国人患者の場合，制度を知らないことで治療をあきらめたり，入院

を拒んだりするケースもあるため，まずは，よく患者の言葉を聞き，何に困っているのかを理解したうえで最善の方法を考えることが必要である．例えば，日本人にとっては当たり前と思われる労災保険や社会保険の傷病手当金なども，きちんと説明することで理解し，治療につながることも少なくないのである．

外国人医療と医療文化

　文化的な側面について，外国人患者が受診にあたって何かに戸惑っていたら，きちんと聞き取り，誤解のないように橋渡しをしたい．慣習の違いは「郷に入れば郷に従え」と日本流に変更できるものもあるが，「絶対変えられない」ものもある．この変えられない文化が，時には命より重いこともあるため，異なる文化をもつ患者の意見にはきちんと耳を傾ける必要がある．

　医療の金銭的な交渉が必要な国から来た患者ならば，受診の前にいくら費用がかかるかを確認してからでなければ，治療を受けたくないという場合がある．日本では違和感があるかもしれないが，治療の金額を気にする外国人患者は少なくない．その場合は，できる範囲で具体的な金額を提示すべきである．保険制度も世界共通ではない．どの病院でも基本的に，同じ治療であれば同料金ということを不思議に思う人たちもいるのである．

　また，問診時間をゆっくりとることが一般的という国から来た患者は，日本の短い診察時間に不満をもつ場合がある．加えて，女性患者が男性医師に肌を触らせない慣習の国の患者であれば，患者が医師の性別を指名するのは単なるわがままではない．輸血や食事，薬，人工中絶，看取りに関して，さまざまな考え方があることにも注意したい．

　また，入院の場合，食事や生活時間の違いが問題になり，ほかの入院患者とのあいだにトラブルが起きることもある．看護師としては，そのままにしておくのではなく，病院のルールをきちんと説明し，理解を求め，どうしても譲れない文化である場合は対処方法を個別に考えることも必要だ．例えば，面会が多すぎて賑やかだと，ほかの患者に迷惑がかかる場合はその旨をきちんと伝えることも大切である．だだし，面会が患者によい影響を与え，必要なものであれば，別室を用意する，面会者数や対応時間を限定するなど，できる範囲での具体的な工夫も必要である．「外国人だから」とシャットアウトするのではなく，これからも日本にいる隣人としてお互いにわかりあう努力をしてほしい（図1, 2）．

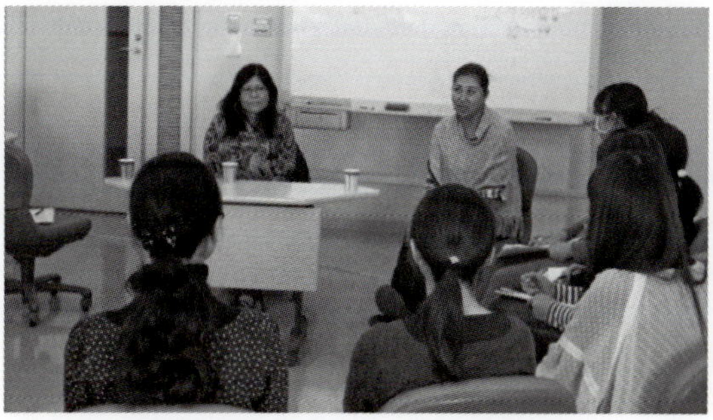

図1 外国人患者から日本での出産体験を聞く（神戸市看護大学助産学専攻科の演習にて）

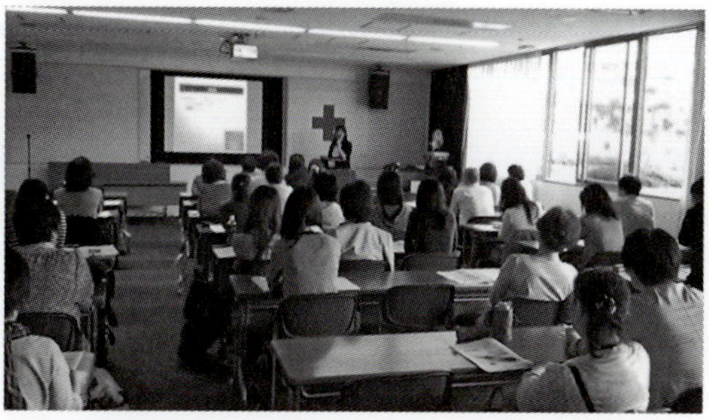

図2 医療通訳研究会（MEDINT）2012シンポジウム—外国人医療を理解するために（神戸日赤にて）

表2 知っておきたい各言語の「こんにちは」と「おだいじに」（例）

日本語	こんにちは	おだいじに
中国語	ニン ハオ	バオ ジョン シェンティ
スペイン語	ブエナス タルデス	クイデセ
ポルトガル語	ボア タルヂ	メジョーラス
ベトナム語	シン チャオ	シン アィン ズウズィン スック ホエー
タイ語（話者が女性の場合）*	サワディーカー	ハーイ レウレウ ナカー

＊：話者が男性の場合は「カー」の部分が「クラップ」になる

外国人患者は特別な存在ではない

　在住期間の比較的短い外国人患者に話を聞くと，一番不安なのは言葉の問題ではなく，外国人ということで病院に不当に扱われないかということだという．日本社会では，まだまだマイノリティとして生きていくにはたいへんなことが多いためだ．

　大切なのは，外国人患者と意思の疎通を図ろうとする気持ちであり，そのために特別なことをする必要はない．まず看護師が笑顔であいさつして「あなたを受け入れています」というメッセージを送るだけでも，緊張していた外国人患者が安心することを知ってほしい（表2）．

　これからも外国人患者は増える．在日外国人だけでなく，日本の高度医療は多くの国々から注目されているため，条件が整うなら国境を越えて日本で医療を受けたいと願う人々も多い．さまざまな外国人患者の対応を考えたとき，看護師として，どの患者も特別扱いをするのではなく，まず「適切な対応」をすることを基本としたい．

　そのために，外国人医療においては，日ごろから医療職以外の通訳者や在留資格に詳しいNGO（非政府組織），外国人支援団体など他業種の人たちとのネットワークをつくることも心がけてほしい．

　「国際看護」では，どうしても海外に目が向きがちだが，私たちの身近にすでに多くの外国人患者がいることを忘れないでほしい．まず基本

NGO（non-governmental organizations：非政府組織）

として，外国人，日本人の区別なく，患者に「こころを開いて」接することが一番大切だと考える．

（村松紀子）

●引用文献
1) 法務省入国管理局．平成24年末現在における在留外国人数について（速報値）平成25年3月18日．http://www.moj.go.jp/nyuukokukanri/kouhou/nyuukokukanri04_00030.html
2) みなみななみ漫画．「外国につながる子どもたちの物語」編集委員会，編．まんがクラスメイトは外国人―多文化共生20の物語．明石書店；2009．
3) AMDA兵庫（現AMDA兵庫県支部）1998年7月実施のアンケート
4) AMDA国際医療情報センター．http://amda-imic.com/
5) 国立国語研究所「病院の言葉」委員会，編著．病院の言葉を分かりやすく―工夫の提案．勁草書房；2009．
6) 蛇蔵，海野凪子．日本人の知らない日本語3　祝！卒業編．メディアファクトリー；2012．
7) 中村安秀, 南谷かおり, 編. 医療通訳士という仕事. 阪大学出版会；2013.
8) 連　利博, 監. 医療通訳入門. 松柏社；2007.

③ 在外日本人への援助：世界で暮らす日本人のために日本の看護ができること

　私たちの人生は何らかの意味で具体的に世界とつながっており，どの人の生活も世界から切り離されて日本で完結する性質のものではないことを，看護師は忘れてはいけない．在外日本人が外国で経験する状況や健康課題の特徴に関心をもち，その生活の困難さや不安を理解しかかわることで，在外日本人の健康の維持・増進のために必要な援助を提供できる．

予防対策（渡航者自身に望まれる対策）

　渡航が決まってから日本を出発するまでの期間は，外国での生活に備える貴重な時間である．渡航前に健康診断を受けて，必要時は出発までに必要な治療を終え，万全の体調で渡航できれば一番よい．

　また，予防接種や予防内服により免疫力をつけることは，現地で問題となる可能性がある疾患に対し，発病を予防したり症状を軽くしたりすることができる．渡航先の国や地域によっては，黄熱ワクチンの予防接種が義務づけられているが，それ以外は渡航者自身の任意接種となっていることも少なくない．どのような準備が必要なのかは，渡航先がどこか，そこでどのような生活をするのかによって異なる．複数の予防接種を受けることもよくあるので，余裕をもって医療機関（トラベルクリニック[1]）を受診したい．

　予防接種を含め，外国で健康に過ごすために役立つ情報は，厚生労働省検疫所や在外公館医務官情報（外務省）のホームページなどにある．

　小児を海外に帯同する際には，母子手帳に記載された予防接種記録を英訳して持参する．日本での予防接種歴は，現地で継続接種を受けたり，入学したりする際に必要になる．文書の作成はかかりつけの医師に依頼できれば理想的だが，難しい場合は英訳を業務とする会社に依頼することもできる．

▶1 トラベルクリニック
渡航する人の健康管理について相談できる医療機関であり，渡航前健康相談，予防接種，診断書（英文）の発行などを行う．

セルフケアの援助

　開発途上国に滞在する日本人は，日本の医療が世界最高のものだと思い込む傾向が強く，滞在国での受診を敬遠する考え方がある．そういった人たちの頭のなかにある「日本の医療」とは「自分がこれまでに経験

した日本のある地域のある病院の医療サービス」であり，過去の経験に固執している状態であるといえる．実際に健康問題が生じたとき，症状が軽く持参薬だけで軽快するならよいが，重大な病気かどうかの鑑別が必要な状況であったり，軽い症状だと思っていても治らなかったりする場合には，現地の医療機関を受診する必要がある．受診の遅延により治りにくくなる状況も想定されるので，渡航前の予防接種時などに，看護師は，信用できる医療機関を現地で探すよう，はたらきかける必要がある．健康問題が実際に起こってからではなく，日ごろから情報収集し，また健康診断や予防接種を受けながら相談しやすい関係を現地医療従事者と形成しておくことが望まれる．外国では，健康は自分で守るという心構えをもってもらうことが大切である．

治療中の疾患がある場合には，外国で治療を継続するために，英文の診断書を必要とする場合がある．日本の一般の医療機関に通院している人の場合，対応するのは，そこに勤務する看護師である．こういった場合の対応を，組織として検討しておくとよい．

◎**女性に対するケア**

海外での日本人の出産は増加している．日本人女性の海外滞在は，国際結婚や夫の転勤に伴う異動が多く，孤立しやすく，また家族の健康に対して責任をもつことから，時として深刻な不安を抱えていることがある．「出産」や「家族の生活」は，環境や文化の違いの影響を受けやすいことを理解したうえで，海外に赴く女性の不安に対し，専門職として丁寧に対応したい．

重大な健康障害の早期発見

帰国後，元・在外日本人ともいうべき人が，体調不良により日本の一般の医療機関を受診するときに対応するのは，そこに勤務する看護師である．現象として表れている健康障害をアセスメントする際には，目の前の患者がどのように世界とつながっているかを含めて（海外滞在経験があるかもしれないと疑いながら），情報収集することが大切である．外国からもち込まれる感染症の拡散を日本で防止するには，日常の医療現場で，看護師がいかにグローバル看護に対する感度と知識を有するかにかかっている．緊急性の判断ができるよう，世界の疾患（特に感染症）について知識を整理しておきたい．

（大野夏代）

ここで確認！
日本渡航医学会
日本渡航医学会は，海外渡航者ならびに海外に勤務する日本人における健康管理に関する諸問題を学際的に研究し，これらの人々の健康の維持・増進を目的として，1997年に発会した．同会が推奨するトラベルクリニックのリストが，ホームページ（http://www.tramedjsth.jp/）に掲載されているので，海外に渡航する際の健康管理に関する準備に広く活用したい．

● 参考文献
- 鈴木　満．異国でこころを病んだとき—在外メンタルヘルスの現場から．弘文堂；2012．

- 厚生労働省検疫所．http://www.forth.go.jp/useful/attention/07.html
- 在外公館医務官情報（外務省）．http://www.mofa.go.jp/mofaj/toko/medi/
- 日本渡航医学会．http://www.tramedjsth.jp/
- 打越　暁，濱田篤郎，飯塚　孝，ほか．発展途上国に滞在する日本人成人の受療疾患に関する検討．日本職業・災害医学会会誌　2013；51（6）：432-436．http://www.jsomt.jp/journal/pdf/051060432.pdf

2章 異文化・多文化と看護を一緒に考える

3 事例

① 保健医療現場における外国人対応

- ◎活動した都市：姫路市（兵庫県）．
- ◎どのような立場で活動したのか：保健師（姫路市職員）．
- ◎執筆者プロフィール：現在，姫路市保健所予防課長．兵庫県総合衛生学院保健学科卒業後，姫路市に保健師として入職．地域担当保健師として20年，市役所の保健衛生企画部門で2年，難病・感染症の担当係長として7年の経験を経て現職．

姫路市保健所における保健師活動

姫路市は兵庫県の南西部に位置する中核市で，人口は53万5,000人，面積は534.43km^{2}である．保健所の保健師は57人で[1]，そのうち専任保健師は担当分野の企画や事業運営，予算管理などを行い，地域担当は地区分担をし，母子保健から老人保健まで横断的なかかわりをしている．

地域担当保健師のかかわっている外国人は，全かかわりのなかで1％であり，国籍はベトナムや中国，フィリピンが多い（表1）[2]．

[1] 57人の保健師の内訳
課長2人，専任保健師16人（感染症4人，がん3人，精神2人，難病2人，母子保健3人，健康増進2人），地域担当39人となっている．

表1 外国人への対応（2010年8月調査 姫路市保健所）

国籍＼種別	人口	登録者計	乳幼児登録者数	妊産婦登録者数	結核登録者数	精神登録者数	その他登録者数
日本	52万7,181	2,293	1,644	70	253	173	153
韓国	5,136	2	1	0	0	1	0
中国	1,343	4	3	0	1	0	0
ベトナム	1,333	13	10	1	2	0	0
フィリピン	309	3	2	0	0	1	0
ペルー	71	2	1	1	0	0	0
その他	897	6	2	0	3	0	1
合計	53万6,270	2,323	1,663	72	259	175	154
外国人計	9,089	30	19	2	6	2	1

◎保健指導での現状

　予防接種における問診や説明書の確認，注意点を伝える場面などでは，本人が身振りを加えた片言の日本語で対応していることが多い．先輩外国人や子どもが通訳として加わっても，細かい点までは伝わらないことも多い．乳幼児健診でも，問診や言葉の遅れなどの確認が難しく，また文化の違いから子育て指導のズレなどの問題も生じている．

　日本に30年間住み，日本語で日常会話ができる人が保健所のサービスを長期利用していた例でも，問題が生じたことがある．保健師はサービス利用更新のたびに訪問し，制度の説明書を渡していた．ある日，看護学部の大学生が実習で訪問をした際，「保健所のサービスで訪問している」と説明したが，なぜ訪問されているのか理解していない様子で，渡されていた資料も病院からもらった薬も，内容がわからないということだった．日本語を読めなかったのである．保健師は学生の報告で驚いた．

■課題

　予防接種の問診など確認が必要な場面では，身振り手振りのコミュニケーションでは解決しない．保健所はある程度の外国語版問診票を作成しているが，それだけで問診内容の具体的な説明は困難である．特に乳幼児健診では，子育てについて国それぞれに文化があり，その影響が大きいことがある．しかし，保健師が「各国の文化を理解した保健指導」を行っている状況にはなく，考え方の溝は埋まらず，指導すればするほど信頼関係が崩れてしまうこともある．また，自国では重症になってから受診し，健康なときの健康診断の習慣がないことなどが根源にある．

　前述の日本に30年間住んでいた人の事例では，コミュニケーションで問題を感じなかったため，文字が読めないことに思いがいたらなかった．また，本人も説明書が読めないことを保健師に伝えていなかったため気づかれず，学生が質問をして問題が明らかになった事例である▶3．

■まとめ

　保健現場では，住民への健康支援を実践しているが，外国人への対応も常に求められる．電話では相手の様子を伺うことが難しい（非言語的コミュニケーションがとりにくい）ため，できるだけ面接での対応が大切である．まず，日本語の語学能力を確認し，何ができて・できないかを把握しなくてはならない．日本語で日常会話ができる場合でも，文字は読めないかもしれないという可能性を念頭においた対応が必要である．また，育ってきた環境・文化を最初に把握し，培ってきたスタイルを大切にしながらの保健指導が重要である．これができないと，信頼関係の構築は困難である．

（有川敦子）

▶2
ベトナムやフィリピンの人は，先に来日した同じ国の人を頼って日本に来ることが多く，そこでコミュニティができ，何かあると先輩が通訳をすることもよくある．また，日本で子どもが育った場合は，子どもが学校を早退し，親の通訳として健康診断や予防接種に来ることもある．

▶3
実習に訪れた看護学部の大学生は，同時に政策研究として外国人の問題を分析していた．研究成果としてコミュニケーションボードを作成してくれた．これは，主な身体の症状（発熱や頭痛，腹痛など），病院，注射など主要なことをイラストにし，どの国の人であっても使用できるツールである．その後，幼児健診の問診票を作成するに至っている．

② NPOによる在日外国人の医療相談・支援

- ◎**活動した都市**：姫路市（兵庫県）*¹.
- ◎**どのような立場で活動したのか**：国際的ボランティアグループ「ひめじ発世界」の代表.
- ◎**執筆者プロフィール**：製薬メーカーに勤務しながら，茨木市（大阪府）・姫路市にて国際交流・外国人支援のNPO活動を25年間継続している．現在，日本福祉大学在学.

外国人支援NPO「ひめじ発世界」

「ひめじ発世界」は1993年に発足した，姫路市国際交流センターの登録団体である．「Think globally, act locally」を掲げ，地域における多文化共生の実現をめざし，医療・教育・生活保障などの分野で，外国人生活相談および支援の活動を行っている▶︎¹.

活動内容：外国人生活相談

活動の一つに外国人生活相談がある．日本語がうまく話せず生活に困り，不安を抱く外国人県民を支えるため，姫路市国際交流センターにて，相談・支援を日曜日の午後に実施している．5言語に対応し，必要に応じて通訳派遣や同行支援，外国人の問題解決にあたっている．

そのなかで医療関連の相談（多言語医療相談）においては，**表1**などの相談が寄せられ，対応している．外国人が日本で暮らすとき，3つの壁が存在すると指摘されているが，医療保健の分野においても同様であると実感している．

◎言葉の壁

ほとんどの外国人は漢字が読めず，説明がよく理解できていないこと

*¹ 2章3「①保健医療現場における外国人対応」p.46を参照.

NPO (non-profit organization：非営利組織)

▶︎1
主な活動として，ひめじ地球市民教室シンポジウム（1996年），外国籍市民会議（1998年），はりま多言語医療相談会（5回実施），外国人生活相談（2004年より継続中），近大姫路大学看護学部と共同研究（2010年），姫路市への政策提言協力，姫路国際交流フェスティバルで「まちの保健室」を共催（2010年より継続中），などがある.

表1　医療相談内容の分析

相談内容	病院紹介，医療通訳，健康・病気，医療費手続き，病気への不安，病院への不満
対応内容	通訳支援，手続き支援，病院同行，情報提供，支援連携，傾聴，専門職・病院紹介など
課題	①外国人への情報提供の見直し（多言語情報，簡明な日本語表記） ②外国人の抱える保健医療の現状と多文化を理解する取り組み ③外国人の保健医療を支えるシステムづくり（医療通訳派遣システムの確立，医療福祉制度の理解・周知の支援など）

（諏佐和也．外国人が抱える保険医療問題の把握―ひめじ発世界が行う生活相談内容の分析を通して．平成22年度近大姫路大学国際看護学ゼミ卒業論文集 2010より引用）

が多い．医療現場では，症状の訴え，治療法や医療費の説明など，さまざまな場面で言葉の壁がある．医療通訳がいれば，理解を得やすいものの，現状では英語以外の通訳の人材が不足している[1]．

◎ **制度の壁（医療事情，文化の違い）**

日本では国民皆保険制度のもと，公的医療保険に加入すれば種々の医療・福祉サービスが受けられる．在住外国人が利用できる制度には，国民健康保険，高額療養費[*2]，無料低額診療事業[▶2]，生活保護，母子手帳，入院助産，また自治体により未払医療費補填などがある（一部，制約あり）．しかし，周知されていないため，受診抑制や治療中断の原因につながっている．医療従事者は，利用可能な制度を積極的に探してほしい[▶3, 2)]．

◎ **こころの壁**

情報が少ないと偏見，差別などが生じやすく，文化の違いによる障壁となる．医療窓口や現場で，外国人が排除・敬遠されていることはないだろうか．不安や課題を抱えて病院にくる外国人も同じ患者として受け入れ，適切な治療・サービスを受けられるようになる必要がある．

課題と改善に向けた提案

多言語生活相談の医療相談事例を抽出し，内容分析を行ったところ，主な問題としてまず，「言語が通じない」「保健医療や社会保障制度に関する情報を得にくい」「制度申請をすることが難しく医療費が払えない」などがあげられた．今後，必要な情報の多言語化やイラスト化など，外国人に対する情報提供方法の検討や，医療者の異文化理解，多文化共生に対する認識の強化が必要である．

改善に向けた提案として，①利用しやすい情報源の整備（多言語化した情報の発信，ユニバーサルデザインや平易な表現を用いる），情報提供方法，②医療従事者の多文化理解や対応能力の獲得（言語，対応），③保健福祉制度における差別排除（健康保険や年金加入，生活保護などの適用），などが考えられる．

医療現場で困難にあったとき，地域の社会資源（社会福祉機関，外国人相談窓口，医療相談・支援NPO）と連携して解決できることがある．日ごろから顔の見える連携・協働関係を築くこと，医療従事者が外国人に壁がなく対応できるようになることを願っている．

（高嶋俊男）

◉ **参考文献**
- 吉富志津代，李裕美，田村真由美．ことばがわからない患者とのコミュニケーションを考えるハンドブック　あなたの病院に「外国人」の患者さんが来ました．2010；特定非営利活動法人多言語センターFACIL．
- 外国人医療・生活ネットワーク，編．講座 外国人の医療と福祉—NGOの実践事例に学ぶ．移住労働者と連帯する全国ネットワーク；2006．

[*2] 3章3「①救急搬送されてきたペルー国籍の患者」p.66を参照．

[▶2] **無料低額診療事業**
社会福祉法第2条3項9号に「生計困難者のために，無料又は低額な料金で診療を行う事業」と規定された第二種社会福祉事業で，実施医療機関は全国で325か所（2011年）ある．「生計困難な人が経済的理由によって必要な医療を受ける機関を制限されることがないように，無料または低額な料金で診療を行う」ことが，国籍，在留資格の種類や有無に関係なく利用できるとされ，今後，積極的な役割が期待される．

[▶3] 詳しくは，下記の書籍などを参考にされたい．
・西村明夫．疑問・難問を解決！ 外国人診療ガイド．メジカルビュー社；2009．

POINT
外国人医療について相談・支援をする組織
外国人に対し，日本語や多言語で相談・支援をするNPOなどの組織がある．相談・支援内容は，①一般的な情報提供，②個別ケース相談，③実践的・専門的な相談，などである．それぞれの問題により，適切な相談窓口をインターネットなどで調べ，相談することで問題解決の糸口を見つける可能性がある．

③ 留学生における精神的健康：国立大学の事例

- ◎**活動した都市**：札幌市（北海道）．
- ◎**どのような立場で活動したのか**：大学院の学生および教員．
- ◎**執筆者プロフィール**：現在，北海道大学大学院医学研究科国際保健医学分野に所属．

　日本政府は，世界の「ヒト・モノ・カネ，情報」の流れを拡大する「グローバル戦略」を展開する一環として，2020年を目途に30万人の受け入れをめざす「留学生30万人計画」を策定している．結果，日本学生支援機構の調査によると，2012年の留学生数は213万7,756人を数えた．それに伴い，今後増加が予想される留学生を支援するためのインフラ整備，特に留学生のメンタルヘルス問題への効果的な対処のための環境整備が肝要となっている．留学生は母国の家族から遠く離れ，文化，宗教，習慣などが異なるストレスフルな環境において，勉学に専念しながら孤独にも対応しなければならない．また，全ての留学生が奨学金を受領しているわけではないので，経済的困難を伴うことも少なくない．

北海道大学の留学生の抑うつ傾向の調査

　筆者たちが実施した調査から，北海道大学の留学生の抑うつ傾向について概説する▶1．留学生は2013年5月1日現在，全学生数の7.7%を占めており，私費留学生（日本あるいは自国政府から奨学金をもらっていない学生）は，全体の66.7%を占めている．

　調査対象者は，2007年の留学生726人（全学生数の4%）で，標準的な抑うつ尺度であるCES-D（the Center for Epidemiologic Studies Depression Scale）を用いて，抑うつ傾向に関する横断的調査を実施した．回答者は480人（回答率66.1%）であった▶2．

◎結果

　私費群41.3%，国費（日本政府奨学金）群38.3%，自国政府奨学金群20.4%が抑うつ傾向を示した．多変量分析の結果，抑うつ傾向と有意な関連性が認められたのは，①運動習慣がない，②住居の快適さに不満をもっている，③睡眠の質が悪い，④文系の留学生，であった．

◎考察

　上記の結果は，先行研究による報告▶3を部分的に支持していた．筆者たちの研究では，留学生の抑うつと収入源に有意な関連性は認められ

▶1
北海道大学では，留学生数は毎年漸増しており，2015年までに全学生の10%程度（約1,800人）に増加させることを目標としている．

▶2
回答者は30才未満が多く，アジア諸国（特に中国，韓国）からの留学生が85.0%を占め，未婚者が多かった（61.8%）．また，私費留学生（32.8%）の半数以上が中国人女子であり，主に家族の支援やアルバイトの収入に依存していた．

なかったが，先行研究によると，経済的に不安のある私費留学生がうつ傾向になる割合が高いことが示唆されている[4]．

北海道大学でも私費留学生は，国費群や自国政府奨学金群の学生と比較して，経済的に厳しい生活を強いられていることが推測された．また，私費留学生は文系学生が多く，運動習慣が少なく，住居の快適さに不満をもっている人が多いことにも留意する必要があるだろう．

まとめ

日本の大学へ留学する学生は，他国の留学生と異なり，留学査証発給申請時に財政証明書の提出を求められない．また，2012年の「出入国管理及び難民認定法」（入管法）の改正により，学生は入国時より資格外活動許可を得ることができ，大学の許可を得ずに週28時間以内のアルバイトが可能となった．このため，アルバイトで学費・生活費などを得ることを前提とした，経済的に余裕のない留学生が今後，増える可能性がある．実際，日本学生支援機構によると，2011年，留学生のアルバイト従事率は70％以上になっている．一方，入管法の緩和は，留学を希望しているが経済的に豊かではない学生たちにとって有利に働く可能性がある．長期的な視点に立てば，教育の機会均一などに貢献するかもしれない．

近年，日本政府の政策変更により，国費群の留学生に対する奨学金の額が減少し，彼らの経済的負担も増加している．また，外国人留学生医療費補助制度も2009年に廃止されたため，今後，留学生が国民健康保険への加入を差し控え，医療機関の受診費を節約する可能性も考えられ，健康（特に精神的健康）の維持・増進に影響を与えることが懸念される．留学生にとって，精神的健康を含めた，よりよい健康状態を維持することは，学業的な成功を修めるために不可欠である．留学先の大学や関係者には，学業にかかわる環境のみならず，留学生の健康，特に精神的健康にも配慮した受入体制の整備が求められる．

（河野公美，新井明日奈，玉城英彦）

▶3 先行研究

先行研究では，青年期における運動が慢性ストレス反応の低減をもたらし，メンタルヘルスの保持増進に寄与する可能性が示唆されている[1]．

また，ピッツバーグ睡眠質問票（PSQI）と精神健康調査票（GHQ30）を用いた研究では，睡眠と精神的健康が大学生の男女双方において，統計的に有意な関連があるとの報告がある[2]．

さらに，文系の留学生は理系と比べ，抑うつ傾向である人が多く，現状に不満をもったり，将来に希望がもてなかったり，自分を過小評価したりする傾向にあるなど，認知にかかわるストレスの度合いが高いことが報告されている[3]．理系の学生は指導教員と密接に連携しながら研究を進める傾向にある一方，文系の学生はそのような関係がないため，指導教員や研究室のほかの学生などとのコミュニケーションが留学生の精神的健康に関し，重要な役割の一つを担っていることが推測される．

●引用文献

1) 永松俊哉，鈴川一宏，甲斐裕子，ほか．青年期における運動部・スポーツクラブ活動がストレスおよびメンタルヘルスに及ぼす影響―高校生を対象とした15か月間の縦断研究―．体力研究 2010；108：1-7.
2) 堀内雅弘，小田史郎．大学生の睡眠状況とメンタルヘルスの関連―性差による検討―．北翔大学北方圏生涯スポーツ研究センター年報 2011；2：75-80.
3) 大橋敏子．外国人留学生のメンタルヘルスと危機介入．京都大学学術出版会；2008．p.46.
4) Eskanadrieh S, Liu Y, Yamashina H, et al. Depressive symptoms among international university students in northern Japan：Prevalence and associated factors. J Int Health 2012；27-2：165-170.

④ 在外日本人を対象とする活動

- ◎活動した都市（国）：ジャカルタ（インドネシア）．
- ◎どのような立場で活動したのか：在外日系クリニックで看護師として勤務．
- ◎執筆者プロフィール：現在インドネシアのジャカルタにある J-Clinic スマンギ勤務，日本渡航医学会認定医療職看護師．1983 年看護学校を卒業後，東京都内の病院などで勤務，2006 年より海外日本医療にかかわる．

派遣された国へ行った動機

　筆者は国際結婚し，1995 年の配偶者の転勤に伴い，以降ジャカルタ（インドネシア）に在住している．現在は，インドネシアのがん治療を牽引する MRCCC Siloam Hospitals Semanggi 総合病院内の日本語対応クリニックで，主に外来患者のサポートに従事している．

◎移住直後の医療体験と勤務の意義

　20 年近く前になるが，移住直後 1 か月で長男が腸チフスと虫垂炎を併発し，母子ともにまったく言葉ができないなかで手術入院となり当惑した．一方，外国の医療・看護とはどのようなものかと興味深く観察した．当時の日本は，術後に毎日消毒とガーゼ交換をしていた病院が多かったが，長男は術後創に透明なフィルム剤を貼付し，問題なく回復した．
　開発途上国だからといって，医療は全て同じレベルではなく，国によって異なることはもちろん，同じ国のなかであっても地域や社会階層により医療事情が異なるのだと実感した．なかでも医療従事者の人材配置には余裕があり，ゆったりとした雰囲気で患者対応しており，日本国内で忙しく患者対応していた自分を猛省した．
　以降，筆者の家族は自宅近所の総合病院でこと足りていたが，2006 年に海外在住日本人医療にかかわりだしたところ，ほとんどの日本人患者がインドネシアの医療に対し，疑心暗鬼状態であることに驚いた．そのギャップを埋めるために看護の力が大きく関与できると考えている．

インドネシアの在留日本人数と日本人向けクリニック

　一国の現況が世界各国の事情を代表するものではないことを注意したうえで，現地事情に言及したい．外務省領事局政策課によると，インドネシアの在留日本人は約 1 万 2,000 人で（2011 年），そのうち 70％ 強が

POINT

インドネシアの概要
地域：アジア
首都：ジャカルタ
面積：190.46 万 km^2
人口：2 億 5,116 万人
（2013 年予測値）
一人あたり GDP：3,495 ドル（2011 年）

首都ジャカルタ，およびその周辺に居住している．昨今の投資ブームにより日本人の数は，今後さらに増加する見込みである．

　日本語対応の日本人向けクリニックは，首都のジャカルタ，観光地のバリに数件あるが，その他の都市にはない．また，日本大使館領事部の管轄区域ごとに（ジャカルタ，バリ，スラバヤ，メダン，マカッサルなど），医療事情は大きく異なる．ジャカルタでは経済発展とインフラ整備により，さらに渋滞がひどくなった．緊急車両の通行もままならない状態で，受診行動を躊躇させてしまっている．

活動内容

　インターネットによる情報収集や海外赴任が普遍化したにもかかわらず，実際の臨床場面では，外国で治療するうえで根拠のない不安を抱く日本人は多く，熱帯特有の感染症に対する理解も低い．具体例として「海外では生活習慣病対策などできない」「薬の量が日本と違うので服用したくない」「海外には日本人の精神科医がいないので治療できない」など，問題解決に取り組まず，治療に結びついていない例も多い．

　しかし，「同じ薬がない」という理由は，単なる商品名の相違で，一般名では同じ薬品があるにもかかわらず，治療が中断される，「かぜ薬を飲んだが，翌日になっても咳が止まらないから受診した」と言ったりするなど，日本国内での健康教育が問われる事例も多くみられる．

　日々の外来受診や入院中の看護援助を通し，患者の不安の軽減，また何よりも疾病予防が重要であるため，現地生活者の視点から具体策を示唆し，予防や受診に対する行動変容に結びつけるよう努めている．例えば「デング熱にかかると輸血が必要」などのデマに対し，圧倒的な数の患者を診ているインドネシア人医師の観察ポイントやWHO（世界保健機関）の治療指針を踏まえ，病態や治療看護の見通しを伝えている．

WHO（World Health Organization：世界保健機関）

成果と課題

　インドネシア医療レベルの発展に伴い，やみくもな医療不信や医学的根拠のない口コミも軽減傾向にある．そのなかで，帯同家族としてインドネシアに在住し，不就労の看護職をはじめ医療関連職が連携し，医学的根拠に基づく啓発活動があれば，在外日本人の保健の一助となりうるのではないだろうかと考えている．それは各自のエンパワーメントにもなる．在外日本人，在日外国人を問わず，異文化間の医療問題の本質は同様である．インドネシアと日本の両国の医療従事者が連携して，在日インドネシア人，在インドネシア日本人に対する疾病保健対策から，QOL向上の一助になればと，夢と課題は大きい．また，そのために今後を担う若い看護職にも期待をしている．　　　　　　　（久津沢りか）

3章

社会制度と看護を一緒に考える

1 総論：社会と看護

　私たちが，日常混乱なく社会生活を営めるのは，慣習や慣例，法といった社会規範に従って行動しているからである．このように社会規範を複合化して，体系化したものを「社会制度」という．社会制度の範囲は，人権や教育，労働，健康など，さまざまな分野に及び，その国の国民の権利や責任，義務を定めるとともに保障もしている．

　健康で文化的な最低限度の生活を営むことを保障するための社会制度（セーフティーネット）の充実度は，その国の財政力に大きく影響する．そもそも，国の財政力の大半は国民からの税収入によるため，その割合は開発途上国と先進国では大きく異なる．貧困問題は，個人だけでなく国単位においても格差を生み出している．このような背景をもとに，本章では「セーフティネットと健康保険制度」「貧困と健康格差」「社会制度と看護制度の問題」について看護の視点から考えてみる．

セーフティネットと健康保険制度

　日本は，国民皆保険制度をとっており，医療保険は日本に居住する人を支援している．このような制度が，国民全体に行きわたっている開発途上国は少ない．仕事のある場合は保険が適応されるが，仕事のない人やその家族は保険もない場合が多い．貧困ゆえに健康保険に入っていないことが受診の遅れ・病状の深刻化につながり，また医療費の支払いのために貧困に陥ってしまう．医療費を支援するための医療扶助制度の不足により，医療へのアクセスに格差が生じているのが現状である．

　医療保障制度の導入には，国の財政支出が増えるだけでなく，家計でも保険料負担および医療費の一部負担が生じる．しかし，医療保障が必要になったときのために備えが必要であるという考え方を保健指導のなかで啓蒙していくことは，制度の導入を図るうえで重要な活動となる．

　そもそも貧困とは，貧しくて生活に困っていることをいう．しかし，どの程度貧しいのか，どの程度生活に困っていれば貧困なのかを，一概に述べることはできない．例えば，同じ収入を得ていても，生活している地域の物価が高い場合と安い場合では，生活に困窮する程度に差が出る．したがって，貧困の定義や貧困を表す指標も複数存在する．その定義の一つに，「絶対的貧困」と「相対的貧困」がある．

「絶対的貧困」と「相対的貧困」

「絶対的貧困」とは，最低必要条件の基準が充足されず人間らしい生活からほど遠い状態を示す．「相対的貧困」[1]とは，平均的な生活水準から一定の割合の所得以下の状態にあることをいう．

先進国では，貧困は相対的な問題としてとらえられているが，最貧国では，絶対的な窮乏状態にある人々がいることこそが，最優先に解決されるべき課題としてとらえられている[1)]．したがって，開発途上国の貧困の指標としては，絶対的貧困が用いられることが多い．

貧困と健康格差

健康障害は，その人の生物的要因により生じることが多いが，地域や社会経済状況からの影響を受けることもある．つまり，地域によって，疾病頻度の違いや医療機関へのアクセスの違い，医療の質の格差などが生じる．特に，社会的弱者は貧困ゆえに，健康問題でも深刻な問題を抱えている．

先住民と健康格差

◎先住民の歴史（図1，2）

先住民とは，その地域に先住していた民族である．先住という言葉がつくのは，後から来た民族による支配という歴史的経過があるためである．その歴史は，先進国による収奪の歴史といえる．

多くの場合，先進国と先住民が軍事衝突し，先進国が勝った側となり，先住民が負けた側となった．負けた側の先住民は，民族としての存在と固有の文化を否定され，伝統的に重要な意味をもつ土地を侵奪された．

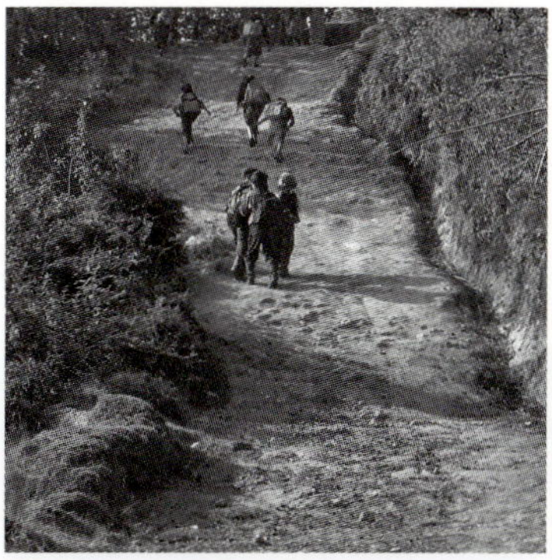

図1 山間部に住み急な坂道を通学する先住民の小学生（グアテマラ）

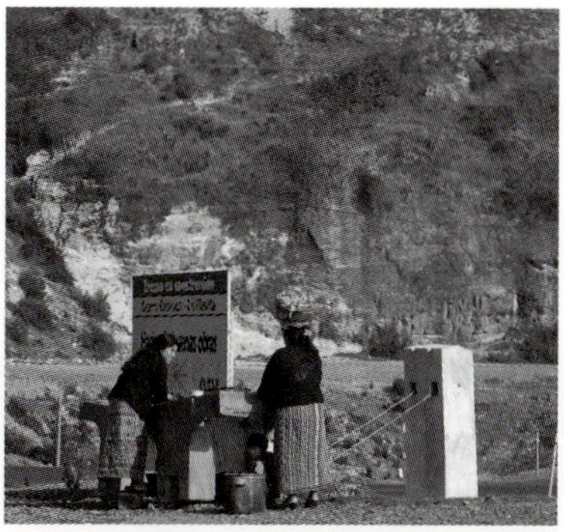

図2 山間部での先住民の生活（洗濯場）（グアテマラ）

---

[1] **相対的貧困**
OECD（経済協力開発機構）では，等価可処分所得（世帯の可処分所得を世帯人数の平方根で割って算出）が，全人口の中央値の半分未満の世帯員を相対的貧困者としている．

OECD（Organisation for Economic Co-operation and Development：経済協力開発機構）

その領土には植民地政策が敷かれ、同化政策がとられて民族の政治・社会体制は破壊された。また、先住民は奴隷化され、暴力行為を受けるなど、人権を侵害されてきた。

例えば、広大な農地に単一作物を大量栽培するプランテーションにより、植民地の先住民は安価な労働力として貧困生活を余儀なくされるなどである。単一作物の生産に経済的に依存すると、必要なほかの作物の生産ができなくなる。結果、安い賃金で生活に必要な食物を手に入れなくてはならなくなる。このような経済構造は、自然災害の影響を受けて経済的危機に陥りやすく、「モノカルチャー経済」とよばれる。

こうして先住民は、社会的にマイノリティとして差別され続けてきている。先住民族の人権回復に向けた運動は、1960年以降、米国から世界に広がっている。2007年には、「先住民族の権利に関する国際連合宣言」▶2 が国連総会において採択された。

◎**先住民の保健医療**

先住民は、保健医療の面でも不利な立場におかれ、健康格差が生じている。まず、医療費の負担が大きいこと、また交通手段の不足などによる医療へのアクセスの悪さがある。また病院では、受診の順番を後回しにされるなど、不平等な待遇を受けることがある。加えて、先住民は、それぞれの民族の言語を使用しており、公用語を話せない人もいるため、正確に症状や気持ちを伝えられなかったり、医療従事者からの説明を十分に理解できなかったりして、適切な診断・治療を受けることができない場合もある。

例えば、妊婦健康診査は、妊娠経過が正常かどうかをアセスメントするうえで重要である。貧困により妊婦健康診査を受診しないまま出産に至ることは、異常の発見を遅らせ、母子の生命を危険にさらすことになる。農村部や山間部の村落に居住する貧困層の場合、交通手段が少なく、また病院までのアクセスが非常に悪い。そのため、医師や助産師、看護師が巡回により村落を訪れて、定期的に診察・保健指導を行い、異常の早期発見と対処を行っていくことが有効なセーフティネットとなる。

▶2 **先住民族の権利に関する国際連合宣言**
70か国以上の国に集団で生活をしている推定3億人以上の先住民の人権侵害・差別をなくし、彼らのもつ慣習・文化・伝統を守り、彼らの望む社会経済開発の継続を促進するためのものである。

社会制度と看護制度の問題

2010年、OECDは日本を含む先進12か国における看護師の役割と業務の高度化の現状および課題を公表した。各国におけるAPN（高度診療看護）の状況には大きな相違があるが、米国、カナダ、英国といった先行する国、次いでオーストラリア、アイルランドのように近年APNを展開し始めた国、さらにいまだ「揺籃期」にあるその他の国（日本を含む）に分けることができるという[2]。一方、開発途上国での看護教育

APN（Advanced Practice Nursing：高度診療看護）

> **Column** スリランカにおけるモノカルチャー経済と茶園労働者の周産期ケア
>
> スリランカは「光り輝く島」という意味の国名で，旧国名はセイロン島である．2004年，スマトラ沖大地震およびインド洋津波により，多くの犠牲者が出たことは記憶に新しい．有名なセイロン紅茶によるモノカルチャー経済（本文参照）で，発展の基盤を築いてきた．本コラムでは茶園で働く労働者の健康を考える．
>
> ● スリランカの保健医療
>
> 多くの国民は病気などになると，国または地方政府が運営する無料の公立病院を受診する．この無償政策が，社会指標の優れた水準を達成・維持するのに貢献したといわれている．例えば，2000〜2006年の出生前ケア実施率は95％，専門家の付き添う出産比率は96％と（UNICEF統計）高率であり，開発途上国のなかでも母子保健の成功国である．
>
> ● 茶園における労働環境
>
> 一方で茶園の労働者は，モノカルチャー経済のひずみの影響を受けている．紅茶園は21世紀になって民営化されたが，労働条件，生活条件は植民地時代から続く封建的な運営であり，多くの問題を抱えている．
>
> 紅茶園で生まれた女子は茶摘みに，男子は紅茶園内の肉体労働に従事することが多く，職業選択の幅が非常に狭い．茶摘みは全て手作業で行われ，ノルマは1日16〜18kgである．炎天下に山の斜面で長時間茶摘みを行うのは，重労働である．賃金は安く，日雇いの労働で，休むと日当は支給されない．山斜面の住居は，老朽化した長屋（ラインハウス）が多く，暗くて狭いうえ，不衛生な水で共同トイレ，共同浴場という環境である．また，病院は遠く，社会的サービスへのアクセスも悪い．
>
> ● 茶園労働者の周産期ケア
>
> 紅茶園のなかには，労働者のために託児所が設置され，医師・助産師が派遣されるクリニックがあるものの，公立病院のほうが医療設備などは充実している．出産は公立病院でもできることになっているが，現実には一部の人だけしか恩恵を受けることができていない．
>
> 紅茶園の母子の周産期ケアにおける課題としては，健康診査の必要性に関する情報不足に加え，病院へのアクセスの悪さ，労働条件の過酷さなど，貧困の問題が相互に関連し，母子保健へのアクセスが不十分となっている．
>
> 今後は，国の保健システムの枠外におかれている紅茶園の母子を対象とした調査を行い，その実態を明らかにすることで，周産期ケアの向上につなげていくことが課題である．　　　　（常田美和）

および期待されている役割，また，医師数や医師と住民の数の割合もばらつきがある（表1）．

特に，バングラデシュに注目していただきたい．医師と看護職員の比率は，2：1であり，国際的比率の1：3の逆である．なぜなら，国家の予算不足により国立病院の看護職員には6,000人の欠員があるにもかかわらず採用ができないからである．海外へ職を求める看護職員も多く，その数は5,000人を超えるといわれている[3]．貧困ゆえの頭脳流出である．

各国の看護師と助産師の教育制度

日本では現在，看護師の国家資格をとってからでなければ，助産師の国家資格は取得できない．つまり，看護師教育を基盤に助産師教育が行われ，近年それらは大学院教育へと移行してきている．しかし，開発途上国では，看護師教育の基盤がないまま助産師教育が行われている国が

表1 保健医療人材の各国比較

国	1万人あたりの病床数	医師			看護職員			看護職員数/医師数
		医師数	1万人あたりの医師数	100病院あたりの医師数	看護職員数	1万人あたりの看護職員数	100病院あたりの看護職員数	
バングラデシュ	3	5万9,111*	3	100	2万8,793*	2.7	48	0.5
インド	9	75万7,377	6.5	72.2	114万6,915	10	111.1	1.5
日本	137	27万4,992	21.4	15.6	102万7,423**	80.2	30.2	3.7
英国	33	16万6,006	27.4	83	61万3,201	101.3	307	3.7
米国	30	74万9,566	24.2	80.7	292万7,000	98.2	327.3	4.1
東南アジア	9	90万1,006	5.6	62.2	173万6,755	10.9	121.1	1.9
世界	30	865万2,107	14.2	47.3	1,668万9,250	28.1	93.7	2

＊：バングラデシュ　看護サービス局より
＊＊：日本　厚生労働省より
(WHO. WORLD HEALTH STATISTICS 2012. p.122-130. http://apps.who.int/iris/bitstream/10665/44844/1/9789241564441_eng.pdfを編集者が訳し引用)

ある．

　例えば，スリランカでは，看護師は看護全般を実践できる職種とみなされているが，助産師は周産期ケアしかできない職種とみなされている．背景には，看護師は看護教育全般を受け，助産師は周産期に関する教育のみを受ける教育制度があり，「私は助産師です」と言うと，看護師より下の職種と認識される．産科病棟の看護においては，助産師は正常分娩の介助と授乳ケアなどの担当が主で，その他の業務や業務管理全般は，看護師が行っている．開発途上国においては，このような看護教育制度の差異を認識して看護支援に取り組む必要がある．

サハラ以南アフリカの国における看護師と助産師の教育制度（図3）

　母子保健を中心に，開発途上国のなかでも特に母子保健指標の悪いサハラ以南アフリカの国における看護師と助産師の教育制度の問題点を探る．

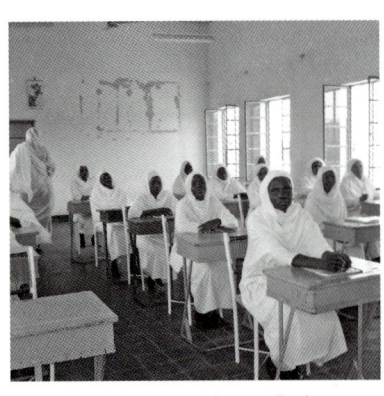

図3　看護養成施設（スーダン）

　JICA（国際協力機構）の母子保健に関する研修目的で来日したガボン，チャド，ブルンジ，コモロの4か国の母子保健行政管理職が各国の看護教育制度の課題を整理した結果を表2に示す．

　看護教育の教育カリキュラムにおいて，看護実践能力を育成するために臨地実習は重要な位置づけにある．日本においても，実習施

JICA（Japan International Cooperation Agency：国際協力機構）

表2 看護教育制度の課題

行政による予算の配分が不十分である
看護師養成施設が不足している
看護師養成数が限られている
私立の看護師養成施設には，教育基準を遵守しない学校がある
教員のほとんどが契約教員であり，専任教員が少ないことにより教育レベルが低い
看護師養成施設および実習施設に十分な実習のための教材がなく，必要な実習が行えない
実習施設での指導力が不足しており，学生が学習したことを実践で裏づけられない
実習施設の確保が十分できていない
医師と看護師の軋轢が，学生の実習期間における障害となっている
卒後教育がない，または不十分である

(2013年JICA母子保健研修員からのレポートをもとに作成)

設の確保，実習施設との連携や協働は重要な課題であるが，開発途上国の臨地実習における課題にも共通した内容がみられる．実習指導者の知識レベルが低く，学生が適切な教育を受けることができていないこと，看護職が不足しているために，学生が労働力となり看護を実践してしまうこと，そして教員と実習施設間の連携がとれていないことなどが課題となっている．看護実習の指導者の育成，実習施設と教員との連携への取り組みが必要となる．

　上記の課題を解決するために，予算配分を含めた看護教育政策の見直し，教員の待遇改善，卒後教育制度の導入など各国において行われているところであるが，十分とはいえない状況にある．看護教育制度の質の向上のために，基礎教育および卒後教育の視点に立ったハード・ソフト両面からの改善が求められている．

(常田美和)

● 引用文献
1) 絵所秀紀, 山崎幸治, 編. 開発と貧困—貧困の経済分析に向けて—. 日本貿易振興会 アジア経済研究所；1998. p.75-76.
2) 尾形裕也. 医師・看護師の養成と役割分担に関する国際比較　総論. 海外社会保障研究 2011；174(174)：2-3.
3) 宮本恵子, 山田　巧, 稲岡光子. 開発途上国の看護基礎教育をとりまく状況調査—バングラデッシュ—. 国立看護大学校紀要 2005；4(1)：77-81.

2 看護の実際と課題：地域社会のなかでの看護の課題

リプロダクティブ・ヘルス（reproductive health）

1994年のカイロICPD（国際人口開発会議）ですでに多くの人が、人口を安定させ貧困を撲滅するための最善の解決策は、「各国の女性の保健と教育に投資することである」と認識していた。その結果、「2015年までにリプロダクティブ・ヘルスのサービスを完全に普及させる」という目標が採択された。しかし、その後の各国の取り組みは決して十分なものとは評価できなかった。そのため、2002年の「世界人口デー」[1]のテーマは「貧困の削減－リプロダクティブ・ヘルスの改善」に決まった。

リプロダクティブ・ヘルスとは

1994年のカイロICPDにおいて採択された「カイロ行動計画」で定義されたリプロダクティブ・ヘルスとは、人間の生殖システム、その機能と活動過程の全ての側面において、単に疾病、障害がないばかりではなく、身体的、精神的、社会的に完全に良好な状態にあることと定義されている。つまり、安全で満ち足りた性生活を営むことができ、生殖能力をもち、子どもをもつかもたないか、いつもつか、何人もつかを決める自由をもつことを意味する。つまり、リプロダクティブ・ヘルスとは「性と生殖に関する健康」という言葉で日本語に置き換えられているが、「人間の生涯にわたる健康への保障」と解釈するほうが理解しやすい。

これはWHO（世界保健機関）による「健康の定義」（1948年）に基づいている。この定義は、生殖年齢にある男女のみならず、思春期以後、生涯にわたる性と生殖に関する健康を意味し、子どもをもたないライフスタイルを選択する人を含めた、全ての個人に保障されるべき健康概念である。具体的には、思春期保健、生殖年齢にあるカップルを対象とする家族計画と母子保健、人工妊娠中絶、妊産婦の健康、HIV/AIDS（ヒト免疫不全ウイルス/後天性免疫不全症候群）を含む性感染症、不妊、ジェンダーに基づく暴力などを含む。また、この定義は、今日の人口問題対策の基本理念にとどまらず、人口政策の焦点をそれまでの国レベルから個人レベルに大きくシフトさせた。また、人口問題と開発問題が密接に関連し、相互に影響しあうという考え方が国際的な共通認識となった。

ICPD（International Conference on Population and Development：国際人口開発会議）

[1] 世界人口デー（World Population Day）
1987年7月11日に世界の人口が50億人を突破したと推定されたことにより、1989年にUNFPAが7月11日を世界人口デーと制定した。2011年に70億人を突破したという説もあるが、実際には世界の人口は推定にすぎず、正確な人口は不明である。

WHO（World Health Organization：世界保健機関）

HIV（human immunodeficiency virus：ヒト免疫不全ウイルス）

AIDS（acquired immunodeficiency syndrome：後天性免疫不全症候群）

妊産婦死亡

世界では，毎日約1,000人の女性が妊娠や出産により亡くなっている．妊産婦死亡は，1990年の54万6,000人から34%減少し，2008年は35万8,000人になると推計されている[1]．

MDGs（ミレニアム開発目標）の目標5「妊産婦の健康状態の改善」では，「1990年から2015年までに妊産婦の死亡率を4分の1に引き下げる」ことが具体的目標となっている．目標達成に向け，ある程度の改善はみられているものの，削減率は目標を大きく下回っている．

なかでも，妊産婦死亡の99%を開発途上国が占めている．特に，妊産婦死亡の一番多いサハラ以南アフリカは，1日1.25ドル未満で暮らす人の人口比率が一番高く[*1]，貧困と妊産婦死亡の関係が深いことがわかる．

開発途上国における妊産婦死亡の主な原因は，多量出血と高血圧で，全体の半数以上を占めている．これらを予防するために，妊娠期からの栄養管理，特に貧血の予防と改善，血圧管理による妊娠高血圧症候群の予防・管理を行うなど看護の果たすべき役割は大きい．分娩においても，熟練医療従事者が予測性をもち，迅速に対処することで，母子の生命を救うことが可能である．例えば，出産間隔の短いケースは妊娠期の切迫流早産の管理，多産のケースは分娩後の子宮収縮不良による弛緩出血などを予測しケアにあたることが可能である．熟練医療従事者が立ち会った出産の割合をみると，南アジアとサハラ以南アフリカは半数に満たない（図1）．

貧富の差，農村部と都市部の女性のあいだにも大きな格差が存在して

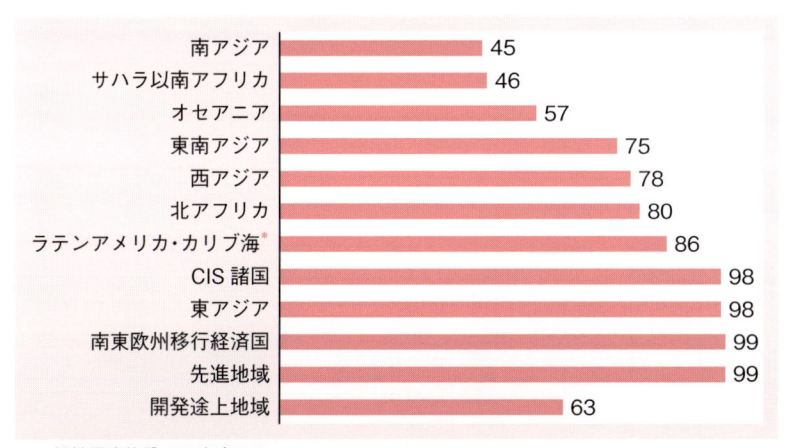

地域	割合(%)
南アジア	45
サハラ以南アフリカ	46
オセアニア	57
東南アジア	75
西アジア	78
北アフリカ	80
ラテンアメリカ・カリブ海*	86
CIS諸国	98
東アジア	98
南東欧州移行経済国	99
先進地域	99
開発途上地域	63

*：保健医療施設での出産のみ
CIS (Commonwealth of Independent States：独立国家共同体)

図1　熟練医療従事者が立ち会った出産の割合（%）2008年
（国際連合．国際連合広報センター〈UNIC〉，日本語版制作．国連ミレニアム開発目標報告2010．国際連合；2010. p. 31. http://www.unic.or.jp/pdf/MDG_Report_2010.pdfより引用）

ここで確認！
リプロダクティブ・ライツ（reproductive rights）

リプロダクティブ・ライツとは，性に関する健康を享受する権利である．具体的には，全てのカップルと個人が，自分たちの子どもの数，出産間隔，出産する時期に責任をもち，自由に決定でき，そのための情報と手段を得ることができるという基本的権利であると定義されている．これには，差別，強制，暴力を受けることなく，生殖に関する決定をする権利も含まれる．さらに，女性が安全に妊娠・出産を享受でき，またカップルが健康な子どもをもてる最善の機会を得られるよう適切なヘルスケア・サービスを利用できる権利も含まれる．しかし，開発途上国では，貧困層，無学歴者，未成年者などが，リプロダクティブ・ヘルス/ライツの享受において，非常に不利な状況にあり，多くの問題を抱えている．

MDGs (Millennium Development Goals：ミレニアム開発目標)

[*1] 3章「1．総論：社会と看護」p. 56を参照．

いる．熟練医療従事者による妊娠期のケアおよび出産時ケアの不足は，妊産婦死亡と直結することから，熟練医療従事者の育成と母体搬送を含めた救急処置の実施可能な医療施設を含む保健医療システムの整備のための保健財政の確保が重要だといえる．

未成年者の出産率

　サハラ以南アフリカでは，未成年者の出産率も一番高い（図2）．結婚年齢が早いことも要因の一つであるが，未成年者は，心身の発達途上にあり，意図しない妊娠であることが多く，妊娠による教育の中断や経済的問題を抱えることが多い．そのため，身体的に未成熟な問題に加え，心理・社会的要因からハイリスクとなるおそれがある．例えば，妊娠・出産・育児への心身の準備が整わない段階では，健康管理行動を十分とることができない．栄養や衛生などに関して十分な知識を有していない場合，適切な育児行動がとれないことがある．未成年の妊娠を減らすためには，早い段階から対象者の理解度に合わせた性教育が必要となるが，社会・文化的背景から，性の話題をタブー視する地域がある．そのため，性に対する社会・文化的背景を十分アセスメントしたうえで保健指導を展開していくことが求められる．

(常田美和)

糖尿病と貧困

　世界において肥満は，1980年以降毎年ほぼ倍増しており，2008年には成人の14億人が肥満となっている[2]．また，2011年には5歳未満の子どものうち4,000万人以上が太りすぎとなり，そのうち1,000万人は

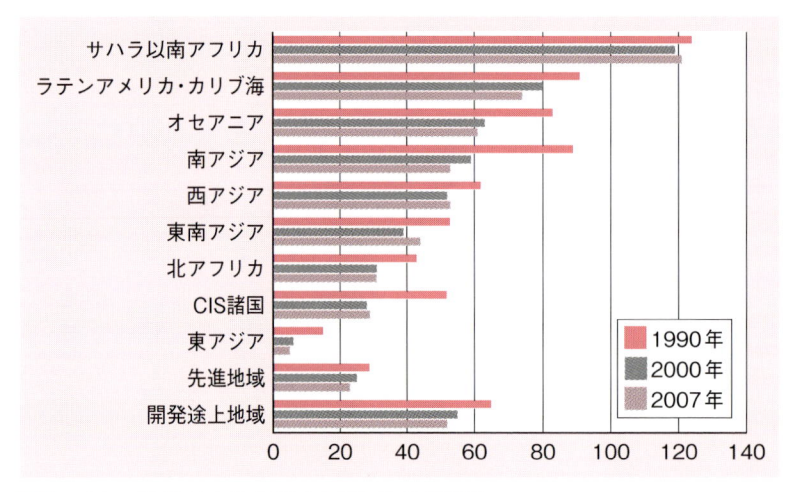

図2　15〜19歳の女性1,000人あたりの出産数
（国際連合．国際連合広報センター〈UNIC〉，日本語版制作．国連ミレニアム開発目標報告2010．国際連合；2010．p. 34. http://www.unic.or.jp/pdf/MDG_Report_2010.pdf より抜粋）

先進国，3,000万人以上が開発途上国に住んでいる．これまで，子どもの肥満は先進国の問題であったが，現在は中低所得国の問題となりつつある．

　なぜなら，都市部の経済発展により，人々の摂取食品が変化し，広い意味で，食生活が好ましくない方向に転換しはじめているからである．例えば，ファーストフードのような甘味料や動物性脂肪の多く含まれた食事が好まれ，アルコールやたばこなど健康にふさわしくない嗜好品が増加し，日常移動を含めた運動量も少なくなっているなどである．このようなライフスタイルの変化に関連した疾患群が絶対的にも相対的にも増加し続けているため，今後，よりいっそう大きな問題になると考えられている．

　また，急速な都市化による交通外傷，大気汚染による呼吸器疾患，廃棄物や一般ゴミの増加による水質汚染などの中毒疾患や産業公害的疾患が増加傾向にあり，都市部と地方の社会基盤整備に起因する疾病二重構造と格差が進んでいる．国および地方自治体の行政機関は都市化に伴う課題に取り組んでいても，開発途上国の人口増加のほとんどは都市部で起こっており，生活者の安全と健康に欠かせない基本的インフラの構築が急激な人口増加に追いついていない．保健医療サービスが提供されていたとしても都市部の貧困層は医療費を支払えず，その恩恵を受けられないのである．

　さらに，肥満と貧困の関係は非常に複雑で，一人あたりのGDPが800ドル以下の最貧国では痩せや低栄養が問題である一方，3,000ドル程度の中等国では肥満が問題となっている[3]．子どもが痩せで大人が過体重であるという問題に直面している国もある．低出生児として誕生し，子ども時代に急激な体重増加をきたし，成人して肥満になるとインスリン抵抗性やメタボリック症候群へつながる．同じ地域で肥満と低栄養の両方の問題を抱えていることが多く，生活習慣病▶2予防のアプローチをするにも十分な配慮をしなければならない．

　生活習慣病の発見が遅れると，心血管疾患や腎疾患などの重篤な合併症を起こす．すると，すでに感染症などが過大な負担になっている開発途上国にとっては，二重苦になる．

（神原咲子）

GDP (gross domestic product：国内総生産)

▶2 **生活習慣病**
国際的には慢性疾患(chronic diseases)，WHOなどでは伝染性疾患(communicable disease)，すなわち感染症に対して，NCDs（非感染性疾患）とよばれている．

NCDs (noncommunicable diseases：非感染性疾患)

● 引用文献
1) WHO,UNICEF,UNFPA,et al.Trends in Maternal Mortality:1990 to 2008.2013. p.20.
2) WHO. Obesity and overweight. Updated March 2013. http://www.who.int/mediacentre/factsheets/fs311/en/
3) ジェームンソン，ほか．竹内 勤，中谷比呂樹，武井貞治，ほか，訳．国際保健の優先課題．保健同人社；2007．

3章 社会制度と看護を一緒に考える

3 事例

① 救急搬送されてきたペルー国籍の患者

- ◎活動した都市：泉佐野市（大阪府）.
- ◎どのような立場で活動したのか：外来看護師.
- ◎執筆者プロフィール：現在，りんくう総合医療センター外来副看護師長．1993年大阪市立大学医学部附属看護専門学校卒業後，大阪市立大学医学部付属病院などで勤務．2001年青年海外協力隊隊員（看護師）としてメキシコオアハカ小児病院に派遣．帰国後，2008年より在日外国人の医療問題の研究に取り組む（人間科学修士）.

■ 狭心症発作で救急搬送されてきたペルー国籍の患者

◎救急搬送時と後日の治療説明時

　2007年7月，ペルー国籍の人が胸痛を訴え，救急車で搬送された．心筋梗塞には至っていなかったものの，医師はCAG（冠動脈造影）とPCI（経皮的冠動脈形成術）が必要と判断した．患者は来日13年目だったが，治療説明時に通訳を要したため，スペイン語医療通訳[▶1]が来院する3日後まで，発作時や胸痛出現時の対応を説明して一時帰宅となった．

　3日後，スペイン語医療通訳を介し治療説明を受け，検査を受けることを強く勧められた患者は，費用について心配をした．国民保険証を保持していたため，高額療養費制度[▶2]の適応額で概算を伝えたところ，入院日数を最小限にすることを条件に検査することになった．検査の結果，冠動脈に対しPCIを施行し，無事に終了して翌日退院した．

◎医療経済感覚の違い

　後日，外来診察時，患者は国民保険料を部分納金していて，保険料を完納していないことがわかり，国民皆保険制度における医療保障を一部だけしか利用できなかった．そのため，高額療養費制度の利用ができず，医療費の3割負担の制度のみが適応であった．そこで，約100万円の治療費の3割負担の料金（33万円）を支払うか，今まで滞納していた保険料を一括して支払い，高額療養費制度を適応するかの選択が迫られた．

POINT

ペルーの概要
地域：中南米
首都：リマ
面積：128.52万km²
人口：2,985万人（2013年予測値）
一人あたりGDP：6,138ドル（2011年）

CAG（coronary angiography：冠動脈造影）

PCI（percutaneous transluminal coronary angioplasty：経皮的冠動脈形成術）

▶1
関西国際空港の搬送先指定病院の一つで，筆者が所属しているりんくう総合医療センター（当院）では，英語，中国語，スペイン語，ポルトガル語の医療通訳が週4日待機している[*1].

このとき，患者から発せられたのは「こんなことになるなら死ねばよかった．設備もきれいな病院だし，安くすむはずなんて，なかったんだ」という言葉だった．自分の命より，家族への経済的負担のほうが重大事項だったのだ．自分の命の優先順位は，人によっていろいろだと思うが，外国人と日本人では医療経済感覚が大きく違うことを知っておきたい．

◎言葉の壁だけが問題なのか

多くの医療機関では，医療通訳や翻訳制度が充実していないため，外国人患者の来院時，「言葉は通じるのか」「お金は支払ってくれるのか」などの不安を抱えることが少なくない．同じように外国人は，言葉も日本における医療ルールもよく理解していないなか，不安を抱いていることが多い．外国人患者は，医療費を支払う意志やルールに従う気持ちがあっても，ルールを把握できていないために行えないという場合もある．

また，病院ではよく，「後で読んでください」と薬の飲み方やケア方法などを書いた文書を手渡すだけ，ということもある．いずれにしろ，患者が理解できるかどうかを確認し，セルフケア不足を補うのが私たち看護師の役目である．外国人にとって言葉が通じない不安は大きいが，それ以上に医療を受けることが不安でならないことを忘れてはならない．

進行性胆管がんによる閉塞性黄疸のペルー国籍の患者

◎抗がん剤治療を受けていた患者からの一言

2010年10月，ペルー国籍の男性が進行性胆管がんによる閉塞性黄疸で緊急入院した．肝内胆管ステントを留置し，抗がん剤治療導入を行っていた．日本滞在年数は10年以上だったが，職場でも家庭内でもスペイン語で会話していたため，日本語は日常会話ができる程度であった．筆者はこの患者の通訳をすることが多かった．

ある日，院内で偶然，患者とあったとき「看護師さんたちはスペイン語がわからないけど，"何しているの？" "今日はどんな感じ？" "何か面白いことあった？" と笑顔で冗談を交えながら話しかけてくれるのは，とても救われる．言葉が日本語なのかスペイン語なのかは関係ない」と話していた．患者は，病棟内を散歩していたとき，看護師の何気ない話しかけを，心の通ったコミュニケーションとして感じているようであった．

◎明るい笑顔で話しかければ心は通じるはず

外国人患者は実は，言葉の壁以上に文化のギャップに戸惑っているのではないだろうか．外国語が話せないということで，一歩引き気味になっている看護師も多いと思うが，外国人患者は特別扱いを望んでいるわけではなく，日本人と変わらないケアを求めているにすぎないのである．日本人患者に接するときと同様に，明るい笑顔で話しかければ，心は通じるはずである．

(新垣智子)

[*1] 2章2「①日本で経験する文化の違い：医療機関で働く看護師の立場から」p.33を参照．

▶2 **高額療養費制度**
医療機関や薬局の窓口で支払った金額が限度額を超えた場合，超えた金額を被保険者の請求により払い戻す制度．

② インドネシアにおける貧困層の医療：全ての人に医療を

- ◎活動した地域（国）：ロンボク島（インドネシア）．
- ◎どのような立場で活動したのか：青年海外協力隊助産師隊員．
- ◎執筆者プロフィール：現在，国際保健 NGO ヘルスコーディネーター．助産師として臨床勤務後，2 年間，青年海外協力隊としてロンボク島で地域助産に従事し，現職．

NGO (non-governmental organizations：非政府組織)

派遣された国へ行った動機

「何がきっかけで青年海外協力隊に参加しようと考えたのか」と，よく聞かれるが，はっきりした答えは自分でもわからない．小学生のとき，無医村をバイクに乗って巡回する看護師の話を本で読んだことが，きっかけの一つになったとは思う．漠然とではあるが，そのような思いが背景にあり，地域医療にかかわれる要請がある国と地域を選んで青年海外協力隊に応募し，インドネシアのロンボク島に約 2 年間（2011 年 1 月〜2013 年 1 月）派遣された．

派遣された国の状況

当時のインドネシアの経済発展は目覚ましく，ジャカルタに到着したときは，「途上国」のイメージとかけ離れた高層ビルや高級モールが立ち並ぶ街並みに驚いた．それでも，川のほとりには貧しい家が並んでいたが，その後ろに大きなショッピングモールが鎮座しており，違和感をもったことをよく覚えている．

活動内容

現地では，地域医療の実情に合わせ，現地の保健センターを拠点にしてさまざまな活動をしてきたが，ここでは貧困層の医療についての体験を書くことにする．

3 歳の R 君は頭痛と眼痛を訴えて保健センターに来た．右目が大きく突出し，眼がんとの診断がついた．インドネシアでは貧困と認められた家庭にはカードが発行され，無料で医療を受けられるシステムがあるものの，認定の時期や条件などが地域によって異なり，システムとしてまだ確立していない部分が多くある．R 君の場合，貧困家庭であったが，R 君自体が対象となっていなかったため，両親は仕事道具を売って治療費を工面した．しかし，職も失いお金も尽きて，保健センターの現地助

> **POINT**
> **インドネシアの概要**
> 地域：アジア
> 首都：ジャカルタ
> 面積：190.46 万 km^2
> 人口：2 億 5,116 万人
> （2013 年予測値）
> 1 人あたり GDP：3,495 ドル（2011 年）

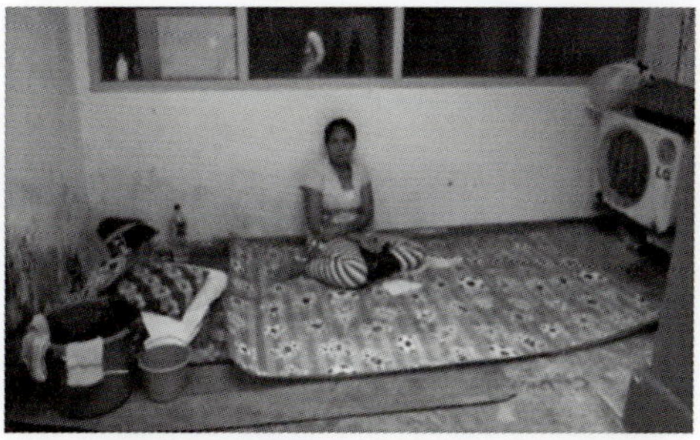

産師に相談した．そのときには，すぐに手術をしなくてはならないほど，病状は進行していた．ロンボク島には手術をできる設備がなく，隣島へ搬送する必要があったため，治療費と渡航費など多額の費用を要することが懸念されたが，治療費は国に，渡航費は州に申請し，認められた．しかし，対象にならない一部の治療薬や両親の付き添い費用は，自己負担となった．そこで，地元の名士から寄付を募り費用を捻出した．

図1　付き添いで病院に滞在中のR君の母親

搬送先の病院の診断で，治療は化学療法となり，入院期間は大幅に延びた．そのうえ，苦労して集めた寄付金はR君の両親の手に渡っていなかった．多くの人の手を渡るうちに誰かのポケットに入ることは，インドネシアではよくあるらしい．そこで，有志の青年海外協力隊インドネシア派遣隊員で結成しているボランティア団体に費用を申請し，一部薬代と付き添い家族の食費の援助を行うことになった．付き添いといっても日本のように家族への配慮はなく，両親は病室の外のひさしの下にゴザ1枚を敷いて生活していた（図1）．それが一般的な病院では普通の光景なのである．

数か月が経過しても副作用により衰弱したR君の治療は，進まなかった．インフォームドコンセントなどはなく，両親の不信感と疲労によるストレスは募る一方で，身体的にも精神的にも追い詰められ，ある日，「もうRを連れてロンボク島へ帰りたい」と筆者に電話をしてきた．しかし，ロンボク島では治療は継続できないばかりか，衰弱したR君の看護さえ難しい．もちろん在宅医療はなく，酸素吸入している患者を飛行機で搬送することは不可能だった．せめて両親の不安を軽減できるくらいインドネシア語が流暢に話せたらと，悔しい思いでいっぱいであった．「インドネシアには看護はない」と感じた一件だった．しばらくしてR君は亡くなった．できる限りの支援はしたが，もう少し早く治療を開始し，よい医療と看護を提供できたら…と思わずにはいられなかった．

成果と課題

青年海外協力隊員としての活動ではなかったが，大きく心に残った事例だった．もちろん治療すらできずに貧困のなかで亡くなっていく人は多くいる．また，インフラが整っていないこと，医療従事者のモラルが低いことなどにより，十分な医療が受けられないことを当たり前と感じている人もいる．衛生的でなく，物資も豊富ではない環境で暮らす貧困層の人ほど，医療を受ける機会は多くなるはずが，逆に十分な医療を受けることができていない問題に，今後どのように取り組んでいけるのか，大きな課題を感じている．

（鈴木日和）

③ グアテマラ先住民の出産事情

- ◉活動した地域（国）：ウエウエテナンゴ県（グアテマラ）．
- ◉どのような立場で活動したのか：大学（看護学部）の教員．
- ◉執筆者プロフィール：北海道大学医療技術短期大学部看護学科を卒業後，保健師と助産師の資格をとり，臨床助産師・産業保健師の経験を経て，看護学校の専任教員となる．その後，札幌医科大学大学院保健医療学研究科修士課程看護学専攻女性健康看護学分野を修了，北海道大学大学院医学研究科医学専攻国際保健医学分野博士課程の大学院生となる．現在，札幌保健医療大学看護学部看護学科母性看護学の専任教員．

筆者は2007年に約2週間，日本赤十字学園による研究助成を受け，独自の歴史・文化・風習をもちながら社会的マイノリティとなっている先住民，特に女性の現状を知るため，グアテマラの先住民女性のリプロダクティブ・ヘルスに関する調査を行った．これは以前，アンティグア・グアテマラを訪れた際，病院のロビーで，先住民の母親が赤ちゃんを抱いて「いつまでも診てもらえない．この子が死んだら，あなたたちのせいだから！」と絶叫し，赤ちゃんだけを残して病院から出て行く場面に遭遇し，どんなに緊急でも，貧しい患者は後回しにされるという現実を見たことなどに関係している．

POINT
グアテマラの概要
地域：中南米
首都：グアテマラ・シティ
面積：10.89万 km^2
人口：1,437万人（2013年予測値）
一人あたりGDP：3,178ドル（2011年）

活動した国の状況

グアテマラは，マヤ文明の残した遺跡をはじめとした世界遺産やグアテマラコーヒーなどで知られている．主要な産業は，コーヒー豆，砂糖，バナナ栽培などである．人口の約半数がマヤ系先住民で，その多くは第一次産業に従事しており，生活条件の悪い山間部・農村部などに居住し，貧困の問題を抱えている．16世紀にスペインの植民地となった歴史的経緯があり[1]，公用語はスペイン語である．しかし，先住民はマヤ系の言語を用いており，スペイン語が通じないこともある．

[1] 1821年にスペインから独立したものの，1960年に内戦が勃発し，1996年の終結まで36年間にわたって政府とゲリラ間で戦いが続いた．先住民はゲリラの仲間とみなされ，政府軍による弾圧・虐殺が行われていた．

活動内容と結果

先住民の割合が高いウエウエテナンゴ県において，先住民女性の周産期におけるリプロダクティブ・ヘルスの実態調査を行った．調査は先住民の妊産褥婦に対面インタビューし，妊娠・分娩・産褥を通しての経験や思い，考えなどを自由に語ってもらったものを逐語録とし，分析した．

グアテマラでは，マチズモ（男性優位社会）という特徴から，結婚の意思決定はほとんど男性が行うため，妊娠をしても男性が結婚を望まない場合，未婚のまま出産することになる[2]．また，子どもを多くもち，これ以上の出産を望まない女性も，夫の反対で不妊手術が受けられないケースもあった．ある16歳の未婚の妊婦は，性教育を受けたことがなく，気がついたら妊娠していたということだった．「妊娠とわかりパニックになったが，親のサポートで落ち着いた」と語っていた．

山間部に住む先住民の病院へのアクセスは悪く，とりわけ出産が始まってからの移動はたいへんで，安全性の面でも問題が大きかった．先住民の分娩は通常，自宅で行われ，分娩介助はコマドローナとよばれるTBA（伝統的産婆）によって行われる．TBAによる自宅分娩は，伝統という意識があり，そのケアに対する満足度は高かった．しかし，TBAには分娩介助費用を支払わなくてはならないが，公立病院は全てが無料であった．なかには，研修を受けているTBAであっても，分娩のリスクを考えると，産科医や小児科医がいる病院のほうが安全性は高いと考え，病院での分娩を選択している女性もいた．

先住民女性の自宅分娩と施設分娩の選択には，①伝統，②安全性，③経済性，④人的環境などの要因が影響していた．

まとめ

今回の調査で，先住民女性の病院へのアクセスの悪さを解決するために，有効と思われる中間施設があった．米国のNGO（非政府組織）が，公立病院の隣で運営している「カサ・マテルナ（母の家）」という施設である（図1）．施設は，15床を有し，女性医師と看護師が勤務しており，分娩待機，ハイリスク妊婦の入院管理，隣の公立病院に新生児が入院している母親などの施設利用，などが行われていた．特に，分娩時には迅速に隣の病院へ移動することが可能なシステムがあり，山間部に居住している先住民にとっては利便性が高く，妊娠期・分娩期における母子の生命の安全確保ができる．このような中間施設が増設され，利用できることは，周産期における母子のセーフティ・ネットの整備として有効であると考えた．本調査により，伝統・文化を尊重した保健医療サービスの選択肢を増やし，先住民女性のリプロダクティブ・ヘルスの推進につなげることが重要であると改めて強く感じた．

（常田美和）

● 参考文献
- 常田美和．グァテマラ共和国ウエウエテナンゴ県における先住民女性のリプロダクティブ・ヘルス．助産雑誌 2008；62（10）：978-983．

[2] 2012年の『世界子供白書』によると，グアテマラの児童婚（18歳より前に結婚または事実婚状態になった20〜24歳の女性の比率）は，3割を超えている．

TBA（traditional birth attendant：伝統的産婆）

NGO（non-govermental organizations：非政府組織）

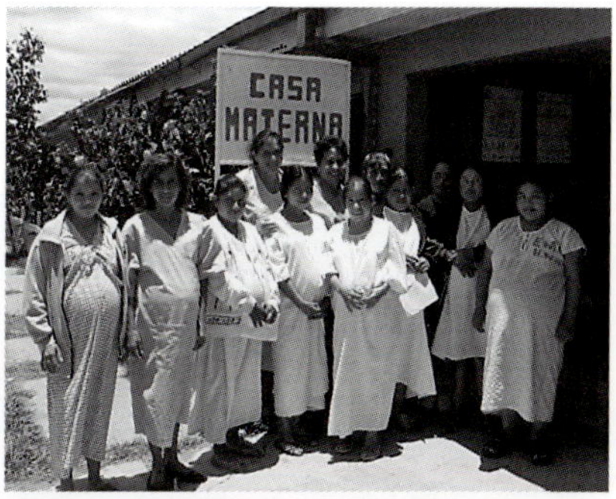

図1　カサ・マテルナ（母の家）

④ アフリカの伝統的産婆に対する保健行政官の意識と対応

- ◎活動した都市：札幌市（北海道）．
- ◎どのような立場で活動したのか：博士課程の大学院生．
- ◎執筆者プロフィール：現在，札幌保健医療大学看護学部看護学科母性看護学の専任教員[*1]．

活動に取り組んだ動機

2012年に北海道大学大学院生として，JICA（国際協力機構）の地域別研修「母子保健」に参加した．この研修は，各国（主にアフリカ諸国）から招聘する研修員の母子保健指導者としての能力強化を目標に掲げ，MDGs（ミレニアム開発目標）の目標4～5[▶1]達成への一助となることをめざしている．筆者は母子保健の研究目的のため，来日したアフリカの6か国（ガボン，コモロ，ジブチ，赤道ギニア，チャド，ブルンジ）の母子保健行政・施設の管理職がTBA（伝統的産婆）[▶2]の存在をどのように認識し，協働しているかについて聞き取り調査をした．

調査対象国の状況

アフリカの6か国と日本の母子保健の指標を**表1**に示す．いずれも，乳児死亡率・妊産婦死亡率ともに高く，母子保健対策は，国の重要課題として位置づけられている．

成果と課題

それぞれの国で保健指標の状況は異なるが，非公式ながらも伝統社会に深く根づいているTBAの存在に対しての対応は，各国ともに同様で

[*1] 3章3「③グアテマラ先住民の出産事情」p.70を参照．

JICA (Japan International Cooperation Agency：国際協力機構)

MDGs (Millennium Development Goals：ミレニアム開発目標)

[▶1]
目標4は乳幼児死亡率の削減，目標5は妊産婦の健康状態の改善．

[▶2] **TBA（伝統的産婆）**
traditional birth attendantの略．WHO（世界保健機関）はTBAを，専門的訓練を受けていないが，伝統的に，しかも自立して地域で妊娠・出産・産後の世話をしている者と定義し，TBAによる出産の介助を推奨してはいない．

表1 母子保健の指標

国名	ガボン		コモロ		ジブチ		赤道ギニア		チャド		ブルンジ		日本	
年	1990	2010	1990	2010	1990	2010	1990	2010	1990	2010	1990	2010	1990	2010
乳児死亡率	68	54	88	63	95	73	118	81	113	99	110	88	5	2
妊産婦死亡率	270	230	440	280	290	200	1,200	240	920	1,000	1,100	800	12	5
合計特殊出生率	5.4	3.3	5.6	4.9	6.2	3.8	5.9	5.2	6.7	6.0	6.5	4.3	1.6	1.4

（乳児死亡率と合計特殊出生率はユニセフ〈国連児童基金〉．日本ユニセフ協会広報室．訳．世界子供白書日本語版．日本ユニセフ協会〈ユニセフ日本委員会〉；2012. p．88-89, 126-127. http://www.unicef.or.jp/library/pdf/haku2012.pdf，妊産婦死亡率はWHO，UNICEF, UNFPA, et al. Trends in Maternal ortality：1990 to 2010；2012. p．38-41. http://whqlibdoc.who.int/publications/2012/9789241503631_eng.pdfより引用）

表2 アフリカ6か国の母子保健行政管理職によるTBA存在についての意識と協働の実際

どのような存在か	プラス	助産師よりも分娩介助件数・経験が豊富である
		出産に付き添う以外，洗濯などの家事も手伝ってくれるなど対応が温かいため，村人の信頼が厚い
		伝統を大切にしている
	マイナス	移送により対処が遅れ，母子が亡くなるので「移送すると亡くなる」と思っている
		地域の信頼が厚いので，TBAとパートナーシップをうまくとらなければ地域保健が立ちいかなくなる
		救える母体を救えなくしている
		見返りを期待している．何も与えないとそれ以降の出産をみてくれない
		TBAがいることは対外的に公にしたくない
		TBAは病院に来て医療機材を持っていってしまうことがある
		TBAへの住民の信頼が強すぎることが問題である
どのように協働しているか	再教育	TBAのやり方が必ずしも正しくないことを再教育して理解できるようにする
		無理強いはできないが，再教育を受けるよう促す
		いかに教育して新しい知識を取り入れてもらうかが重要である
		若いTBAは，保健管理員として再教育しており，その効果が出るのを待っている
	尊重した態度で接する	TBAを認めるようにほめながら活用する
		TBAをなくすことはできないため，TBAのもつ住民からの信頼をいかに活用できるかが重要である
		TBAを無視すると，たいへんなことになるので，リーダー格として接している
		TBAに挨拶したり駐車スペースを相談したりするなどしている
		TBAを尊重している態度として，医師や助産師よりも先に車に乗ってもらうなどしている
		TBAは地域のなかで信頼を得ている立場なため，アプローチの仕方を工夫している
		出産で待機できる家を活用する際，TBAから妊婦を引き離すことになるため，了解を得るようにしている
	住民への配慮	助産師とTBAがコミュニケーションをとっているところを意識的に住民に見せ，住民を安心させている
		住民が，医師・助産師よりもTBAのほうがよければ，そちらに相談にいってもらうように配慮している
	医療と結ぶ工夫	TBAと有資格者をつなぐことを重視している
		TBAに医療機材の購入資金などを移送時に活動資金として支払っている（移送すれば収入が得られる）
		TBAを保健福祉員として位置づけ，出血時や疼痛時には移送するよう教育して，移送に前向きになった

（2012年JICA母子保健研修員からの聞き取りデータをもとに作成）

あった．つまり，社会的習慣を排除するのでなく，その習慣を尊重しながら住民の健康状態を維持しようとする姿勢である（表2）．

出産は異常時，迅速かつ適切な対応がとられなければ母子の生命危機に直結する．そこで，出産には専門技能を有する保健医療従事者（医師，助産師，看護師）の付き添いが推奨されている．UN（国連）の調査によると，専門技能者の立ち会いのもとでの出産は，先進国は99％だが，開発途上国は63％，南アジアとサハラ以南アフリカでは半数にも満たない（2008年）[*2]．TBAに再教育の機会を提供し，知識・技術を向上させるだけでなく，TBAと医療を結ぶことが，母子保健の向上に重要な意味をもつのではないかと強く思った．

（常田美和）

WHO（World Health Organization：世界保健機関）

UN（United Nations：国際連合〈国連〉）

[*2] 3章「2．看護の実際と課題：地域社会のなかでの看護の課題」p.62を参照．

4章

情報と看護を一緒に考える

1 総論：グローバル看護と情報の利用

情報の分析に基づいた計画や評価

　医療の分野で，EBM（根拠に基づく医療）が1990年代初頭に謳われてから20年以上が経つ．この背景としては，医療におけるパターナリズムからの脱却や効率化に加え，増大する医学情報を手軽に分析・処理できる情報技術が発展したことがあげられる．医療従事者に加えて，治療やケアを受ける立場の人も，自律的にこれら医療情報を入手し，保健医療の選択にかかわることが理想とされている．

　近年では，予算の乏しい開発途上国においても，比較的安価で高性能のパソコンが入手でき，また文書編集や表計算のフリーソフトであるEpi Info™やRといった統計パッケージなど，基本的に費用の発生しないソフトウェアを利用すれば，先進国に引けを取らない環境をつくり出すことも可能となった．国際機関においては，IT（情報技術）リソースが少ない地域においても情報入手が可能なように，CD-ROMなどの媒体で情報を提供している．例えば，WHO（世界保健機構）によるRHLの試みは，母子保健分野での科学的根拠を世界に伝えるという目的をもっており，またWHOによる栄養分野のeLENAも同様である．

　蓄えた情報は，他者に伝達して共有できる．統計の検定を行えば，観察結果が偶然の産物なのか，統計的に意味をもつ変化や差異なのかの判断ができ，統計手法を用いて全国推計や将来予測もできる．GIS（地理情報システム）[*1]を利用し，疾病地図を描けば，感染症の拡大把握，非感染性疾患の集積性や医療施設の配置分析まで，有効利用できる．さらには，計量経済学的な要素を盛り込み，費用効用分析もできる．

　EBN（根拠に基づく看護）と構えるまでもなく，グローバル看護の分野の活動も，科学的情報に基づかなければならない．ある計画の実施によって，期待する変化や状況の改善を起こすためには，現状を把握（モニタリング）し，具体的な「因果」のメカニズムを描き，適切な方法で評価する必要がある．準備の段階では，人材を含むさまざまな資源を適所適材に，適切なタイミングで配置し，また，いったんプログラムが開始されれば，対象者には生活や行動を変えるための適切な情報が，関係者には，計画の進行を把握するための情報が必要となる（図1）．こうした行為は，民間企業が市場のマーケティング調査を行い，ビジネスの結果を分析するのと同義であり，限られた資源で最大限の効用を得るための方法論である．

EBM（evidence-based medicine：根拠に基づく医療）

IT（information technology：情報技術）

WHO（World Health Organization：世界保健機関）

RHL（Reproductive Health Library）

eLENA（e-Library of Evidence for Nutrition Actions）

GIS（geographic information system：地理情報システム）

[*1] 4章3「③ HIV/AIDS対策における地理情報の活用」p.98を参照．

EBN（evidence-based nursing：根拠に基づく看護）

アプローチの違い

　診療やケア，カウンセリングのように，個人を対象とした活動を成功させるには，数値的な情報よりも，対象者との個別の人間関係や会話の内容，表情，行動様式などが重要な意味をもつことはありうる．しかし，疫学と，臨床医学のアプローチの大きな違いは，対象が集団であるのか，個人であるのか，というところによる．集団を対象とするのであれば，集団がどのような状態にあるのか，どのように変化したのかを総体として把握しなければならない．国際看護活動の多くは，チームワークで行うものであり，組織的に行う規模の介入であれば対象者も数人に留まることは稀である．観察やインタビュー結果を情報としてある一定の基準に沿って抽象化し，まとめたり，さらに数量化したりする行為には，困難を伴うが，関係者と状況を共有し，客観的な判断を下すには絶大な力を発揮する．

　1980～1990年代には当時，一般的に使われていた経済指標のGNP（国民総生産）やGDP（国内総生産）などに，平均余命，識字率，乳児死亡

GNP（gross national product：国民総生産）

GDP（gross domestic product：国内総生産）

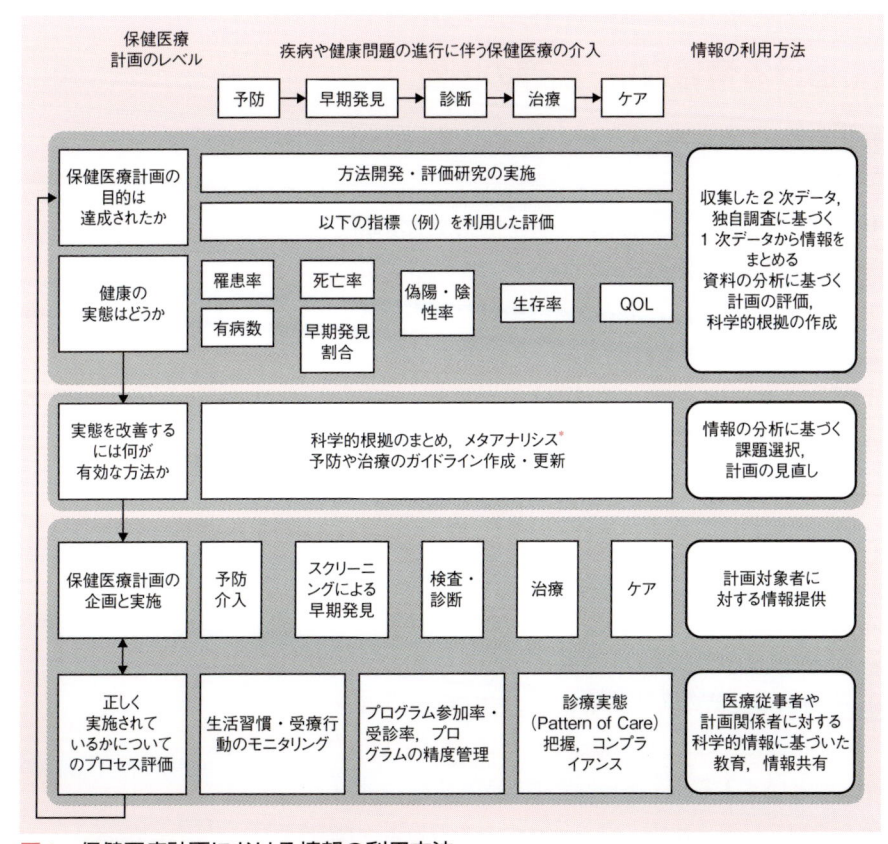

図1　保健医療計画における情報の利用方法
＊：別々の研究結果の違いの原因を調べ，似通っている場合に量的に統合する統計分析法

率などが関連づけられて係数が算出され，例えば，UNDP（国連開発計画）によるHDI（人間開発指数）のように，国のランキングに用いられる風潮があった．しかし，5+5も10，9+1も10で，代表値となる数値は国の地域や社会階層の格差を正確に伝えない場合もある．例として，経済成長著しい中国の2012年における全世帯の総所得のうち，所得下位25%の世帯が占める比率は4%弱，上位25%の占める比率はほぼ60%と，平均された所得数値では実情を推し量れない，という北京大学の中国家庭研究班の調査結果がある．このように，代表値と活動者が目のあたりにする現実との乖離，数値分析が，国や地域，施設比較に終始してしまう傾向，マスデータを扱う者が得てして行う「現場」軽視へのアンチテーゼ，代表値は弱者の切り捨てであるという思想的反発から，数値指標が敬遠され，やはり個人が重要，と社会学に源をたどるナラティブ・アプローチが重視される時期もあった．

　しかし，そもそも個人を大切にするために「（まとめられた）情報」を否定することは無意味で，双方は次元や場面の違うものであり，二者択一ではない．疫学的，臨床医学的アプローチの両方がなければ，保健医療は成立しない．

UNDP（United Nations Development Programme：国連開発計画）

HDI（Human Development Index：人間開発指数）

グローバル看護における情報取得・整理の困難

　以前から，国際医療や看護の計画では，乳児死亡率や就学率，感染症の有病数などを参考資料とする程度で，現状把握や最終評価として利用されるものは，プロセスの記述であった．確かに，日本国内や欧米諸国で入手できるような医療関連データは，開発途上国においては準備が難しい．厳密なデザインのもとで調査を遂行することも困難である．例えば，計画の対象集団となるべき地域の人口ですら，一定の精度をもって把握できる国はそれほど多くない．UNICEF（国際連合児童基金）の報告によれば，2000～2010年の出生登録率はサハラ以南アフリカで38%，南アジアでは36%と極めて低く，中国を除く東アジア，太平洋諸国でも72%となっている[1]．出生届が整備されていないような国では，対象者の年齢がわからないことも多い．開発途上国では自分の年齢をキリのよい数値で答えるAge heapingの現象が頻繁にあり，定期的な予防検診や疾病に対する加齢の影響の測定は極めて難しくなる．

　1990年代，「先進的」とされる企業の入社試験などにおいて，「フェルミ推定」とよばれるものがあった．これは「米国のシカゴには何人のピアノの調律師がいるか？」というような，限られた情報から実際に計測することが困難な数値を論理的に導き出す，ロジックのテストのようなものである．計画実施地域において，膨大な費用をかけて悉皆調査（対

UNICEF（United Nations Children's Fund：国際連合児童基金）

象者全員への調査，全数調査）をする必要はない．ただし，人口調査や疾病登録など，その悉皆性に意味のある調査は存在する．例えば，WHOの組織であるIARC（国際がん研究機関）の実施するGLOBOCAN[1]のような計画では，入手し得る情報のうち，確からしいものを抽出し，全世界の国別がん罹患率が推計されているし，日本の患者調査もサンプリングで行われている．ある地域の保健医療の実態を知るには，適切な推計，サンプリング調査も重要な手段である．

　開発途上国や災害の現場での情報不足を指摘するのはたやすいが，それを逆手にとって，「だからグローバル看護においては，数値ではなく，医療従事者の勘・経験や対象者とのコミュニケーションのみが計画の良し悪しを左右する」と結論づけるのは誤りである．

　一方，看護やケアのように，人間がかかわる事象は「質的」とされ，心理学や行動科学の範疇に分類される事柄も多く，もとより情報の統合や数量化に向いていないと，語られることも多い．しかし，「質的」な情報は果たして，客観的にまとめられないのだろうか．国際活動には，政治的な要因が絡み，思ったような科学的活動ができないというあきらめ気味な声を聞く．関係者の理解が乏しい，多分野のチームメンバー間での意識に温度差がある，という話もある．しかし，こうした障壁は国際・国内を問わず，また医療分野でなくとも，例えば，民間企業での商品開発計画などでも同様であろう．よって，これらの事実は，情報の利用を放棄する理由にはならない．得られた情報を駆使して，最も確からしい真実を追究するのが科学的なアプローチを実践する医療従事者の責務だ．

IARC (International Agency for Research on Cancer：国際がん研究機関)

[1] **GLOBOCAN**
IARCによる世界各国（地域）における主な部位のがん罹患，死亡を推計するプロジェクト．

さらなる困難：取得した情報の利用

　信頼できる情報の充実は，より正しい選択への必要条件であるが，十全ではない．現代の先進国においては，むしろ情報過多が問題となっており，大学では情報の検索方法についての講義がされるほどだ．先進国においてすら，依然として医療従事者と受療者の「情報を利用する能力」の格差は大きい．ましてや，開発途上国であれば，識字率や就学率の低さを考慮すると，受療者全てが，情報を理解し，自らの健康をコントロールすることは一朝一夕では成し遂げられない．

　サンプルサイズが違う2つの統計値を比較し，多い少ないを論じること，バラつきの大きい少数の統計値の年次推移をみて増減を論じること，想像にとらわれ，因果が推定しづらい複数の要因をこじつけることなどは，日本国内の有識者のあいだでも繰り返されている．仮に，情報リテラシーが十分だったとしても，時に公表される正しいデータは「陰謀」

であり，敢えて確かではない情報を信じようとする，奇妙な行動を示すことすらある．

情報の過信や，情報への依存ともいえる状況もむろん好ましくない．臨床の現場においては MID（臨床的に意味のある治療効果の最小の差）という概念を用いて，統計学的にとらえた数値の変化が単に学問上の差異に留まらないよう，研究が重ねられている．

真贋混交したデータを選別するのは容易ではないが，グローバル看護に携わる人は，情報には確からしさのレベルがあるという事実を理解し，分析するとともに，関係者に伝える能力，すなわち，情報処理，分析，発信能力に長けている必要がある．

> MID（minimum important difference：臨床的に意味のある治療効果の最小の差）

情報をつなげていくこと

本書の読者の関与する活動は，個人のレポートを書く小規模なレベルから，国際機関を絡めた数億円の予算を使うものまで，さまざまであろう．レベルの差はあれ，自らの活動の結果が，国内外のほかのグローバル看護活動に役立つ「情報」となるのだという意識をもたなければならない．なぜ，その活動はうまくいったのか，うまくいかなかったのかを詳細に記録し，科学的に分析をしたうえで，学術論文などの形式で全ての人がアクセスできる場所に公表する．一人の活動者，一回の計画で成し遂げられることは少ないが，積み重なれば大きな成果となる．

まとめ

情報の取得や分析を目的化しないのは重要であり，また目的達成のために焦点の合った情報を取得するにはそれなりのコストがかかるため，計画全体の予算や労力のうち，どの程度をあてるべきかを見極めるべきである．あてずっぽうの活動が投入された資源に見合った結果を出す可能性は非常に低く，メリット（成果）がデメリット（対象者への有害事象や負担）を上回らないことからも，decent minimum[2] の視点からも，倫理的とはえない．全ての国際看護計画が，完全に新しい発想と新しい方法で，未開の地で行われるわけではなく，むしろ，その分野，方法論，地域において，一定の蓄積があることがほとんどである．ツールとして発達した IT や情報の蓄積を用いて，より科学的に，より効率よく，より倫理的に活動しなければならない．

（松田智大）

> [2] **decent minimum**
> 医療資源の利用について，適切で相応する最低限に抑制すべきであるという思想．

●引用文献
1) ユニセフ（国連児童基金）．日本ユニセフ協会広報室，訳．世界子供白書2012日本語版．ユニセフ協会（ユニセフ日本委員会）；2012．p.123．http://www.unicef.or.jp/library/pdf/haku2012.pdf

2 看護の実際と課題：看護を数字でみる楽しさと難しさ

　グローバル看護活動において利用すべき情報は，どのようにつくられるのだろうか．本稿では，まず，健康課題や要因を明らかにし，エビデンスを構築する際に必須となる疫学の考え方，および調査方法について説明する．次に，疫学研究・調査の実施時，1次データを取得する場合の注意点，国際看護研究でよく使われる2次データの利用方法について説明する．続いて，収集した情報をまとめ，分析し，解釈可能な形に加工するための統計解析手法を概観する（図1）．　　　　（神原咲子）

グローバル看護の実践に必須の方法論である疫学

　グローバル看護の対象として世界全体，あるいは対象とする国や地域を一つの集団として眺めた健康情報，国別や地域別にみた場合の健康問

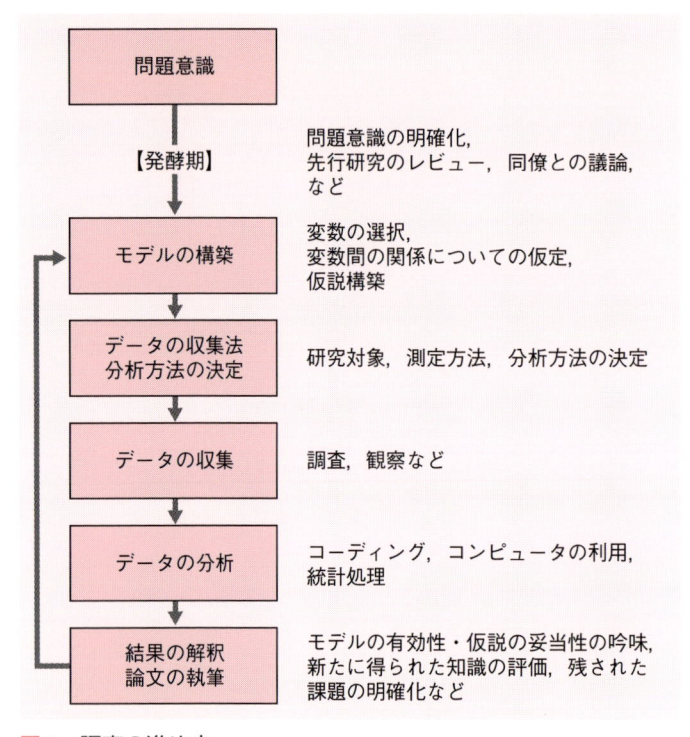

図1　調査の進め方
（古谷野亘，長田久雄．実証研究の手引き ―調査と実験の進め方・まとめ方．ワールドプランニング；1992. p.11 より引用）

題，その他の特性によって層別した健康情報などは，看護を含む保健医療にかかわる問題解決には必須のデータとなる．

集団の疫病の頻度と分布から決定要因を探求する疫学

集団の疾病の頻度と分布から決定要因を探求する学問である疫学は，国際保健で必須の方法論である．臨床現場で一人の患者を観察・問診し，聴診器をあて，触診をしながら，健康状態を知り，異常を見出して，その原因を知ろうとするのと同じように，国際保健の現場では特定の地域において，疫学という聴診器を用い，人間集団の健康問題の重大さを把握し，その原因を探ろうとするからである．

◎記述疫学と分析疫学

疫学は大別すると，記述疫学と分析疫学に分かれる．

記述疫学は頻度と分布の把握を目的としたもので，「人，時，場所」に注目して集団における疾病を記述する．一方，分析疫学は決定要因を探求することを目的としており，その要因と疾病との統計学的関連（statistical association）を検定し，因果関係を推論（causal infer）する．いずれの場合も，重要なのは情報の収集と取り扱いである．

◎コレラ流行を終息させたジョン・スノウの活躍

例として，コッホによるコレラ菌発見以前のロンドン（英国）でコレラの流行を終息させたジョン・スノウの活躍をみてみよう．1840年代当時のロンドンでは，教区牧師であったグラントの先見性により死亡統計がとられ，国家レベルで人口動態も把握できる状況になっていた．地域ごとの人口が把握できていたことが，後に述べるスノウの疫学調査を可能にした．

スノウは度々起こるコレラの集団発生に興味を抱き，さまざまな考察を行っていた．スノウは当時，常識であった瘴気説[1]をとらず，コレラは病原体による疾病であると考えていた．また，病原体の体内への侵入経路に興味を抱き，コレラによる死亡者の住所をロンドンの地図上にプロットし，コレラによる死亡者の集積（cluster）に気づいた．集積のある地域と集積のない地域の詳細な比較を行い，ブロード街の死亡者の集積地域にある上水道のポンプが汚染源であると結論づけた．反対を押し切り，ポンプを除去したところ，ロンドンのコレラの流行は終息したのである．

後日，スノウは，さらに詳細な検討を行った．2つの上水道会社により給水されている地域ごとに死亡者数を比較し，給水会社により死亡率に大きな差があることを示したのである．

スノウの疫学調査は，疫学の概念が明確に定まっていなかった時代において，論理的に集団発生を記述し，あらゆる可能性を検討した結果，

[1] **瘴気説**
瘴気（ミアズマ）という悪い空気のようなものが一帯に漂っていて，これを吸うことによって病気になるという説．当時の医学会では定説となっており，海抜からの高度の上昇に応じてコレラの発生が少なくなることを示した報告もあった．

見出されたものであった．この調査のなかに記述疫学と分析疫学の要点を見出すことができる．また，スノウのアプローチは，疫学の原点であると同時に，情報を適切に収集し，分析して，エビデンスとしてまとめ，保健医療政策に活用した画期的な試みだったといえる．　　（菅沼成文）

疫学研究のデザイン

　グローバルな地域看護研究を行う際，いくつかの疫学研究デザインは頻繁に用いられる．それぞれに長所と短所があり，対象や目的に応じて使い分ける必要がある．また情報の収集や利用の方法も異なる．ここでは主な疫学研究デザインを概説する．

症例報告，横断研究

　記述疫学のデザインとして最も単純なものは，症例報告である．
　疾病や曝露要因の頻度を定量化しようとする際に行われるのが，一時点での有病率（prevalence）を測定する横断研究である．一つの地域でフィールドスタディを始めるとき，その地域を把握するために必要な統計データがあるとは限らない．そのため，的確な指標を用いた横断研究は，地域の課題を発見するのに重要な役割を果たす．

地域相関研究

　地域相関研究は，個人ではなく集団（国・地域など）を単位として，集団レベルでの仮説要因の特性と疾病の死亡率や罹患率との関係を調査する．例えば，世界各国の人口一人あたりの脂肪摂取量と前立腺がん死亡率の関係を調べた研究などがある．
　行政的な目的で収集された既存の統計資料などを用いれば，比較的簡単に国際比較はできるが，前述した地域相関研究の例でいえば，死亡は脂肪そのものの影響なのか，脂肪摂取と関連する何か別の要因（例えば，脂肪を含む総カロリー摂取）の影響なのかを区別することは難しく，データの質は相対的に低いと考えられている．また，国や地域ごとに生活習慣や疾病の定義が違うため，解釈が難しいことが多い．

症例対照研究

　症例対照研究は，「結果（outcome）」である疾病に罹患している患者とそうでない人を対象者に，「原因（predictor）」の有無を確認して，因果関係があるかどうかを推論する．この方法での問題点は，過去を思い出して調査するため，尋ねたことに対して過大評価をしたり，反対に過小評価をしたりすることがある．また，開発途上国の場合，検査設備が十

分ではなく，問診や自己判断で罹患していると判断している人も少なくない．また，「住民対照」を選択する場合，一般住民のなかでも特に調査に協力的で生活習慣も健康的な人を偏って選んだり，「病院対照」を選択すると病院のランクによって富裕層と貧困層などのバイアスが起こったりすることがしばしばある．そのために，対象選択や疾病，曝露要因などの「定義」を十分に考慮する必要がある．

■ コホート研究

利点は，罹患率（incidence）を測定できることと関連を調べようとしている2つの出来事の時間的な前後関係（順序）がわかることである．

米国ボストン市近郊のフラミンガムという町全体を研究の対象にして，住民の健康状態の推移を70年近く追跡してきたフラミンガム研究は，生活習慣病の危険因子という概念を定着させ，これらを是正すれば心血管疾患は予防できるというメッセージによって，世界中の臨床医学に大きな影響を与えた．英国でもコホート研究は熱心に行われており，50年もの長期間に及ぶ調査もある．

コホート研究の立案・実施にあたっては，対象集団での危険因子を熟知しておかなければならない．例えば，紅茶に必ず大量の砂糖を入れる習慣のある地域で紅茶を飲む人は，2型糖尿病になりやすいなどという結果をまねいてしまう（交絡因子）．疾病の頻度が小さいほど，多くの参加者と追跡期間が必要であり，調査の実務を担当するチームの運営に多額の費用が必要となる．特に，国際保健の現場では，カウンターパート（現地で受け入れを担当する機関や人）の善し悪しが成否を決める．

〈菅沼成文〉

倫理性の検討など

こうした研究や調査は，綿密な準備をしたうえで実施しなければ，想定しているような事象を観察できないだけでなく，むやみに調査対象者に負担をかけ，医療資源を消費するという意味で非倫理的ですらある．研究課題を決定し（課題の医療・看護における意義，費用の確保を含む実行可能性の検討），仮説を立て，それに合わせて研究デザインや方法を選択し，同時に研究チームを結成しなければならない．

また，倫理性の検討としては，ヘルシンキ宣言の遵守，研究結果の臨床医学・看護学への貢献や，患者に対する利益といった点も考慮して，倫理審査委員会が研究計画を吟味する．

〈松田智大〉

データの収集

利用する情報には，1次データと2次データの2種類がある．1次データは，活動者本人が疫学研究や調査を実施して採取した情報であり，2次データは，すでに他者によって取得され，まとめられたものを指す．

1次データの取得

1次データとして，自らデータを取得するのであれば，前節の疫学研究デザインを踏まえ，統計学的解析法と，ランダムエラーを抑制するのに十分なサンプルサイズ（必要症例数）を決定し，調査方法の検討，プロトコルの作成，関係者との取り決め・契約・倫理委員会の承認を経て，慎重に調査を実施する．

母集団をより正確に再現し，バイアスを抑制するために，無作為抽出（ランダムサンプリング）を行い，調査対象に接したり，実験を実施したりすることになる．

◎必要症例数の算出

統計分析手法とサンプルサイズ（症例数）は，研究実施に先駆けて決定する．調査結果のランダムエラー（偶然変動）を一定の基準にまで小さくし，仮定するグループ間の差や，要因と疾患の関係を統計学的に裏づけることが目的である．

研究に合わせ，例えば，元の集団（母集団）と同じ，代表性のある標本集団をつくり出すのに「必要なサンプルサイズ」や，統計検定をしたときに実際にある差を見逃さないための「必要なサンプルサイズ」を算出する．

必要な症例数が集められなければ，母集団とは違う代表性のない標本集団で調査を実施し，結論づけをしたり，母集団同士には差があるのに，標本集団間に有意差が見いだせず，誤った解釈をしたりする危険がある．ただし，サンプルサイズを大きくするのに従って，検出力は大きくなるが，不必要に大きなサンプルサイズで調査をすると，費用や労力，期間は無駄になる．また，医学的，生物学的，常識的に意味のない小さな差でも統計的には検出され，帰無仮説が棄却されてしまうことも念頭に置かなければならない．

◎調査方法（対象者が人の場合）

対象が人の場合は，①対象者に集合してもらい，その場でサンプルを集めたり，インタビューを実施したりする集合調査法，②質問紙や検体を採取するためのキットを配布し，後日回収，もしくは郵送してもらう配票調査法，③その他，電話やインターネットを利用する方法などがある．各方法には長所と短所（信頼性，回収率，収集しようとしているも

のの量や内容，プライバシー）があり，実施方法の選択基準となる．しかし実際には，費用や労力，期間の制限などの問題が，実施方法の選択の制約となることが多い．

◎データ収集時の注意点

参加率を上げるには，金銭的，物質的な参加インセンティブの付加，調査時期に注意する（夏休み，宗教的休暇期間などを避ける）こと，郵送調査法であれば個人的な宛先に送付し，返信用の封筒を同封すること，E-mailであれば，公的ドメイン（go.jpなど）を使うこと，調査票のface validity[2]を慎重に検証すること，高齢者など「リスク集団」に対するほかの方法と検討することなどある．いずれにせよ，バイアスとランダムエラーを抑え，正確な調査を期するべきである．

[2] **face validity**
表面的妥当性のこと．研究者が調査票を見て，調査目的にかなった体裁・内容になっているか単純に判断する．

■ 2次データの利用

個人のグローバル看護活動においては，2次データの利用が一般的であろう．

◎2次データ利用の利点

まず，経済的利点がある．国際機関が発行する資料は無料（電子データをWeb上で公開）の場合が多く，冊子の取り寄せや詳細データが有料であったとしても，活動者本人が再調査するよりはるかに経済的である．調査が不要であれば，研究費の申請や調査の準備，渡航などにかかる時間と費用は，仮説の分析や論文の作成に利用できる．

次に，国際機関が作成しているような2次データは，その規模の大きさにも利点がある．大規模調査は，基礎資料をつくることが目的のため，十分な予算と時間がかけられ，個人や小グループでは実現し得ないサイズのサンプルから集計されている．

さらに，定期調査に基づく過去からの時系列データの利用が可能な点も大きな魅力である．ある観察事象の断面は重要であるものの，どのような経緯で現状があるのか，これからどうなっていくのかを予測するためには，複数の観察点によるデータ変化の分析が必要となる．

加えて，2次データの質の高さがある．国際機関が作成している資料は，専門家のチームが収集し，分析・統計をして推計を行っている．このことから，データには代表性が確保され，統計的手法も，標準的かつ新しいものが利用されているという保証がある．

◎2次データ利用の障壁

2次データは項目が一般的であったり，またその調査年のテーマに沿って収集されていたりするため，個人的活動や研究のニーズに必ずしも合致しない．例えば，方向性は合っているものの，地域や対象集団，収集項目などが微妙に異なるため参考値にしかならない，年齢階級がない

表1 2次資料の入手方法と例

2次資料の種類	入手方法と例
国際機関の作成した統計資料	● Population Reference Bureau, Data Finder 　http://www.prb.org/DataFinder.aspx/ ● The World Bank（世界銀行），Open Data（World Development Indicator/reportなど） 　http://data.worldbank.org/ ● Country Watch 　http://www.countrywatch.com/ ● UNICEF（国際連合児童基金），The State of the World's Children 　http://www.unicef.org/sowc/ ● UN（国際連合），the MDG Indicators and World's women 　http://unstats.un.org/unsd/mdg/default.aspx 　http://unstats.un.org/unsd/demographic/products/Worldswomen/WW2010pub.htm ● FAOSTAT（FAO〈国際連合食糧農業機関〉統計データベース） 　http://faostat.fao.org/ ● IFRC（国際赤十字・赤新月社連盟），World Disasters Report 　http://www.ifrc.org/en/publications-and-reports/world-disasters-report/ ● ADB（アジア開発銀行），Key Indicators for Asia and the Pacific 　http://www.adb.org/publications/series/key-indicators-for-asia-and-the-pacific
政府や地方自治体が整備する公的統計資料	● 総務省統計局，世界の統計 　http://www.stat.go.jp/data/sekai/index.htm ● 各国の政府統計関連ページ 　例：在日インドネシア大使館　http://kbritokyo.jp/
研究者や学生による学術論文	● PubMed【医学】 　http://www.ncbi.nlm.nih.gov/pubmed/ ● Popline【人口科学】 　http://www.popline.org/ ● APA（米国精神医学会），PsycINFO®【心理学】 　http://www.apa.org/psycinfo/ ● ELSEVIER, Embase【ヒトを研究対象とした文献】 　http://www.embase.com/ ● トムソン・ロイター，Social Sciences Citation Index【社会学】 　http://ip-science.thomsonreuters.jp/products/ssci/ ● CAB Direct【生命科学】 　http://www.cabdirect.org/ ● THE COCHRANE LIBRARY【システマティック，レビュー，メタアナリシス】 　http://www.thecochranelibrary.com/
国際協力団体の活動レポート	● 国際協力機構，JICAナレッジサイト 　http://gwweb.jica.go.jp/
研究者や学生によるレポート	● 現地や関連国の図書館など 　例：Bibliothèque interuniversitaire de Santé（パリ）http://www.biusante.parisdescartes.fr/

UNICEF（United Nations Children's Fund：国際連合児童基金），UN（United Nations：国際連合〈国連〉），FAO（Food and Agriculture Organization：国際連合食糧農業機関），IFRC（International Federation of Red Cross and Red Crescent Societies：国際赤十字・赤新月社連盟），ADB（Asian Development Bank：アジア開発銀行），APA（American Psychiatric Association：米国精神医学会）

ために小児対象・高齢者対象のプログラムに利用できるのかが不明であるなど，細かい点が障壁となる．

　また，公表されている集計値であれば，引用や転載は一定のルールに

おいて可能であるが，もととなる個別データ，詳細データは国際機関や政府が管理していることが多く，利用には制限がある．

◎ **学術論文，レポートの利用**

　国際機関や国が準備する統計と合わせて，細かくチェックするべきなのが，学術論文，レポートである．学術論文には，治験，フィールドワーク，治療に関する最新情報が掲載されており，自分自身で調査・研究を実施する際の実用的ヒントがあふれている．先行研究のまとめとして，科学的根拠が確立しているものを知るためには，コクラン・ライブラリなどのデータベースを利用する（表1）．

　学術誌に投稿されていなくても，修士・博士論文としてまとめられているものも多いので，対象国や関連国の図書館に赴いて入手するのがよいだろう．また，国際看護のような分野であると，国際的学術誌ではなく，国内の雑誌に掲載される，ニューズレターに掲載される場合もある．インターネットにより書籍の流通も革命的に活発となったが，一般に金銭的価値が低いものは，市場に出回らないのが常である．　　　　（松田智大）

情報の理解

　得られた情報を理解するのは，困難で，それなりの経験とスキルを必要とする．例えば，がん罹患と死亡，生存率という3つの単純な指標も，それぞれの変化からさまざま現状を把握することができる．罹患率が増加するとともに，生存率が向上しており，死亡率が横這いであるようなときは，検診による微小ながんの発見が増えているのではないかと，解釈するなどである．このように医療や看護の知識に基づき，シンプルな数値の向こうに存在するストーリーを想定することができるだろうか．

　IT（情報技術）の発達により，10年前と比較しても，ごく簡単に情報を入手することが可能となった．しかしながら，真に必要な情報は，現地を訪れるか，1次データとして調査をして収集しなければならないこともある．また，その入手方法の簡便さに反して，実際に取得した情報を十分に理解するのは容易ではない．これは情報過多の時代を象徴しているのかもしれない．　　　　（松田智大）

IT (information technology：情報技術)

統計分析の必要性

　フローレンス・ナイチンゲールは，近代的看護学の創始者として知られている．それは，ナイチンゲールが看護活動に優れていただけではなく，自らが考えた看護法を医療関係者に理解させるために，現在の疫学統計手法を当時から応用し，統計学者として近代統計学の発展に多大な

貢献をしたからである．最も有名な話は，クリミア戦争（1853～1856年）におけるナイチンゲールのチームの活躍だ．ナイチンゲールは自身が発明した polar-area diagram（鶏頭図）とよばれる一種の円グラフによって月別・病因別の傷病兵の死亡統計をとり，戦傷そのものよりも病院の衛生管理上の病因による死亡が多いことを明らかにした．その後，軍の首脳部を説得し，病院の衛生管理を推進して，劇的に傷病兵の死亡を減少させることができた．ナイチンゲールは，統計学に基づいた看護の実践により，予防医学の重要性を明確にしたのである．

　以来，看護にとって統計学は地域や病院内の状況を説明し，他者を説得するのに強力な武器となった．統計学はデータを有効活用するための「道具」である．いくら膨大で詳細なデータをもっていても，それぞれを集計，分析し，情報を取り出す道具がなければ意味をなさない．道具をもっていても，その「扱い方＝統計学」のきちんとした知識がなければ，誤った結論さえ導きかねない．　　　　　　　　　　　　　　（松田智大）

統計分析における誤りをなくすために

　実際の研究で扱うデータを適切に分析するためには，それぞれの尺度水準の意味とそれにふさわしい分析方法を正確に理解する必要がある．尺度水準を混同してしまうと，意味のない分析を行うこととなるが，統計ソフトを利用すれば何らかの数値が出てしまい，間違いに気づかない．

　統計が苦手な研究初心者の間違いには，「データを見た後で，意図した結果が出るよう有意になりやすい検定方法を選んだ」など，統計学の無理解ではなく，科学・研究とは何かの認識の欠如，実はバラツキが大きいデータを分析しているのに「有意な検定結果が出ないのはソフトのせい」と決めつける，複数回答のクロス集計表に対してカイ二乗検定を行うといった，統計学や手法の理解不足，「ノンパラメトリック検定はパラメトリック検定である検出力が劣るので，分布にかかわらず平均の差を観察するにはt検定を使うのがよい」「多重比較は分散分析の結果が有意だったときのみ有効」など，講義や教科書の表面的な理解による勘違い，「検定の結果は絶対だ」という医療や看護から乖離する本末転倒など，さまざまなレベルのものがある．

　これらの誤りをなくすためには，看護研究の調査や分析を行う際に，デザインと統計学について手法のみを知るのではなく，その意味を理解すること，研究の最後ではなく計画段階から統計の専門家にかかわってもらうこと，統計手法を利用した調査結果に多く触れ，文献を批判的に読むことができるようになること，多種類の分析方法よりも統計量の解釈方法を多く学び適切な考察ができるようになること，などが求められ

る. 　　　　　　　　　　　　　　　　　　　　　　　　　　（松田智大）

統計分析の種類

　看護学分野での統計分析の利用には主に2つの種類がある.
　データ全体の平均や標準偏差などを計算して分布を明らかにし，調査対象の傾向や性質を把握する手法を「記述統計」という．これに対し，対象者全員の値ではなく，定数のサンプルを調べることで母集団の特徴を予測する手法を「推計統計」という．対象者全員のデータをとることは難しくても，ある一定の条件下でサンプルを抽出すれば誤差の少ない分析結果が得られる.
　グローバル看護では推計統計をしばしば用いることがある．それらの間違いやすい点を看護研究の視点から述べる.

尺度水準

　データの分析方法を考える際に重要となるのが，尺度水準である．特に看護の現場では，患者満足度といった純粋に量的データとして捉えることが難しい場合や，観測した値が正規分布をしていない場合が多いため，分析方法の選択には慎重を期さなければならない．まず，データの特性を把握し，適切な尺度水準として扱うことが必要である.
　尺度水準には大きく分けて名義尺度，順序尺度，間隔尺度，比率尺度の4つがある.

◎**名義尺度**
　名義尺度は単純にデータを分類しただけのタグのようなものであり，タグ同士に順序は存在しない．例えば，性別「男性，女性」や検査結果「正常，異常」のようにいずれかに分類できるが，優劣や大小の順序はない.

◎**順序尺度**
　順序尺度はデータを高低や大小などの順番に並べたものである．データ同士での順序は定められるが，尺度の数値間隔が一定とは限らない．例えば，アンケートの結果で，「1. とてもそう思う」の印象が「2. そう思う」「3. どちらともいえない」を大きく引き離し，実は「2」「3」は印象としてあまり変わらない場合に，1＞2＞3位の順序はつけられるが，間隔は一定ではない.

◎**間隔尺度**
　データ間に順序があり，さらに，その間隔も一定である．したがって，足し算や引き算が可能である．データの平均や標準偏差は求められるが，0となる点が恣意的であるため，データ同士に比例関係はない．例えば，温度（摂氏）の間隔は等しいが，「摂氏30℃は15℃の2倍暑い」という

表2 統計手法と尺度の種類

分析名	検定統計量	パラメトリック(P)orノンパラメトリック(NP)	目的	尺度水準 変数1（独立）	尺度水準 変数2（従属）
独立標本の（対応のない）t検定	t	P	2つの独立グループの平均値の差の検定	名義	間隔/比率
関連標本の（対応のある）t検討	t	P	2つの関連グループ，または得点の平均値の差の検定	名義	間隔/比率
中央値（メディアン）検定	X^2	NP	2つの独立グループの中間値の差の検定	名義	順序
マン・ホイトニーのU検定	U	NP	2つの独立グループの得点の順位における差の検定	名義	順序
ウィルコクソン符号つき順位和検定	Z	NP	2つの関連グループまたは得点の順位における差の検定	名義	順序
分散分析（ANOVA）	F	P	3つないし，それ以上の独立グループの平均値，または2つ以上の独立変数の平均値の差の検定	名義	間隔/比率
クラスカル・ワリス検定	$H(X^2)$	NP	3つないし，それ以上の独立グループの得点の順位における差の検定	名義	順序
フリードマン検定	X^2	NP	3つないし，それ以上の関連得点の順位における差の検定	名義	順序
カイ二乗検定	X^2	NP	2つないし，それ以上のグループの割合における差の検定	名義	名義
ピアソン積率相関	r	P	相関がゼロではないこと（すなわち相関関係が存在すること）の検定	間隔/比率	間隔/比率
スピアマンのp	P	NP	相関がゼロではないこと（すなわち関係が存在すること）の検定	順序	順序
ケンドールのt	t	NP	相関がゼロではないこと（すなわち関係が存在すること）の検定	順序	順序

ことにはならない．標準化されたテストの点数や，QOLの尺度なども同様で，得点0は能力がまったくないということではない．

◎比率尺度

「0＝何もない点」として定められる．数値間の比率の等しい尺度となる．身長（cm），体重（kg），血清中性脂肪の量（mg/dL），作業にかかった時間（時間，分，秒）は比率尺度である．

看護研究論文では，間隔尺度と順序尺度を混同しているもの，平均や標準偏差を順序尺度に用いてしまったため正しい分析をしていないもの，がしばしばみられる．

例えば，アンケート（質問票調査）の5段階評価の数値を平均し，さらに設問間で比較するなどの誤った手法が頻出する．アンケートには各項目に対する意見を5段階や7段階で評価するリッカート尺度[3]がよく用いられている．これらの尺度が等間隔で連続的な数値であるとは保証されていないため，結果を表す代表値としては，平均値ではなく順序尺度でも使える中央値や最頻値を用いるべきである． (松田智大)

正規分布をしているかどうか

尺度の特性がわかったら，分析方法はある程度絞れる．次に考えなければならないのが，「そのデータが抽出された母集団は正規分布[4]をしているかどうか」である．

グループ間の平均の差を確かめるt検定や分散分析といった手法は，抽出したサンプルの元データが正規分布にしたがっていることを仮定し，統計値の算出に「平均」「分散」を利用している．したがって，明らかに元データが正規分布していない場合や，サンプルサイズが小さく母集団の分布を正確に確定できない場合には，これらの手法を用いるのは適切ではない．

母集団に正規分布が仮定される場合に適用できる検定のことをパラメトリック検定という．これに対して，正規分布の仮定を必要としない（特定の分布を仮定しない）検定のことをノンパラメトリック検定という．目的別にみたパラメトリック検定とノンパラメトリック検定の特徴は**表2**の通りである． (松田智大)

参考文献
- Stevens SS. On the Theory of Scales of Measurement. Science 1946；103：677-680.
- 多尾清子．統計学者としてのナイチンゲール．医学書院；1991.
- 青山英康，監．今日の疫学 第2版．医学書院；2005.

▶3 リッカート尺度
質問文を提示して回答するアンケートなどで使われる，心理検査的回答尺度の一つ．回答者は質問文に対する合意／非合意の度合いや，質問文への客観的／主観的評価を答える．5段階の尺度を使うことが多い．例えば，質問「グローバル看護に興味がありますか？」に対し，回答「1．とてもある」「2．まあまあある」「3．どちらともいえない」「4．あまりない」「5．まったくない」などである．

▶4 正規分布
統計学のなかで最も重要で検定に利用され，ほかの分布の考え方の基礎となっている．測定誤差のバラツキや社会現象，あるいは自然現象のなかに現れるバラツキのいくつかは，この釣鐘型をしていることが知られている．

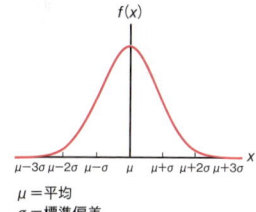

$f(x)$
$\mu-3\sigma\ \mu-2\sigma\ \mu-\sigma\ \ \mu\ \ \mu+\sigma\ \mu+2\sigma\ \mu+3\sigma$ x
μ＝平均
σ＝標準偏差

3 事例

① 新型インフルエンザと保健師活動

- ◎活動した都市：姫路市（兵庫県）．
- ◎どのような立場で活動したのか：保健師（姫路市職員）．
- ◎執筆者プロフィール：現在，姫路市保健所予防課長[*1]．

■ パンデミックインフルエンザへの対応の概要

新型インフルエンザは，2009年4月にメキシコでの流行が認知された後，世界的に流行したとされている[▶1]．日本では，厚生労働省が6月19日に方針変更するまで，感染者は強制入院の対象となった．

この新型インフルエンザに対し姫路市[*1]では，姫路市感染症調整会議を4月26日，姫路市健康危機管理対策会議を4月28日に開催し，姫路市新型インフルエンザ対策本部を5月1日に設置して対応を開始した．

◎市民啓発など

市民啓発などは，対策本部のホームページ（5月7日開設）を中心に行った．随時更新し，1日最大アクセス数は5月18日の2万4,559件だった．その他，広報誌や自治会回覧，記者発表，新聞の折込み・広告，市政インフォメーション，ケーブルテレビ，地元ラジオなどを活用した．

◎発熱相談窓口

市民の不安を解消するため，少しでも症状が疑われる・不安がある人の相談窓口として，保健所内に「発熱相談窓口」を4月27日設置した（5月17日～6月7日は，24時間相談を実施）．対応は，保健所に勤務する保健師全員で当番制にした．相談対応件数は1万3,502件，1日最大件数は5月18日の996件であった．

◎コールセンター

新型インフルエンザのワクチン接種が開始されると，保健所内にコールセンターを設け（10月30日～翌年2月26日まで設置），最新情報の提供とともに，助言を行った（延べ相談件数は1,048件）．ただし，外国

[*1] 2章3「①保健医療現場における外国人対応」p.46を参照．

[▶1] 2009年6月12日（日本時間），WHO（世界保健機関）は，新型インフルエンザが世界的流行（パンデミック）であることを宣言し，警戒水準をフェーズ6に引き上げた．

WHO（World Health Organization：世界保健機関）

人へのインフォメーションについては，システム的な対応ができなかった．相談対応は，一般事務職を雇用し，保健師の指導のもと行った．

◎**疫学調査など**

感染対策の具体的対応は，サーベイランス（発生動向調査）や発生国からの帰国者の健康調査，患者の疫学調査を，感染症担当保健師3人と診療放射線技師2人で行った．

国内検疫体制は，疫学調査の依頼が保健所にあり，蔓延国からの帰国・入国者の情報が検疫所から提供され，日本での滞在先への連絡を予防課で実施した．外国人に対しては初日，保健所の医師が英語で滞在先に電話し，聞き取り調査をした．しかし，フォロー件数の増加が予測されたため，2日目は滞在先のホテルに協力してもらった．ホテル側には，保健所がFAXした質問内容（日本語）を翻訳して，対象者に渡してもらった．そして，対象者が記入した用紙を保健所へFAXで返信してもらった．以後，そのホテルが翻訳した質問用紙を活用し，ほかのホテルなどへも同様のやりとりを依頼し，疫学調査を実施した．

評価と課題

インフルエンザの蔓延期には日本人への対応で精一杯であり，外国人への対応まで準備できなかった．今回の経験から，外国人の相談場所を民間組織に依頼し情報提供していくこと，作成した資料は共有し緊急時の対応に活用すること，用意しておくべき書面や伝達経路について次の対応時の計画に盛りこむことの必要性を感じた．

姫路市は海外からの観光客も多く，多言語による調査が求められたが，保健所で英語対応が可能な人材が医師のみであり，ほかに優先すべき業務もあったため，滞在先（ホテルなど）への協力を要請した▶2．今回，滞在先から協力を得られたことで調査が迅速になり，また本人に記入してもらうことで正確に調査内容を把握できた．さらに，質問用紙の英訳版をほかのホテルへ活用していくことで，より効率的な対応をすることができた．

まとめ

世界的な規模で起こる感染症は，緊急的な対応や，海外からの渡航者への対応が必要となる．協力してもらえる関係機関はどこなのか，普段から把握し，関係を築いておく必要がある．加えて，保健師はそれらを活用する力量が求められる．在日外国人へのインフォメーションについても同様で，彼らがどこにどのような相談をしているのか，行政の関係機関だけでなく民間サービスも含め把握しておくことで，迅速な対応ができることを理解しておかなければならない．　　　　　（有川敦子）

▶2
検疫所からの依頼文には滞在先が記載されており，ホテルへ連絡をしたうえで本人への対応をとることになる．不在の場合，何度も連絡する必要があり，効率が悪かった．

4章 情報と看護を一緒に考える

② 「暮らしぶり」の数え方：日常生活行動とマラリア感染のリスクを考える

- ◎活動した地域（国）：ビンフォック省（ベトナム）．
- ◎どのような立場で調査したのか：大学院生（博士課程）．
- ◎執筆者プロフィール：4年間の日本での臨床経験後，青年海外協力隊看護師隊員としてパキスタンで活動．以来，人々の暮らしに強い興味をもち，帰国後，大学院に進学し日常生活行動と感染症の関連について研究．2012年より千葉大学大学院看護学研究科特任講師．

看護職の多くにとって，疫学は「重要で必要性も高いが，少し敷居も高い」のではないだろうか．看護で取り扱う事象では数えられないものも多いが，数えてみるとわかりやすくなる場合もある．本稿では一見，数量化が難しそうな人々の暮らしぶりを数え，筆者が2005～2007年にかけ，博士課程での研究として実施したマラリア感染のリスクとの関連を調べた研究を例として紹介する．

POINT
ベトナムの概要
地域：アジア
首都：ハノイ
面積：33.12万 km^2
人口：9,248万人（2013年予測値）
一人あたりGDP：1,392ドル（2011年）

調査内容

ベトナムにおいてマラリアは長いあいだ脅威であったが，1990年代のベトナム政府や国際機関によるコントロール対策が奏功し，都市周辺部では2000年ごろから感染がほとんどみられなくなった．しかし，山岳地域など都市から離れた地域では，自然豊かな環境のため蚊が多く，また医療へのアクセスが悪いため，死亡例こそないもののいまだに健康が脅かされている．このような流行地域の一つ，ベトナム南西部のビンフォック省のカンボジア国境に接するStieng族の集落において，「どのような生活をしている人がマラリアにかかっているのか」を明らかにする目的で，世帯訪問による血液検査と聞き取り調査を行った（図1）．対象は集落の全世帯，全住民とした．

マラリアを媒介する本地域のハマダラ蚊は，22～24時に最も活動性が高まることから，予防には蚊帳の使用が有効と考えられた．そこで，聞き取り調査では，家族構成やマラリアの既往歴，治療行動のほか，住居の造りや蚊帳の状態と使い方，家族の誰がどこにどのように寝ているのかを尋ねた．

調査結果：どのような暮らしぶりの人がマラリアに感染しているか

回答は，調査に同意が得られなかった4世帯を除く158世帯

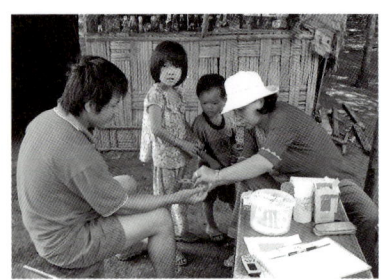

図1 世帯訪問による血液調査と聞き取り調査

(682人)から得られた．血液を採取し，顕微鏡下で原虫が確認された陽性者は42人（6.2%）で，35人が熱帯熱マラリア，7人が三日熱マラリアであった．治療が必要とされる37.5℃以上の発熱があったのは3人のみで，ほかは無症状だった．また，マラリア感染と暮らしぶりの関連について単変量・多変量解析を実施した結果，有意な関連があったのは，年齢（0～2歳に対し3～5歳は7.74倍のリスク），家族数が多い（1～4人の家族に対し5～7人は4.7倍，8人以上は4.9倍のリスク），木・竹の住居に住んでいる（セメントの住居に対し木・竹は5.57倍のリスク）であった．

考察：なぜこのような暮らしぶりの人がマラリアに感染するのか

　住居の壁や屋根のつくりが堅牢でないことは，マラリア感染のリスク因子としてすでに多く報告されている．木や竹の家は，直接地面に建てられ隙間が多く，蚊が侵入しやすいため，夜間，屋内で就寝中に蚊に刺されて感染していると考えられた．また，ハマダラ蚊はヒトの排出する二酸化炭素に誘引されるため，家族が多いと蚊が寄ってきやすいのである．さらに，この地域では蚊帳が無償で配布されていたが，大人2人用の蚊帳を家族5人で使用，穴や破損が多い，殺虫剤処理されていないなど，蚊帳による予防効果が得られにくい状況であった．

　この集落では2000年ごろから急激に経済状態が向上し，医療機関への交通手段や治療費が確保できるようになったため，現在ではマラリアの重症化や死亡はみられなくなったが，ほんの十数年前まで多くの人がマラリアで命を落としていた．特に，子どもの高熱は危険という認識があり，乳幼児の発熱時は迅速に受診していた．しかし，マラリアの高度流行地域においては，成長に伴って免疫を獲得するため，症状は次第に軽減するのである．今回の血液検査でも，陽性であった3～5歳は全員が無症状であった．これは3～5歳で感染が増加するのではなく，症状がないため抗マラリア薬による治療を受けていない，スライド陽性だと考えられた．

まとめ

　マラリア感染には，日常生活行動が密接に関連している．「蚊帳による予防が有効＝蚊帳を配布すれば解決」は非現実的であり，その理由は住民の暮らしぶりを調べて初めて明らかになった．病気だけではなく，人とその生活をみることは，どのような場所であっても重要な看護の視点である．また，一見あいまいな暮らしぶりという事象でも数値化は可能であり，それによって明確で説得力のある答えが得られる場合もある．日常生活を援助する看護のなかで，複雑すぎて頭を抱えたくなったときこそ，数えて比べてみることをお勧めしたい．

（駒形朋子）

③ HIV/AIDS対策における地理情報の活用

- ◎活動した都市（国）：アンタナナリボ（マダガスカル）．
- ◎どのような立場で活動したのか：JICA（国際協力機構）短期専門家．
- ◎執筆者プロフィール：現在，広島大学大学院医歯薬保健学研究院公衆衛生学研究室助教．岡山大学大学院に在籍中，青年海外協力隊（短期）としてセネガルの保健予防省が利用する地理情報の基盤整備活動に従事．現職在職中，JICA短期専門家として，マダガスカル「エイズ予防対策強化プロジェクト」で保健情報整備とGIS技術支援活動のため2回（2010年に5週間，2011年に19日間）派遣．

活動した国へ行った動機

「自分たちの地域で今何が起きているのか」を知ることは，対策を考えるなかで重要である．それをどのように可視化するか，これまで筆者は空間情報を用いて疫学研究に取り組んできた．その折，JICAのマダガスカル「エイズ予防対策強化プロジェクト」から打診があり，渡航した．

活動した国の状況

マダガスカルは，インド洋に浮かぶ島国である．HIV（ヒト免疫不全ウイルス）[1]陽性率は，ほかのサブサハラ・アフリカ地域（サハラ砂漠から南の地域）より低い（0.5%，UNAIDS，2006年）が，周辺はHIV蔓延国が多い．また，地域によって梅毒（性感染症）の発症率が高く，感染経路の同一性からもHIV感染の拡大が懸念されていた．マダガスカル政府は2002年に「HIV/エイズ対策の国家戦略計画」を発表し，優先課題として感染拡大阻止に取り組んだ．このようななか，JICAはHIV検査サービスへのアクセスと質の改善を目標とした「エイズ予防対策強化プロジェクト」を2008年より5年間実施した．その一つとしてHIV/性感染症の指標報告の確実性向上など，保健医療施設・人材に関するデータ収集や管理，分析能力の強化が実施された．

活動内容

プロジェクトでは，地理的な情報（緯度，経度，標高など）を既存の保健医療情報に付加した分析に取り組んでおり，筆者はGIS（地理情報システム）[2]の活用をカウンターパート*1と協議し，導入の支援を行

JICA（Japan International Cooperation Agency：国際協力機構）

POINT

マダガスカルの概要
地域：アフリカ
首都：アンタナナリボ
面積：58.7万 km^2
人口：2,260万人（2013年予測値）
一人あたりGDP：462ドル（2011年）

[1] **HIV（ヒト免疫不全ウイルス）**

human immunodeficiency virusの略．ヒトの免疫細胞に感染して，免疫細胞を破壊し，最終的に後天性免疫不全症候群（AIDS）を発症させるウイルス．

AIDS（acquired immunodeficiency syndrome：後天性免疫不全症候群）

UNAIDS（Joint United Nations Programme on HIV/AIDS：国連合同エイズ計画）

った．導入においては特に，収集した複数のデータを連結した分析と，現場のニーズにあった情報の可視化への要望，に注目した．

具体的には，マダガスカルのさまざまな保健医療の情報のなかで，医療施設別に集めたデータ：①毎月の疾病情報や検査受診数，②年単位の医療人材やリソース，の活用に着目した．この2つを連結すると，HIV感染者の発生や検査受診状況をはじめ，医療リソースの過不足などの需要と供給を，一つの地図上において各施設別に視覚化でき，地理的な集積性や供給が必要な地区の把握が可能となる．しかし，これらの情報は別々のデータベースで管理され，連結した視覚化は困難であった．そこで，郵便番号のように，統一された共通コードを各医療施設に割りあて，各データベースへ導入することを実施した．次に，整備した地理情報と保健医療情報を連結し，現地のニーズにあった形で可視化するために，無料のGISソフト（Quantum GIS▶3）の講習会を政府関係者に対して実施した．また応用編として，GIS上で村の代表地点からHIV検査施設までの距離を計算し，その距離がHIV検査の受診率へ及ぼす影響について，統計解析ソフトEpi Info™ ▶4を利用し，一連の地理情報を利用した疫学解析を講習会で実施した．

成果と課題

筆者の活動は短期間であったため，その後のプロジェクトの活動を含めて紹介する．プロジェクトのチーフアドバイザーを中心に，月例の疾病情報と連結させたGIS研修マニュアルを作成し，研修をマダガスカル全国のHIV対策や統計担当者に広げ，保健郡や県保健局公務員などが，既存のルーチンで収集したデータにより，各目的別の地図の作成が可能となった．今まで県別・保健郡別情報など一つの情報のみを「面」で表現していたが，各保健施設別に「点」として視覚化でき，疾病発生の集積度，需要と供給の現状などを，視覚的かつ詳細にとらえることが可能となった．また，病院からの報告漏れなどの視覚化により「データの質」への関心も高まった．加えて，「HIV/性感染症対策テーマ地図コンクール」も2012年に実施し，全国の計33部局から96枚の応募があり，「地図がもつメッセージ性と具体的対策への活用」の視点で選考し，実際の活用の検討が始まった．

GISを活用するには，基盤情報の整備と専門知識の習得という課題がまだ大きい．しかし，地域で起きている現状を自ら把握することは，プライマリーヘルスケアにおける重要なアプローチであり，一枚の地図の上に関連性をもたせて情報を視覚化できるGISは，有効なツールとなる．グローバルな協力体制で取り組む保健医療情報システム強化において，地理情報活用の視点は今後ますます重要になるであろう．　　（鹿嶋小緒里）

▶2 **GIS（地理情報システム）**
geographic information systemの略．私たちが住む現実社会には，川や水源，道路，居住地，病院の位置，疾病情報など，さまざまな情報が存在しているが，それらを空間で結合し，解析，表示を可能にするシステムである．色やパターン，点，シンボルなどにより，情報を地図上に表現することが可能となる．
このような地図は疫学データにおいても，空間的広がりを定量的に示すために重要な役割を果たす．GISの機能は多岐にわたるが，主に①リスク要因の発見（解析）と，②意思・情報の伝達（コミュニケーション）手段としての利用（視覚化）の役割がある．保健政策にかかわるスタッフには，特に②での利用が期待されている．

*1 3章「1．総論：社会と看護」p.56を参照．

▶3 **Quantum GIS**
地理情報の閲覧，編集，分析機能を有する無料のGISソフト．GIS上で幅広く使われているフォーマット（シェープファイル）に対応している．

▶4 **Epi Info ™**
CDC（米国疾病管理予防センター）が無料で配布している疫学調査用のソフト．疫学調査用の調査票作成，データ入力，データ解析，地図作成，報告書作成が可能．

CDC (Centers for Disease Control and Prevention：米国疾病管理予防センター)

④ ブータンの妊産婦死亡率の改善と課題

- ◎活動した国：ブータン（全域）．
- ◎どのような立場で調査したのか：JICA（当時，国際協力事業団[1]）医療協力部「ブータン王国感染症基礎調査」コンサルタント．
- ◎執筆者プロフィール：日本において医学系大学院社会医学専攻（公衆衛生学）後，英国の開発学修士を取得．その後，私立大学で教鞭をとりながら，JICAのプロジェクトマネジャーあるいはコンサルタントとして，保健医療関連のプロジェクトに参加し，開発途上国の保健医療状況を調査した．現在，札幌保健医療大学看護学部看護学科教授．

ブータンとは，どのような国か

ブータンは，GDP（国内総生産）やGNP（国民総生産）のような経済指標でなく，「GNH（国民総幸福度量）」によって国民の状態を示そうとするユニークな国である．また，国民のアイデンティティーを強めるため，1989年より公式の場では民族衣装の着用（男性は「ゴ」女性は「キラ」）が全国民に義務づけられている．公式の場とは，自宅以外を意味し，日中に屋外で民族衣装を着ていないと，警察に連行される．

最もユニークなのは統計である．ブータンの総人口を例にすると，UNICEFによる『世界子供白書』では、1992年で160万人，1998年で200万人とある．しかし，ブータン政府の資料によると，2005年は55.3万人，2011年は70.8万人である．また，『世界子供白書』では，2011年は73.8万人となった．この国の統計は，あってないようなものである．

ブータンにおけるMMRの問題

筆者がブータンを訪問したのは1995年3～4月の約1か月間である．「JICA基礎感染症調査」という名のプロジェクトで，JICAとして初めて本格的に，ブータン全域の保健医療状況（医療機関を中心）を調査した．その際に，ブータンのUNICEFを訪問し，MMR（妊産婦死亡率）について非常に興味深い実態を聞いて，簡単な聞き取り調査を行った．MMRとは，妊産婦10万人に対し，死亡した妊産婦（妊娠中または妊娠終了後42日未満）の人数である．ただし，死亡原因と妊娠との関係を特定することは難しく，どの国でも正確な数を把握することは難しい．

JICA (Japan International Cooperation Agency)

[1] JICA（国際協力事業団）は、2003年に独立行政法人となり、JICA（国際協力機構）となった．

POINT
ブータンの概要
地域：アジア
首都：ティンプー
面積：3.84万 km^2
人口：73万人（2013年予測値）
一人あたりGDP：2,336ドル（2011年）

GDP (gross domestic product：国内総生産)

GNP (gross national product：国民総生産)

GNH (gross national happiness：国民総幸福量)

UNICEF (United Nations Children's Fund：国際連合児童基金)

MMR (maternal mortality ratio：妊産婦死亡率)

◎1995年当時のブータンのMMR

当時，アフガニスタンなどで冷戦後の内紛が噴出するなか，ブータンは国境問題こそあれ，国王のもとに内戦もなく平和であった．しかし，UNFPA（国連人口基金）資料では当時（1995年）のMMRは650（1990年は940，ちなみに1990年のアフガニスタンは1700）であり，世界のワースト5に位置していた．その理由は，伝統的慣習にあった．女性は介添えなしに一人で出産ができて一人前になると考えられ，また，出生後1か月間に新生児が他人に出会うと不幸が起きると信じられていた．そのため，妊婦は産気づくと，家の近くの小屋に一人で入り，一人で出産をする．そして，出産後1か月間は，子どもと小屋で暮らすのである．その習慣を止めさせることは，国際機関であってもできない．当時UNICEFは，分娩時に使用する清潔なナイフとガーゼ，分娩場所を確保するためのブルーシートを配布していた．

◎2009年のブータンのMMR

2009年のブータンのMMRは200である．MDGs（ミレニアム開発目標）の「目標5」[*1]で掲げられているMMRを75%削減した10か国として列挙されている．UNFPAによる資料（2011年）から，ブータンの出産状況をまとめたものを図1に示した．これをみると，確かにMMRの値は改善されている．しかし，どこで妊産婦が出産したのか？誰が介添えをしたのか？のデータは存在していない．ただし，前述した人口数と同様，ブータンの統計はユニークである．毎日，数字を追って生活している先進諸国とは違う何かをもっている国なのである．

（新川加奈子）

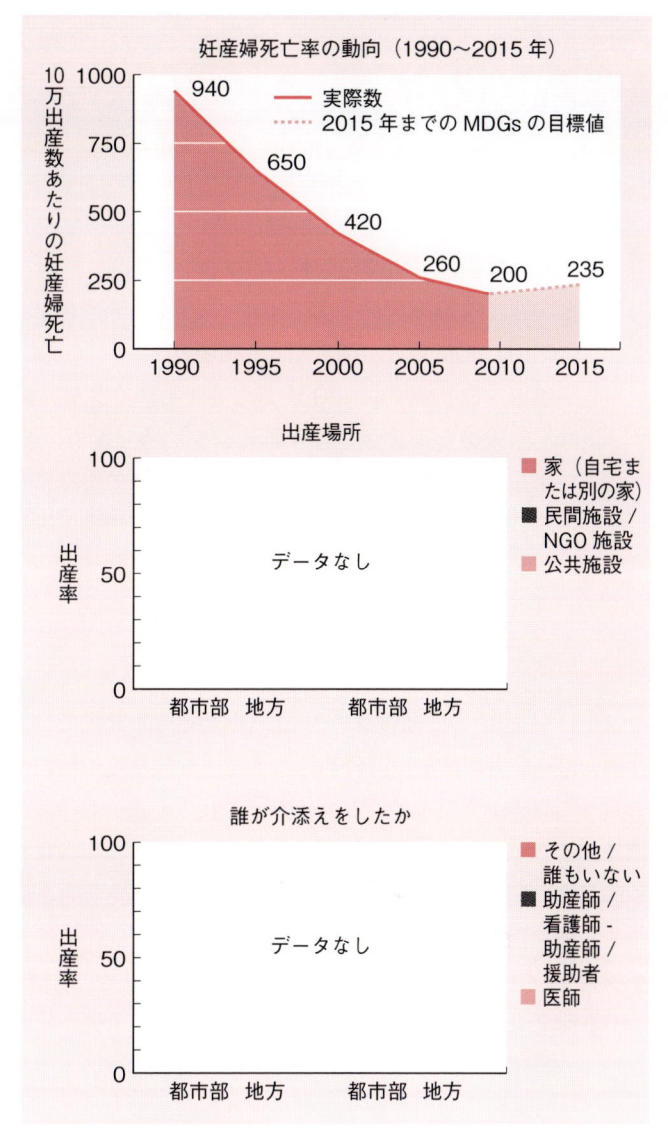

図1 ブータンの出産状況

(WHO. The State of the World's Midwifery 2011 – Delivering Health, Saving Lives. p.47. http://www.who.int/pmnch/media/membernews/2011/2011_sowmr_en.pdfを著者が訳し引用)

NGO (non-governmental organizations：非政府組織)

UNFPA (United Nations Population Fund：国連人口基金)

MDGs (Millennium Development Goals：ミレニアム開発目標)

[*1] 1章「1．グローバル・ヘルス・イシュー」p.2 を参照．

⑤ 英国の介護（ロングタームケア）のアウトカム評価指標

- ◎活動した都市（国）：ロンドン，ケント（英国）．
- ◎どのような立場で活動したのか：2013年3月に研究機関（ロンドン大学，ケント大学PSSRU）の研修に，研究者として参加．
- ◎執筆者プロフィール：2001年ごろより国立医療・病院管理研究所の協力研究員として英国など欧米の介護政策にかかわる研究に取り組む．英国の介護政策，ニュー・パブリック・マネジメント理論に基づく保健医療福祉の業績評価指標にかかわる研究を専門とする．2003年より，高知県立大学社会福祉学部講師，同大学教授を経て，現在教授．

活動に取り組んだ動機

　OECD（経済協力開発機構）やEU（欧州連合）諸国では，高齢化に伴う要介護高齢者の増加や財政制約のもと，介護制度の持続可能性とケアの質への関心が高まっている．一方，これらの国におけるケアの質の指標は，構造やプロセス面の評価が多く，アウトカム指標は機能面の改善や満足度に限定されているため，QOLの心理・社会的な側面の効果を測る指標の開発が課題である．日本でも2009年に「地域包括ケア研究会報告書」[1]において，「質の評価を踏まえた新たな（介護）報酬の在り方」を検討する必要性が指摘され，「アウトカム」「プロセス」「構造」からなるパフォーマンスという総合評価が求められている．

　そこで筆者は，英国でケアの質の評価指標の開発に長い実績をもつ，ケント大学の研究グループが開発した，社会的ケアのアウトカム指標ASCOTに関する研修に参加し，研究者と意見交換を行った．

活動した国や地域の状況

　英国は日本に比べ，高齢化の進行は緩やかであるが，今後ベビーブーマー世代の高齢化を迎え，2050年に高齢化率は23.2%に達する見込みである（厚生労働省2008年資料より）．介護サービスの財源と供給については，日本の介護保険制度のような普遍的なシステムはなく，NHS（租税による医療）と自治体の福祉サービスに二分されている．福祉サービスを受給できる要介護者は，主に低所得者に限られ，4段階の介護度のうち3段階以上の該当者のみに受給をする自治体が多いなど，財政上の問題も大きい．そのため，新たな財源方式の検討や，医療と福祉の

PSSRU (Personal Social Services Research Unit)

POINT

英国の概要
地域：ヨーロッパ
首都：ロンドン
面積：24.36万km²
人口：6,340万人（2013年予測値）
一人あたりGDP：3万8,918ドル（2011年）

OECD (Organisation for Economic Co-operation and Development：経済協力開発機構)

EU (European Union：欧州連合)

ASCOT (adult social care outcomes toolkit)

[1]
「平成20年度老人保健健康増進等事業」として実施された「在宅医療と介護の連携，認知症高齢者ケア等地域ケアの在り方等研究事業」（実施主体：三菱ＵＦＪリサーチ＆コンサルティング株式会社）において，2009年にまとめられた．

隙間を埋める中間的ケアや統合的な供給への取り組みが進められている．

■ 活動内容：新しいアウトカム指標（〈ASCOT〉の特徴）

　第一の特徴は，アマルティア・センの「潜在能力理論」に基づき，アウトカムを「機能（functioning）」面（サービス利用により人々が経験する状態）だけでなく，「潜在能力（capability）」の面も評価する点である．例えば，単に「清潔である」ことだけではなく，ケアやサポートによって本人のやりたいことが実現できているか，そのための環境や機会，条件が整えられているか（化粧やおしゃれを好む人であれば，それが行える環境が重要であるか，など）も評価の対象となる．評価方式については，軽度から重度の要介護者までが適用できるよう，自記式調査票やインタビュー，観察など，多様な情報収集ツールが用意されている．

　第二の特徴は，介入の事前・事後の測定をせずとも，サービスの介入効果を測る科学的手法を開発したことである．SCRQOL（社会的ケアに関連するQOL）という概念が開発され，「（サービスを受けている）現在のSCRQOL」と「（サービスがなかった場合）予期されるSCRQOL」）との差が介入の効果となる．また，第三の特徴は，一般市民やサービス利用者の選好を調査して，指標間の重みづけを行っていることである▶2．

■ 成果と課題（指標の日本への示唆と活用における課題）

　「2015年の高齢者介護」▶3では，「介護サービスによる自立支援の効果の評価（アウトカム評価）の手法の確立」が提唱されている．単に手順に則ったケアが提供されているかの評価だけでは不十分である．本人の潜在機能の活用を図りながら，身体的・精神的自立を維持し，尊厳を保つケアや支援ができているかをケアの質としてとらえ，測定する試みは日本の介護現場にも有用である．英国では「認知症国家戦略」（2009年）により，認知症ケアの改善が重視される傾向にあり，ASCOTの介護施設版（観察式評価）は認知症患者への尊厳のあるケアの評価に有効と考えられる．ただし，コストがかかり，制度としての導入は難しい面がある．

　ASCOTは既に，オランダや北欧諸国などヨーロッパの一部やオーストラリアなどで試行的な研究が開始され，それぞれの国民の「自立」にかかわる文化や価値観の違いを指標やその解釈にどのように反映させるかが課題である．日本のような東アジア圏での「自立」の概念と西洋諸国との違いを踏まえ，評価項目の定義や解釈，重みづけに反映させる課題が残されている．尊厳を保つため，本人の自己決定の尊重，個別的対応と暮らしを支える環境整備が必要である．意思の伝達が難しい患者に対する質の高いケアの手法を可視化する取り組みとして，この評価指標はケアの質を改善する潜在的な可能性がある．
　　　　　　　　　　　　　　　　　　　　　　（長澤紀美子）

NHS (National Health Service：租税による医療)

SCRQOL (social care-related QOL：社会的ケアに関連するQOL)

▶2 **ASCOT指標の領域**
・日常生活のコントロール．
・個人の清潔さと快適さ．
・食事と栄養．
・安全．
・社会的参加と関与．
・活動．
・施設の清潔さと快適さ．
・尊厳．

▶3 **2015年の高齢者介護**
厚生労働省老健局の求めにより設置された高齢者介護研究会が2003年，日本の高齢化にとって大きな意味をもつ「戦後のベビーブーム世代」が65歳以上になりきる2015年までに実現すべきことを念頭に置いて，これから求められる高齢者介護の姿を描いた報告書．

5章 教育と看護を一緒に考える

1 総論：未来に必要な教育と看護

　日本が地球のコミュニティの一員であり，安定した未来を築くための責務を担っている以上，日本において日本人を対象とする看護職も，世界の潮流をつくっている．予測不能な未来に対して，いたずらに一般市民の不安をあおるのでなく，どのように安定した生活へ導くかを考えることは，看護教育の視点において重要である．本稿前半では，グローバル看護の視点から健康教育・保健教育と看護のかかわりに触れ，後半は「ソーシャル・イノベーション」の概念を紹介しながらグローバルな看護教育の展望を追求する．

　なお，医療保健分野において教育という言葉は，健康教育・保健教育・衛生教育などが存在し，曖昧な定義のもとで使用されている．本稿では，患者を対象とした教育を「健康教育」，学校保健分野での教育を「保健教育」として進める．

〔新川加奈子〕

健康教育と看護

　健康教育は，健康の保持・増進を目的とするはたらきかけである．しかし，健康の保持・増進は極めて広義である．すなわち，健康問題が起こらないようにする（一次予防），起こってもすぐ対処できるようにする（早期発見・早期治療：二次予防），健康問題を解決する（治療），完全に解決して社会復帰する（リハビリテーション：三次予防）という「予防」の意味あいを含む．

　個人が健康的な生活習慣を確立できるよう，社会環境の整備とともに，教育面から支援を行い，行動変容への動機づけや，行動変容に必要な知識・技術の習得を促すことが必要となる．グローバル看護に焦点をあてると，世界には「予防」の概念がない地域も多く，また治療よりも予防ははるかにコストが安いため，教育との関連性は特に重要である．

　どんなに社会に変化が起ころうとも，看護は常に人々とともにあり，健康をまもり，その人らしい生活を築くことに貢献しなければならない．看護の社会的責務は，健康な社会をつくるべく常に努力を積み重ねることに変わりはなく，看護職が行う健康教育は今後も改善されていくことが期待される．

　実際これまでは，保健活動プログラムを考えるとき，社会的・文化的要因や地域住民の視点，既存の地域住民組織などに対し，十分な配慮を

していたとはいい難い．例えば，欧米で開発されたプログラムなどは，単なる翻訳版を国内基準として，そのまま適用されてきたことが多く，どのように地域の情報に合わせて実施するかということを考慮されたものは少ない．

民族看護学の考え方を提唱したレイニンガーは[1]，看護における文化的な差異，つまり文化，習俗，宗教などの違いにおける健康，羞恥，死生観などの相違を看護ケアのなかで考慮しつつ，看護計画や健康教育を考えてきた．

健康課題に関する探究は，現在までの健康課題とその要因に関して解決法が講じられてきた．すなわち，既知の健康被害にのみ対応しうるものである．しかし，人口構造や文化の急激な変化に加えて，社会や環境の変化による災害の多様化も相まって，健康課題もその要因も未曾有となりつつある．そのため，健康課題一つひとつに対して予防をしていく対策には，限界があると考えられる．一つの未来像を共有して，「持続可能性からのバックキャスティング」[1]で，多くの人がありたい願うビジョンを目標にして，健康課題別ではなく戦略的・包括的に「看護」の視点から考えていく必要があるだろう． (神原咲子)

保健教育と看護

保健教育とは，学校教育のなかでの保健活動（＝学校保健）であり，保健学習や保健教育として扱われる．日本において，学校保健の担い手の中心は養護教諭で，約半数の養護教諭は看護職資格者である．

戦後，日本では米国の影響を強く受けつつ，学校教育のなかで学校保健の体制が確立した．先進国のなかでも保健教育は，ほかの教科と独立させて行う米国型と，ほかの教科のなかに組み込んで行う英国・フランス型がある．開発途上国に目を向けると，学校保健という概念を導入している国は少なく，また養護教諭についても概念はもちろん制度を導入している国は少ない．

開発途上国において学校での健康づくりは，さまざまな機関・団体がかかわってきた．国際機関として，WHO（世界保健機関）は「健康を増進する学校（health promoting schools）」として，また UNICEF（国際連合児童基金）は「子どもに配慮した学校（child friendly schools）」という名称で，学校における健康および教育環境の改善を支援してきた．しかしながら，これらの活動は互いに重なる部分も多く，各団体が異なった理念のもと個別にアプローチすることは，資源の効率的活用という点で問題があった．そこで 2000 年，WHO，UNESCO（国際連合教育科学文化機関），UNICEF，世界銀行（World Bank）は，学校保健にかかわる資

▶1 **バックキャスティング**
将来を予測する際に，持続可能な目標となる社会の姿を想定し，その姿から現在を振り返って，今何をすればいいかを考える方法である．また，目標を設定して将来を予測することでもある．例えば，地球温暖化のように現状が続くようであれば，食糧不足などの破局的な将来が予測されるときに用いられる．

なお，「フォアキャスティング」とは，過去のデータや実績に基づいて，少しずつ物事を積み上げていく方法である．また，その方法で将来を予測することでもある．

WHO（World Health Organization：世界保健機関）

UNICEF（United Nations Children's Fund：国際連合児童基金）

UNESCO（United Nations Educational, Scientific and Cultural Organization：国際連合教育科学文化機関）

> ### Column グローバルな視野をもつ看護師になることは，日本政府の方針でもある
>
> 2008年に改正された保健師助産師看護師学校養成所指定規則では，統合分野の留意点として「国際社会において，広い視野に基づき，看護師として諸外国との協力を考える内容とする」と追加された[1]．
>
> つまり，これからの日本の看護師は全員，グローバルな視野をもつことが日本政府や国民から期待されている．
>
> （大野夏代）
>
> ● 引用文献
> 1) 看護師等養成所の運営に関する指導要領（最終改正：平成24年7月9日医政発0709第11号）．http://kouseikyoku.mhlw.go.jp/kantoshinetsu/shokan/kankeihourei/documents/yoryo_kango_shido.pdf

源（人材・資金など）を効果が期待できる活動に集約させるために，FRESH（Focusing Resources on Effective School Health）という包括的な学校保健の枠組みを確立した．

FRESHは4つの要素，①学校保健政策の立案と実施，②学校環境の整備（水やトイレ），③ライフスキルの習得，④保健サービスの提供（駆除，栄養補助剤，給食）から構成されている．これらの効果を高めるため，教育部門と保健部門，学校と地域，子どもと実施責任者といった相互の連携が協調された．

学校を基盤とする保健教育は，子どもの親を通じて地域全体への健康問題の認識を高める効果も期待される．日本においてもJICA（国際協力機構）などの国際支援機関を通じて，日本の養護教諭が日本の学校だけでなく，世界の教育現場でその経験を伝える役割が大きく期待されている．

（新川加奈子）

JICA（Japan International Cooperation Agency：国際協力機構）

ソーシャル・イノベーションの必要性

いままで人類が経験したことのない社会の到来に，先例や過去の経験に基づく解は役に立たず，「（問題に）効く革新的なアイディア」[2]であるイノベーションが求められる．イノベーションのなかでも「社会的ニーズの充足という目標に動機づけられた，また第一義的な目的が社会的なものである機関によって，その多くが開発され普及された革新的な活動やサービス」[2,3]をソーシャル・イノベーションという．

近代看護の黎明期におけるソーシャル・イノベーションとして，フローレンス・ナイチンゲールの活動をあげることができる．ナイチンゲールは，クリミア戦争（1853〜1856年）従軍当時，衛生状態の改善により，死亡率を42％から2％にまで縮小し，死因が衛生状態にあったことを統計学のデータにより実証した．このように過去のやり方ではもはや対応できない社会の課題や欠陥のあるシステム，あるべき状態とのギャップ

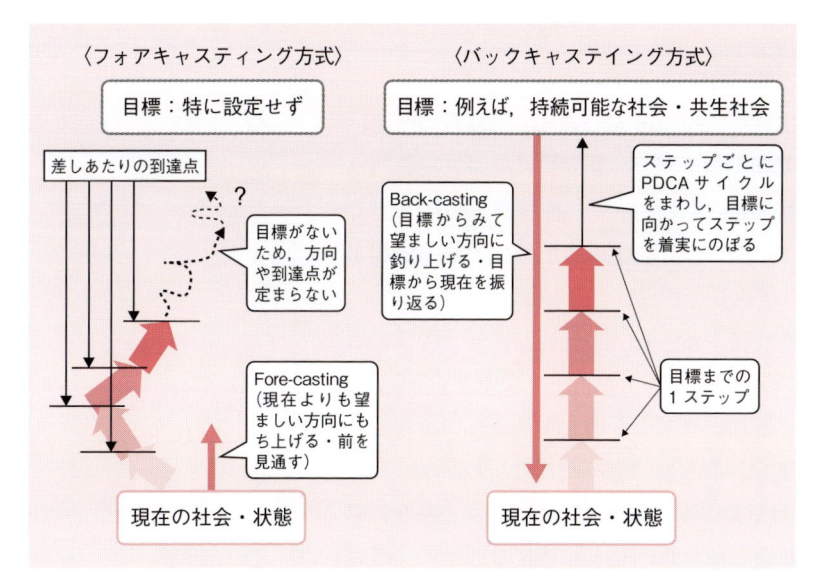

図1 フォアキャスティング方式とバックキャスティング方式
(矢口克也.「持続可能な発展」理念の実践過程と到達点. 国立国会図書館調査及び立法考査局. 持続可能な社会の構築総合調査報告書 2010年3月. p.37.http://www.ndl.go.jp/jp/data/publication/document/2010/20090401.pdf より引用)

に対して，新しい考え（ここでは統計学）をもちこみ，社会的な問題の解決を図ることがソーシャル・イノベーションである．

　レイニンガーは1990年半ばになると，効果的な「文化を考慮に入れたケア」を提供するためには，世界の500万人の看護師に対し，ベストな教育をどのようにするかということが，看護指導者の主要な課題であると提唱し，成功させなければならない実践的な異文化看護に関する10の戦略を提唱している．そのなかで最も重要なのは，「異文化看護は，自分自身をグローバルなヘルスケアの提供者であり，地球の市民として自分をみること」であると主張している．加えて，今後の異文化看護に必要な方向性として，「全てのヘルスケアは多文化を基盤にしたものでなければならない．そのため，2010年までに看護師は現在明らかとなっている知識や実践から異文化看護を批判的に評価し，2015年までには世界中のさまざまな文化のなかで暮らす人に適したサービスを提供するべきである」と提言している．

　看護職も人の生命や生活の営みにかかわる専門職として，近い将来の社会の姿をあらかじめ想定し，どのような能力や技能が必要とされるかを考えることが重要である．これは，現状をもとに未来を予測（フォアキャスト）するのではなく，未来の想定に基づいてこれからの道筋を定め，今何をすればよいかを考える思考法（バックキャスティング）[4]であり，キャリア開発にも有効な視点である（図1）．

科学の限界とソーシャル・イノベーション

では，従来の専門領域に分化した学問の追究により，これらの問題に対処できるだろうか．20世紀初頭では，科学（根拠）に基づいた専門性の確立が目標とされた．21世紀の現代において，科学的根拠に基づく保健医療の有用性は低下してはいないが，科学の専門分化の弊害が起きていることも事実である．

福島第一原子力発電所事故の経験から，科学の発展により「科学に対する信頼」が「信仰」となり，科学が「政治的機能」を果たし，「科学に対する批判」がタブー視され，それがリスクを増大するようになるというベック[5]の指摘がまさに正鵠を射るものであったことがわかる．むしろ，科学は科学内部に潜む危険をコントロールするために，「過度の専門化を廃し専門相互の関連を基礎とする専門化」や市民などから「既存の科学や専門家に対抗する」勢力（カウンターパート）を育成し強化することが求められる[6]．

◎ソーシャル・イノベーションを起こすため保健医療専門職に求められること

科学が科学自身の限界を乗り越え，ソーシャル・イノベーションを起こすために，ベックの言説を参考にすれば，保健医療専門職には以下の2点が求められるだろう．第一に，特定の専門職の技能のほかに，IPE（interprofessional education）/IPW（interprofessional work）に特徴的な，領域横断的な要素を基礎とする包括的・一般的な能力（コンピテンシー）の獲得である[7]．フレンクらは，そのジェネリックなコンピテンシーの例として，分析能力（エビデンスと倫理的な思考を活用して意思決定を行う），リーダーシップとマネジメント能力（不確実性の状況で少ない資源を効率よく活用できる），コミュニケーションスキル（患者や住民も含めたすべての関係者を結集できる）などをあげている[7]．さまざまな関係者とのあいだでネットワークを形成し，他地域から学び，trans-professional（超専門的）なcollaboration（協働）を通して，多様な価値を採り入れながら，専門性の範囲を広げることが今後のキャリア形成において重要になってくる．

第二に，患者や住民の関与を通して，既に確立された科学とは異なる立場や考え方を受け入れ，それらを調和した解決策をつくり出していくことである．障害者運動から生まれた"nothing about me without me"（何をしてほしいかは私に聴いて）という，当事者との意思決定の共有化は，従来の科学至上主義の限界を超えるものとしていまや無視できない潮流になっている．つまり，専門職が科学的・客観的に患者のニーズを判断することが必ずしも正しく，患者に受け入れられるとは限らないのであ

る．当事者やその地域の文化を知り，それを尊重して意思決定に活かすことが求められている．「diversity（多様性）はイノベーションの触媒」[8]である．これからの保健医療専門職は，専門性の多様性（trans-professionalな技能を身につける）と文化的多様性（当事者や地域の文化を尊重する）によって，リーダーシップを発揮し，社会的な問題解決の主体となっていくことが求められている．　　　　　（長澤紀美子，神原咲子）

● 引用文献
1) Leininger MM. Leininger's Theory of Nursing：Cultural Care Diversity and Universality. Nurs Sci Q 1988；1（4）：152-160.
2) Mulgan. G. "Social Innovation: what it is, why it matters and how it can be accelerated," Oxford SAID Business School；2007. p.8. http://www.sbs.ox.ac.uk/centres/skoll/research/Documents/Social％20Innovation.pdf
3) 藤澤由和．ソーシャル・イノベーション概念とその可能性に関する検討．経営と情報：静岡県立大学・経営情報学部／学報 2010；22（2）：31-43.
4) 国土交通省．2030年の日本のあり方を検討するシナリオ作成に関する調査概要．http://www.mlit.go.jp/kokudokeikaku/futurevision/
5) 前掲書3）．p.467.
6) 前掲書3）．p. 468.
7) Frenk J, Chen L, Bhutta ZA,et al. Health professionals for a new century: transforming education to strengthen health systems in an interdependent world. Lancet 2010；376（9756）：1923-58.
8) リンダ・グラットン．池村千秋，訳．ワーク・シフト―孤独と貧困から自由になる働き方の未来図〈2025〉．プレジデント社；2012. p.174.

● 参考文献
- KJ ガーゲン．永田素彦，深尾 誠，訳．社会構成主義の理論と実践―関係性が現実をつくる．ナカニシヤ出版；2004.
- 田中 滋，栃本一三郎，編著．介護イノベーション―介護ビジネスをつくる，つなげる，創造する．第一法規；2011.

2 看護の実際と課題：50年後をみすえて今を考える

急激なライフスタイルの変化と健康課題

近年，低栄養や感染症の問題と同様に，開発途上国を脅かす健康問題として，生活習慣病による障害や死亡が取り上げられてきている．

WHO（世界保健機関）の統計では[1]，早死の44％は心血管疾患，糖尿病，肺疾患，一部のがんが原因となっている．生活習慣病の増加は，寿命が延びたことが一因という指摘もあるが，まだ生活習慣病と診断されていないだけの人も多くいるため，診断技術が進めば数字は上回ることは容易に推測できるだろう．

その理由の一つに「急激な生活習慣の変化」があげられる．先進国における研究では[2]，生活習慣病の主な原因には喫煙，運動不足，肥満があげられ，生活習慣を改善したり，既存の薬物療法を併用したりすることで発症を回避できるといわれ，助言に従うことで世界の70歳未満の1,700万人を救えるといわれている．

WHO（World Health Organization：世界保健機関）

アジアの糖尿病の特徴

経済発展が加速的に進み，生活水準が非常に短い期間で速く豊かに変化し，グローバル化社会のなかで運動不足が増えるとともに，食物が得やすくなった．そのような背景のなかで，アジアの糖尿病の特徴は，欧米に比べ低年齢層での発症が多く，より低いBMI（Body mass index）で発症している．

豊かな国や地域がある一方で，一人あたりのGDP（国内総生産）が3,000ドル未満の貧しい国や地域も多い．開発途上国ではヘルスケアシステムの構築と健康改善知識の普及が追いついておらず，感染症と慢性疾患が蔓延するなかで糖尿病の発見と治療が遅れ，医療費や社会的な損失が深刻な問題となっている．

GDP（gross domestic product：国内総生産）

食習慣の改善

過去の研究によると，運動やストレスはもちろんだが，それ以上に「食習慣」が2型糖尿病に間接的，直接的にも影響を及ぼしていることが強く示唆されている．ただし，単に食習慣といっても食事回数，よく食べる食品や量，味つけなどはさまざまであり，一様に改善できるものでは

ない．なぜならば栄養という概念や，その摂取基準の多くは欧米中心な思考である．

保健指導を行うときなどにも，栄養過剰摂取や健康維持の直接的な疫学調査結果から，食物の量は適切か，栄養バランスが整っているかという点で考えがちである．しかし世界には，それぞれの食習慣と健康維持の観念（＝文化）のなかでのさまざまな食事の仕方があり，それは医学的・栄養学的なものだけではない．

食生活は，苦痛や治療の理論に潜在的に依存している．例えば，同じ病気の予防であっても，冷たい食べ物がいい，熱い食べ物がいいなど，文化によって解釈の仕方が違い，その価値観に沿った食生活を送りながら医療サービスを受けている．特に，糖尿病などの生活習慣病は，各国の生活習慣に深く密着しており，特にアジアにおいては一人の患者の病気への対処のなかに，多種類の伝統医療[1]の要素が含まれていることが多い．

地域住民に配慮した保健活動プログラムの実施

生活習慣を変えることは個人の努力では難しい．生活習慣病の予防は，根本的な社会的・政策的変更を必要とし，生活習慣病の健康教育だけでなく，さまざまな実践可能な場所を提供することが必要である．いくら先進国のガイドラインやマニュアルを翻訳しても，対象となる国の人の生活に合わなければ使いものにならない．特にヘルスリテラシー[2]の低い人は，健康課題やその対応について十分な理解ができず，入院しやすくなり，年間平均医療費は一般の人に比べて高くなるといわれている．糖尿病などでは，治療方針も複雑であることから，患者が自分の状況をよく理解できていなかったという報告もある．栄養学的・医学的に正確であるかということに執着するのではなく，その文化モデルのなかの習慣を考慮した教育ができるかということが重要となる． （神原咲子）

災害の多様化と健康課題

疾病に加えて，近年人々の健やかな暮らしを脅かしているのが災害による健康被害である．

近年では，アジア地域において，地震や風水害の大規模災害による被害が続いている．各国政府の減災に対する努力にもかかわらず，発生状況をみると，世界の約4割，被災者数では約9割と大きな割合を占めている．経済被害額に関しては，『平成18年防災白書』によると[6]，2005年の米国のハリケーン・カトリーナでの被害額が数百億から千数百億ドルになると推計され，史上最大規模とされている．

---

[1] **伝統医療**
世界のほとんどの国では西洋医療だけでなく，伝統医療を併用している．開発途上国のなかで，伝統医学や伝統医薬品を使った治療・予防をする人は，全体の80％を占めるといわれている[3]．WHOの調査によると[4]，99か国で伝統医療の医薬品が医師の処方なしで使われており，正しく伝統医療を活用しないために生じる問題が増加傾向にある．そこで，WHOでは各国の衛生部門と協力して，正しく伝統医療が活用されるようによびかけている．

[2] **ヘルスリテラシー**
健康面での適切な意思決定に必要な基本的健康情報やサービスを調べ，理解し，効果的に利用する個人的能力の程度[5]．

開発途上国における災害の悪循環

　全ての国の政府は災害が起きたときに，地方政府，地域コミュニティなどと協力しながら，国民を守らなければならない．しかし，自分の国だけでは対処しきれない災害が発生した場合には，国際的な支援が不可欠となる．また，民族対立や宗教問題などに起因した紛争の場合は，周辺国に多くの難民・避難民を生み出すことになる．難民救援活動となると，その対象は大きくなり（数万～数十万人），国境周辺に逃げ出した人は外国である隣接国からの医療は期待できないケースがほとんどである．このような人的被害は開発途上国を中心に増えている．

　なぜなら開発途上国では，経済的に予防・減災に予算を回す余裕がないなかで災害が派生するため，新たな被害を引き起こし，さらなる貧困をまねき，復興が難しくなるという悪循環が起こるからである．こうした悪循環を断ち切り，強固な社会基盤を確保していかなければ，グローバル化した国際社会自体が経済的にも社会的にも安定しない．

◎アジアの開発途上国における問題

　アジアの開発途上国では軍事費におけるGNP（国内総生産）比率が健康や教育予算に比べ，はるかに高い．これは債務を最小限にして経済成長を続けようとするあまり，健康や栄養，教育への投資が鈍りがちになり，しわ寄せが女性や子どもなどの弱者に及んでいるためである．看護職者は，このシステムから，ヘルスケアにとっての利点を最大限に引き出すには，どうすればよいかを真剣に考えなければならない．

> GNP (gross national product：国民総生産)

新興感染症や再興感染症の問題

　新型インフルエンザに代表される新興感染症や再興感染症の問題はグローバル化社会において，交通手段の発展から特に問題が拡大した．中国，ベトナムの看護職者は，2002～2003年にSARS（重症急性呼吸器症候群）が流行したとき，コロナウイルスに感染した患者のケアや管理の情報も得ていた．また，感染症や伝染病は，世界の一地域で発生するやいなや急速に世界中に広まる．もし，急に未知の感染症が大流行した場合，症状や処置に関する正確でタイムリーなデータも，ある日突然，必要となるのである．

> SARS (severe acute respiratory syndrome：重症急性呼吸器症候群)

　災害時には膨大な情報量のなかから，迅速に必要な知識を引き出すことが重要なのである．疾病が世界中に広まるのと同じように，新しく有用なアイデアもすぐに広まる．そのような流れのなかに，看護ケアはあり，看護職は看護だけ独立して提供するものではないことを覚えておかなければならない．

　　　　　　　　　　　　　　　　　　　　　　　　　　（神原咲子）

教育と健康格差

　世界のどこにいても，膨大な情報から必要な知識を引き出すことは重要であるが，そのために必要な能力として，リテラシー（literacy）の獲得がある．リテラシーとは，読み書きの能力や与えられた情報から必要な情報を引き出し，活用する能力の獲得である．日本に来た外国人を案内していたとき，ホームレスの日本人が新聞を読んでいるのに驚いていた．日本では，一般的に読み書きができることは当然とされている．そのため，看護師が患者に文字を用いたパンフレットを作成して保健指導をすることもよくある．

　一方，世界には，識字率が100％に満たない国が多く存在している．15～24歳の若者の識字率は，アフリカで男性79％，女性70％である[7]．このように，識字率にも男女差が存在している．読み書きができないことは，当然，健康行動を得るための情報収集にも影響を及ぼし，健康格差につながる要因となる．

　2013年7月，UN（国連）本部で16歳の女性マララ・ユスフザイさんが「世界の子どもに義務教育を与えてください」と演説した．彼女は前年，パキスタンで，女子教育を禁じる武装勢力に襲撃され，頭部に銃弾を受けた．MDGs（ミレニアム開発目標）の一つである「普遍的な初等教育の達成」は，子どもたちの基本的権利の獲得にほかならない．教育は，貧困・差別・紛争・健康の改善のための礎になる．

（常田美和）

UN（United Nations：国際連合〈国連〉）

MDGs（Millennium Development Goals：ミレニアム開発目標）

将来を担う子どもたちの労働と教育

　開発途上国では，単純な肉体労働を行っている子どもをみかけることが多い（図1，2）．例えば，交差点で停車すると，スプレーと布を持った子どもたちが近づいてきて，車の窓ガラスを拭き，金銭を要求する場面などがよくある．また，市場や公園で，小学生くらいの子どもが，靴磨きをしたりガムを売ったりしている．中南米にあるグアテマラで出会った靴磨きの子どもに「学校は？」と聞くと，「午前中は働いて，午後から学校に行く．2部制だから」と学校に行くのを楽しみにしていた．

　開発途上国におけるこのような児童労働の大きな問題の一つは，危険かつ過酷という劣悪な条件で，子どもの身体的・精神的・社会的成長に有害な労働が行われていることである．2013年，バングラデシュで工場が爆発・火災・倒壊した事故の報道では，犠牲になった従業員のなかに児童が含まれており，安全確保がされていない工場において，低賃金で有害薬品の使用や危険な機械作業をさせられている児童労働者の実態が明らかになった．

図1 児童労働（グアマテラ）

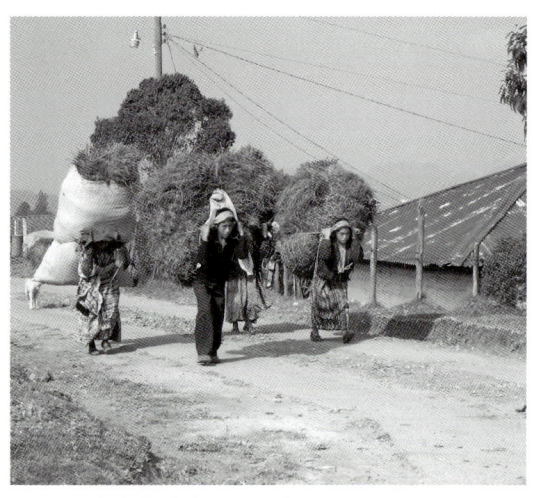

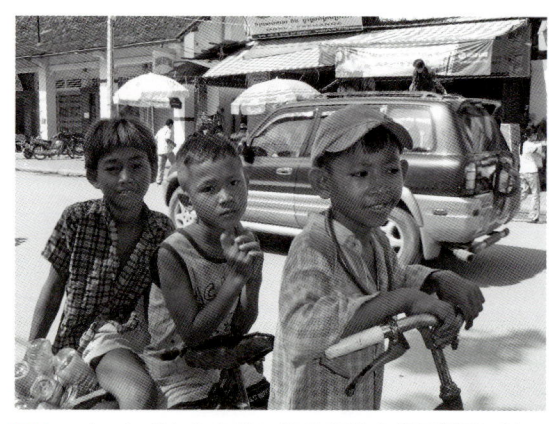

図2 ペットボトルを拾い集め収入を得る児童（カンボジア）

2010年，ILO（国際労働機関）より発表された『グローバル・レポート2010年』では，世界の児童労働者数は，2億1,500万人（5～17歳）で，世界の子どもの7人に1人にあたる[8]．同様に，『世界子供白書』[9]にも，児童労働の統計がある．5～14歳で児童労働に従事した子どもの比率を表している指標である．その比率は，国によってさまざまであるが，調査結果によると，半数以上の国で児童労働が行われている．

子どもが労働の対価として賃金を得ることは，家計の助けになっており，子どもの収入がなくなることで困窮する貧困家庭も存在している．児童労働の背景には，貧困の問題があり，児童労働撤廃のためには，子どもの人権擁護と貧困家庭への社会保護政策が重要である．気をつけたい点は，一方的に児童労働を禁止する法的整備を強行することにより，解雇された児童がさらに劣悪な労働に従事せざるをえなくなることである[9]．

ここで問題となるのは，労働により教育を受ける機会を失うことである．世界の多くの国では，子どもが初等教育を受けることができるようになってきている．しかし，HDI（人間開発指数）低位国では，初等教育の就学年齢の子どものおよそ10人に3人が就学しておらず，就学している場合も複数の問題により学業を妨げられている[10]．初等教育は，教育の第一歩であるが，その後，継続して通学することももちろん重要である．しかし，最終学年に進級する以前に学校をやめてしまう子どもがいる．サハラ以南アフリカ諸国の半数では，小学生の30%以上が最終学年に進級する前に退学している[11]．

貧困家庭の子どもたちは，初等教育の段階から家族とともに労働力の担い手になることが要求される．グアテマラの農村地域では，決まった曜日に市場が開かれ，収穫した農作物を売る場所となるが，その決まっ

ILO（International Labour Organization：国際労働機関）

HDI（Human Development Index：人間開発指数）

た曜日に，小学校に通学する生徒が激減する．それは，小学生が労働力として市場にかりだされているからである．

　教育の機会均等は先進国において幅広く受け入れられているが，多くの開発途上国では，学校に通っていない子どもがいて，男女差による教育の不均衡が存在する．教育水準は，所得や職業選択に影響する一方で，健康にも影響を与えている．
　　　　　　　　　　　　　　　　　　　　　　　　　　　（常田美和）

●引用文献

1) ジェームンソン，ほか．竹内　勤，中谷比呂樹，武井貞治，ほか，訳．国際保健の優先課題．保健同人社；2007.
2) David H, Neville R. A long look at obesity. The Lancet 2010；376：85-86.
3) WHO. Guidelines on Developing Consumer Information on Proper Use of Traditional, Complementary and Alternative Medicine. 2014. http://apps.who.int/medicinedocs/pdf/s5525e/s5525e.pdf
4) WHO. Traditional medicine. http://www.who.int/mediacentre/factsheets/fs134/en/
5) Nutbeam, D. Health literacy as a public health goal: a challenge for contemporary health education and communication strategies into the 21st century. Health Promotion International 2000；15（3）：259-267.
6) 消防庁．平成18年版 消防白書．http://www.fdma.go.jp/html/hakusho/h18/index.html
7) ユニセフ（国連児童基金）．日本ユニセフ協会広報室，訳．世界子供白書日本語版．日本ユニセフ協会（ユニセフ日本委員会）；2012. p.107. http://www.unicef.or.jp/library/pdf/haku2012.pdfs
8) ILO. Accelerating action against child labour; Global Report under the follow-up to the ILO Declaration on Fundamental Principles and Rights at Work. 2010. http://www.ilo.org/global/publications/books/WCMS_127688/lang--en/
9) 堀内光子．児童労働撤廃に向けての国際政策と国際運動―開発アプローチに焦点を当てて．大原社会問題研究所雑誌 2012；646：3-15.
10) 国連開発計画（UNDP）．秋月弘子，二宮正人，監（日本語版）．人間開発報告書2011概要．国連開発計画（UNDP）；2011. p.14-15. http://www.undp.or.jp/hdr/global/pdf/111102HDR2011_final3.pdf
11) 国際連合．国際連合広報センター（UNIC），日本語版制作．国連ミレニアム開発目標報告2010．国際連合；2010. p.17. http://www.unic.or.jp/pdf/MDG_Report_2010.pdf

3 事例

① 生活習慣に密着した疾患を教育によって予防する難しさ

- ◎活動した地域（国）：ジョグジャカルタ特別州，バリ州（インドネシア）．
- ◎どのような立場で活動したのか：大学教員．
- ◎執筆者プロフィール：現在，高知県立大学看護学研究科災害看護グローバルリーダー養成プログラム特任准教授．2000年にジョグジャカルタ特別州（インドネシア）で卒業研究を行ったことがきっかけで，10年以上インドネシアにおける生活習慣と糖尿病の研究を行う．

インドネシアにおける小学生をベースにした糖尿病予防教育の開発

2006年に3週間，筆者たちの研究班は研究遂行のため，独自の文化と歴史を尊敬する穏健なイスラム教徒が大多数を占めるジョグジャカルタ特別州（インドネシア）[1]の都市中心部にある小学校で，近くにある国立大学看護学部のスタッフ，小学校の教員と協働し（図1），小学生をベースにした糖尿病予防教育を開発することとなった．

調査はプスケスマス[2]保健統計資料などから地区を把握し，既存のフォーマティブリサーチ[3]のカテゴリを用いて調査項目を検討して，小学生の親（51人）に質問紙調査，小学校教諭と栄養士にインタビューをした．

◎調査結果

ローレル指数[4]を用いた場合，過体重・肥満の小学生は，どの学年でも男子に多いことがわかった．また，学校から帰って遊ぶ場所は，半数以上が家のなかであること，通学時は親にバイクで送迎をしてもらっていること，また遊べる時間は十分にあることなどがわかった．

食生活では，半数以上が親と一緒に食事をしておらず（一緒に食事をすることはまれ），食事も親が用意していないという回答だった．その後の補足インタビューで，対象地区では家族で食事をする習慣がなく，帰宅してすぐに食事をする子どもが少なくないことがわかった．また，お手伝いさんや親戚など，母親以外が食事を作ったり，できたものを買

POINT

インドネシアの概要
地域：アジア
首都：ジャカルタ
面積：190.46万 km^2
人口：2億5,116万人
（2013年予測値）
一人あたりGDP：3,495ドル（2011年）

[1] **ジョグジャカルタ特別州**
ジャワ島中部南岸に位置する．独自の文化と歴史を尊ぶ穏健なイスラム教徒が大多数を占める．近くに仏教遺跡ボロブドゥールがあるため観光都市であり，また多くの大学を有する教育学研都市でもある．一方で，アジア屈指の高い人口密度と貧困率をもつ地方都市でもある．急速な都市化に対応する社会基盤整備が追いついていない．

[2] **プスケスマス**
日本の保健所のようなもの．

ったりする家庭も多かった．観察では放課後，小さな商店や屋台で買い食いする姿が頻繁にみられた．

◎ **成果と課題**

食事指導に重点をおくこととし，痩せ気味の子どもが少なくないことから，栄養学の大学教員が子どもに，栄養バランスや適度な量の食事の大切さを教え，子どもが自分で食べ物を選択できる健康教育を開発することとなった．

インドネシアのある島における調査

バリ島（インドネシア）から近いところに，何度もリゾート開発計画が浮上しているものの，島民が自然保護のため反対し，実現していない島がある．この島で，筆者たちは2010年に3週間，現地近くの大学教員と合同で受療行動と健康状態に関する聞き取り調査を行った．

◎ **調査結果**

インタビューや文献から，この島を含むバリ州[5]では病気を二元性でとらえていることがわかった．例えば，悪魔や悪霊による危険に脅かされたとき，神々と人間とのあいだの保護・被保護の関係を確立する手段として，呪的にけがされた共同体を祓い，善と悪の呪的なバランスを回復させる必要がある．また病気は互いの鏡像であると信じている．そのため，病気になったとき，病院で治療を受けて身体的には治癒しても，精神的には回復していないのでお祈りをする．また，人間が落下した場合，問題が物理体（外部）の不均衡だけではなく，精神の不均衡があったと考える．悪や死をただ排除せず，顕在化させて祭りや舞踊で表すなど，あらゆる感性と結びつけていた．

加えて，いわゆる西洋医療と伝統医療をうまく使い分けていた．村々には1～2人，バリアン（balian）といわれるヒンドゥー教の一環の祈祷師がいて，治療，占い・まじないの呪術をしていた．例えば，バリアンは出産時に立ち会い，安産を祈る祈祷師と先祖の生まれかわりを告げる呪術師の役割を果たしていた．住民は悩みごとによってバリアンを選び，治療を受けるだけでなく，仕事や家族の問題などを打ち明けていた．

◎ **まとめ**

継続可能な予防戦略を促進するためのガイドラインを開発する際には，社会背景に加え，病気観や医療行動の考慮が重要である．コミュニティ全体に根づいた文化や社会，経済を大きくとらえたうえで，健康を考え，新たな戦略を生み出す必要があり，多様な社会と価値観を鑑みていくことはグローバルな健康課題の解決の糸口となる．

（神原咲子）

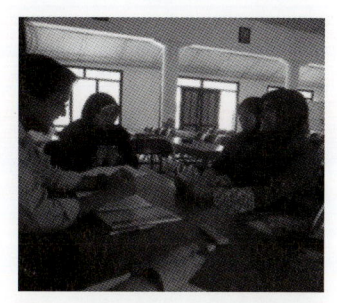

図1 現地の国立大学看護学部のスタッフ，小学校の教員たちとのディスカッション

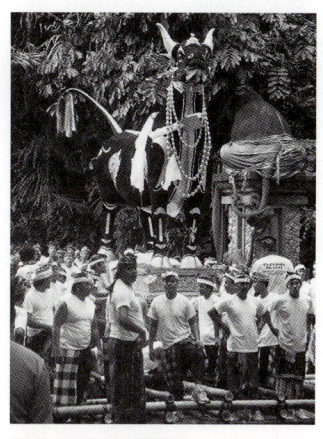

図2 バリの葬式

[3] **フォーマティブリサーチ**
形成的評価ともいう．パイロットプログラムを作成し，対象者の反応や達成度を評価して，フィードバックし，改良を加える方法．

[4] **ローレル指数**
子どもの発達状態，肥満や痩せを知るために用いられる指数．

[5] **バリ州**
バリ島とその南東の小島からなる．公用語はインドネシア語だが，理解できない高齢者もいる．バリヒンドゥー教という独自の宗教をもち，生活で重要な役割を果たしている．宗教的儀式などの活動が多く，精神的に満足している人が多いともいわれている（図2）．

② スマトラ沖大地震・インド洋津波の復興と健康課題の現状把握調査

- ◎活動した地域（国）：クラビ県，ラノーン県（タイ）.
- ◎どのような立場で活動したのか：大学の研究員.
- ◎執筆者プロフィール：現在，高知県立大学看護学研究科災害看護グローバルリーダー養成プログラム特任准教授．大学院修士・博士で公衆衛生を学んだ後，兵庫県立大学地域ケア開発研究所研究員として在籍中，21世紀COEプログラム「ユビキタス社会における災害看護拠点の形成」の国際班においてアジア諸国の災害看護ネットワーク形成や被災地調査に取り組んだ．

調査目的

　兵庫県立大学では，21世紀COEプログラム[1]の国際ネットワーク班の活動として，スマトラ沖大地震[2]・インド洋津波（2004年）の被災国のうち，3か国（タイ，インドネシア，スリランカ）を3年間フォローアップして調査した．同大学の地域ケア開発研究所研究員として在籍していた筆者は，そのなかでタイの復興や健康課題の現状把握を行った．帰国後はインドネシアとスリランカで調査を行った人と議論した．

調査内容

　被災から2年後となる2007年に1週間，タイのクラビ県とラノーン県を訪問し，看護師，村のキーパーソン，および住民にインタビューを行った．タイでは大きな被害を受けたアオナンやピピ島を中心とした観光地において，建物が倒壊し，何もない状態になった．そのため，政府の施策で環境問題を配慮し，景観を重視した街づくりやビーチの再建が進められていた．被災した海岸線は美観や環境が考慮されながら，石を積んだ1mほどの高さの防波堤と遊歩道が作られ，ビーチには環境・防災教育のための看板や，分別用ゴミ箱が多数設置されていた．特に，多くの外国人観光客が犠牲になったことを受け，海岸沿線の道路には，タイ語と英語，イラストが併記された避難場所を記す看板が多く設置されていた．また，被害の大きかった地域では防災スピーカーができていた．
　このように，生活環境は以前よりきれいに整備され，観光客も増え，住民は「経済的にも潤ってきた」と語っていた．また，政府による施策で，これまであまり地域で活動していなかった保健センターの看護師が，活

POINT

タイの概要
地域：アジア
首都：バンコク
面積：51.3万 km²
人口：6,745万人（2013年予測値）
一人あたりGDP：5,318ドル（2011年）

[1] **21世紀COEプログラム**
文部科学省が，2002年度より，「世界的な研究教育拠点の形成を重点的に支援し，国際競争力のある世界最高水準の大学づくりを推進する」ために，実施した．研究教育拠点形成計画について，各大学の学長から申請を受け，学問分野別に第三者評価を行い，補助金を交付するものである．

[2] **スマトラ沖大地震**
一般的に，スマトラ沖大地震は，2004年12月26日，日本時間午前9時58分にインドネシア西部，スマトラ島北西沖のインド洋で発生したマグニチュード9.3の地震のことを指す．

動するようになっていた．さらに，EMS（応急対策支援システム）をタイ全土の県立病院に設置し，救急医療体制の充実が図られ，自然災害の備えができる重点的事業も行われるようになっていた．加えて，多くの現任教育がみられ，新たな活動が増え続けているようだった．

◎1年後フォローアップ調査と比較

1年後フォローアップ調査と比較したところ，看護師の地域住民との密接なかかわり，ピピ島の病院機能の復興，ナーシングビレッジの完成など，明らかな再建がみられた．住民は体調を崩すと最初に保健センターへ行き，ヘルスボランティアから薬を処方してもらっていた．また，集会所で国の政策によるエアロビクスや糖尿病予防などの健康教育が活発に行われ，ヘルスボランティアの活動も活発になっていた．さらに，地域で働く看護師への現任教育が行われていた．3～7日の期間で，ラノーン県立病院，クラビ県のラーニングセンター，コンケーン大学などで行われ，看護師が順番に受講していた．参加した看護師は「災害以降，学問の場が増えたことは，ありがたく思っている」と語っていた．

スリランカ，インドネシア調査との比較

帰国後の議論で，スリランカでは長期間紛争状態が継続し，津波による被害も紛争地域に大きな被害を与えており，保健省などが，住民の健康状態を把握しているとはいいきれないとのことだった．子どもたちの精神的なフォローの必要性，環境と栄養状態の悪さに関連した易感染性，将来への見通しのなさからくるストレスなども見受けられていたという．

また，インドネシアのバンダ・アチェでは，富裕層が家を建設している一方，貧困層はいまだ家を与えられず，今後の見通しのないままバラックを追い出される現状であったそうだ．災害の多いインドネシアの保健省は，新たな災害対策に追われ，スマトラ沖大地震の復興支援活動がおざなりになっている話も聞いた．海外NGO（非政府組織）の復興支援者が多く残り援助を続けているということだった．

まとめ

この3年間の3か国における調査結果は，UN（国連）などで用いられている「災害は危機が脆弱性と出会うことで起こる」という定義を顕著に表している．同じ日に同じ震源による津波の災害であっても，被災前の基盤や社会背景（例えば災害に対する備え，適切な危機管理の程度）によって人的・経済的・環境に対する被害が大きく異なり，発災直後からの支援によっても大きく被害が異なった．このことから，常に安全保障を守るための社会のもつ脆弱性（災害に対する弱さ）を克服しておくことが課題であり，支援する看護が必要と感じた．

（神原咲子）

EMS (emergency measures support system：応急対策支援システム）

NGO (non-governmental organizations：非政府組織）

UN (United Nations：国際連合〈国連〉）

③ 難民・国内避難民におけるケアの課題

- ◎**活動した国**：コンゴ民主共和国，ルワンダ．
- ◎**どのような立場で活動したのか**：UNHCR（国連難民高等弁務官事務所）の医師，医療コーディネーター．
- ◎**執筆者プロフィール**：コンゴ民主共和国出身，医師．キンサシャ大学医学部（同国）を卒業．研修後，UNHCRブラザビレ難民プロジェクトメディカルコーディネーターなどを経て，2005年に来日．現在，高知大学医学部研究員，高知県立大学看護学研究科災害看護グローバルリーダー養成プログラム非常勤講師．

アフリカにおける難民・国内避難民

アフリカでは1990年代，数十万人が難民キャンプに定住するようになった．難民・国内避難民[1]は財産や仕事を失い，紛争などの恐怖に脅かされ，未知の避難地に不安を抱えながらたどりついている．また，精神面でも親や兄弟姉妹，友人を失うなど，大きなダメージを受けている．多くの難民・国内避難民を生んだ主な例を，下記にあげる．

◎コンゴ民主共和国紛争

1998年に勃発したコンゴ民主共和国紛争[2]は，経済的コストと人命の損失という面において，21世紀の経済戦争の最たるものであり，第二次世界大戦以来，最悪とされている．この紛争では，女性と子どもを中心に，罪のない600万人以上の命が奪われた．

◎ルワンダにおける「大虐殺」，ケニアの選挙後の混乱

コンゴ民主共和国紛争の前兆といわれるルワンダでのフツ族によるツチ族に対する大虐殺（1994年）[3]，ケニアの選挙後の混乱（2007年）[4]でも，多くの命が失われるとともに，多くの難民・国内避難民を生んだ．

難民キャンプでの活動・状況

著者は1999〜2002年まで，コンゴ共和国とコンゴ民主共和国のUNHCRの難民キャンプで，ルワンダ人，アンゴラ人，コンゴ共和国人，コンゴ民主共和国人への医療活動を行った．

◎文化や言葉の障壁

難民キャンプにはツチ族とフツ族の人が多くおり，言語も文化もさまざまであった．この障壁を克服するため，医療チームにスワヒリ語を話せるルワンダ人の看護師，フランス語とスワヒリ語を話せるコンゴ民主

UNHCR (United Nations High Commissioner for Refugees：国連難民高等弁務官事務所)

[1] **難民・国内避難民**
1951年，国際連合全権委員会議で採択された「難民の地位に関する条約」によると，「人種，宗教，国籍もしくは特定の社会的集団の構成員であること，または政治的意見を理由に迫害を受けるおそれがある」ことなどが理由で，自分の国にいると迫害などを受けるおそれがあるために，他国に逃れた人々を「難民」と定義している．
国境を越えなくとも，紛争などで住み慣れた家を追われ，国内で避難生活を送っている人は「IDP（国内避難民）」とよばれ，近年増加している．難民と同様，外部からの援助なしには生活ができず，適切な援助がない場合，これらの人は国境を越えて「難民」となる．

IDP (internally displaced persons：国内難民)

共和国の看護師に入ってもらった．このことで，患者訪問がスムーズになった．言葉や文化の違いは，薬や人道介入への障害になることがあるため，多文化の人でチームをつくることが有効かもしれないと感じた．

◎ 感染症の問題

難民キャンプでは，安全な水と衛生管理が不足している．これは，さまざまな疾患の罹患率や死亡率の悪化につながる．1994年以降，コンゴ民主共和国の難民約6万人は水不足とコレラの悪循環で死亡したという報告がある（UNHC Rreport 2003年）．また2000年，同国のIDP3,000人規模の難民キャンプで，近くの地下水の汚染により多くの命が奪われている．

筆者が活動したカクマ（ケニア）のある地域では，水の供給が37 L/世帯で，UNHCRなどによる最低基準値をはるかに下回っていた．

■ まとめ

◎ コミュニケーションと文化の問題

アフリカでは，隣国であってもまったく異なる言語や方言，文化をもっている．基本的に文化の違いは，医療によって管理にされるべきではない．しかし，文化的要素や習慣が，保健行動に悪影響を及ぼす可能性がある場合，医療チームは，コミュニティのために地元の健康と政治・行政との協議または問題についての議論が必要となるであろう．

◎ 感染症の問題

難民キャンプにおける感染症は，安全な水や衛生管理の不足以外に，握手や抱擁，キス，同じ皿で一緒に食べるなど，これまでになかった他文化が原因になることもあった．予防のため保健医療の専門家は，現地に適した衛生教育を行い，情報や知識を普及させ，リスクのある人には行動を変えるよう促さなければならない．

◎ 教育の問題

上記で述べたように衛生教育は欠かせないが，多くのサハラ以南アフリカでは，識字率が半数にも満たない．これは，地域保健介入（予防接種，治療）を失敗させる原因となりうる．UNICEF（国際連合児童基金）と各国によって開始された子どもに対する麻疹，ジフテリア，破傷風，ポリオなどの予防接種キャンペーンは，効果を理解していない部族，民族，宗教指導者から反対されているため，何度も地域の指導者と話し合う必要がある．また，学際研究チームで取り組むなどの努力をしなければ，衛生対策，汚染防止，病気の罹患率の減少につながらない．

（Ngatu Nlandu Roger〈ンガツ　ランドゥ　ロジャー〉）

● 引用文献
1）外務省．各国・地域情勢．http://www.mofa.go.jp/mofaj/area/index.html

POINT

コンゴ民主共和国の概要
地域：アフリカ
首都：キンシャサ
面積：234.49万 km²
人口：7,551万人（2013年予測値）
一人あたり GDP：237ドル（2011年）

ルワンダの概要
地域：アフリカ
首都：キガリ
面積：2.63万km²
人口：1,201万人（2013年予測値）
一人あたり GDP：583ドル（2011年）

▶2　**コンゴ民主共和国紛争**
1998年，反政府勢力が武装蜂起，ウガンダ，ルワンダなどが反政府勢力を支援し派兵，またジンバブエ，アンゴラなどが，新政権支援のためにコンゴ民主共和国へ派兵したことにより国際紛争へ発展．1999年に停戦合意が成立したが，不安定な情勢が継続した[1]．

▶3
1994年の大統領暗殺を契機に，フツ族過激派によるツチ族およびフツ族穏健派の大虐殺が始まり，3か月間で犠牲者は80～100万人に達した[1]．

▶4
2007年の大統領選挙結果を巡る与野党の対立は，根強く残る国内部族間の対立を表面化させ，死者1,200人，国内避難民50万人を超える未曾有の大規模な混乱に発展した[1]．

UNICEF（United Nations Children's Fund：国際連合児童基金）

④ 子どもの健康と環境（エコチル調査）

- ◎活動した都市：高知市（高知県）．
- ◎どのような立場で活動したのか：環境省エコチル調査高知ユニットセンター・高知大学医学部特任研究員（安光，南），同教授（菅沼）．
- ◎執筆者プロフィール：ヨーテボリ大学修士（安光），高知女子大修士（南），岡山大学博士（菅沼）を取得．世界最大級である10万人規模の出生コホート調査，環境省「子どもの健康と環境に関する全国調査（エコチル調査）」において，北海道から沖縄まで全国15か所のうち，四国では唯一の拠点となる高知ユニットセンターを運営．

活動に取り組んだ動機

現在，子どもの健康と環境について世界中で関心が高まっている．第二次世界大戦後の科学技術の進歩は，先進国の周産期・小児保健医療に多くの恩恵をもたらした．一方で，アレルギー，肥満，先天奇形，精神神経発達障害など感染症以外の疾患は増加しており，戦後数十年間に生み出された多くの合成化学物質，社会・生活習慣等環境要因の急激な変化と遺伝的要因を含めた多様な要素が，複雑に絡み合っている可能性が高い．しかし，化学物質の曝露の影響について，動物実験や公害などにより高濃度曝露例の知見はあるが，より脆弱性の高い胎児や小児に対する低濃度曝露については未解明であるため，前向きの（prospective）疫学研究の実施が必須である．

このようななか，1997年，主要8か国首脳会議（G8）の環境大臣会合にて，子どもの環境保健を最優先事項とする「マイアミ宣言」が採択され，デンマーク，ノルウェーに次いで，日本で10万人規模としては初の大規模出生コホート調査「子どもの健康と環境に関する全国調査（エコチル調査）」[1]の計画が始まった．高知大学は，医学や栄養学，児童福祉学，国際政治学などのスタッフの多様性を活かし，県内の小児科・産婦人科団体の協力を取りつけ申請した結果，四国では唯一のエコチル調査の拠点として認定されることとなった．

調査地域の状況

高知県[3]は，内閣府の調査（2011年）で，65歳以上の高齢化率が秋田県，島根県に次ぐ3位で，少子高齢化の進む「課題先進県」である．産婦人

[1] エコチル調査
2011年1月より開始．北海道から沖縄まで計15地域の大学に設置されたユニットセンター[2]にて，3年間で妊婦10万人の参加募集を行い，児が13歳になるまで追跡調査をする．分析まで含めると2032年まで継続する大規模かつ長期的な出生コホート調査である．
環境省が企画・立案，国立環境研究所内のコアセンターが中心となり，国立成育医療研究センター内メディカルサポートセンターによる医療面のサポートのもと，各大学内のユニットセンターが環境省と委託契約を結び，調査を実施している．

[2] 全国15か所のユニットセンター
①北海道，②宮城，③福島，④千葉，⑤神奈川，⑥富山，⑦甲信，⑧愛知，⑨京都，⑩大阪，⑪兵庫，⑫鳥取，⑬高知，⑭福岡，⑮南九州・沖縄．

科医の減少傾向もあり出産難民への危機感がある一方，協力医療機関が限定されるため，エコチル調査参加のよびかけなど，調査遂行の観点からは比較的実施しやすい状況にある．また，大都市と比べ，参加者の移動が少ないこともプラスの要素となっている．本調査対象地区は，高知市，南国市など11市町村で，県総人口の約7割を占める．

調査内容

エコチル調査の参加者7,000人（予定）に責任をもつ高知大学内の高知ユニットセンターでは，全国共通の研究計画書など各種マニュアルに基づき，県内市町村，医療機関，教育委員会などの協力を得て，調査を遂行している[4]．2013年8月現在，高知県での調査は順調に進んでいる．全国で統一された計画をそれぞれの調査地区独特の状況に対応して履行するためのカギは，ユニットセンターが，①調査地区における協力機関（医療機関・自治体など），②学内他部署，③参加者，④コアセンターなど中央機関，⑤その他ユニットセンターなど，さまざまな関係者をつなぐハブ的役割を果たすことである．また，ユニットセンター内では，現場を熟知している調査員を取りまとめるチーム力も欠かせない．

成果と課題

◎成果

微量な曝露でも子どもの健康に影響を与える化学物質を解明し，規制する制度を構築することで，より安全な環境を未来の子どもに提供することが期待できる．また，詳細な環境曝露調査を伴った大規模出生コホートは世界にほとんど例はなく，米国，ドイツなど，新たに同様の調査を企画している国に対して情報提供を積極的に行っている．

◎課題

第一に，長期の調査であるためフォローアップ率の保持が重要であり，そのためには広報活動などによる参加者や協力機関とのコミュニケーションの充実，疾患を抱える参加者へのサポート，県外へ移動していく参加者へのフォロー，継続したスタッフの確保などが必須となる．第二に，曝露（exposure）と結果（outcome）の正確な測定も重要である．化学物質への曝露，社会的環境，食事などの環境要因については，生体試料や質問票を駆使して測定，疾患については協力医療機関や自治体との連携により子どもの疾患情報などを正確に収集する必要がある．開始間もないエコチル調査であるが，県内での母子保健の向上のために，また地球規模で進む環境問題の改善のために，高知発日本そして世界へ情報を発信しながら「グローカル」な活動を続けていきたい．

（安光ラヴェル香保子，南　まりな，菅沼成文）

---

[3] 高知県の総人口は2010年，約76万人，出生数が約5,500人で，1991年以降継続して死亡数が出生数を上回っている（高知県資料より）．地理的には，四国4県のなかで最も面積が広く，東西距離が約190kmと横に長い地形で，その8割を森林が占める．高知市に人口の半数近くが在住し，周産期医療機関も高知市および，その周辺に集中している．

[4] 加えて，県内15医療機関，県境に近い愛媛県の5医療機関にて，各医療機関に配属した調査員による参加よびかけと同意取得，血液・尿・毛髪など生体試料の採取，質問票の配布回収などを実施する．生後1か月からは，郵送による半年ごとの質問票配布のほか，全国5%の参加者に対し詳細調査を実施予定である．

POINT

お勧め情報

- 環境省エコチル調査ホームページ：
  http://www.env.go.jp/chemi/ceh/index.html
- こうちエコチル調査ホームページ：
  http://kochi-ecochil.jp/

6章

国際的看護の活動：グローバルな視点をもった看護実践とは

6章 国際的看護の活動：グローバルな視点をもった看護実践とは

1 国際協力における看護の役割

　健康で豊かな生活を希求するのは，世界共通である．しかし現実には，住んでいる地域によって健康のために得られる資源には大きな違いがあり，不平等である．このような問題に対応する取り組みの一つが国際協力である．WHO（世界保健機関）などの国際機関だけでなく，日本のODA（政府開発援助）やNGO（非政府組織）でも多様な国際協力が行われており，日本の看護職が参加している．

　本章では，国際協力の仕組みと看護の役割および国際的看護活動の基盤となる考え方・方法論を学ぶ．

WHO（World Health Organization：世界保健機関）

ODA（official development assistance：政府開発援助）

NGO（non-governmental organizations：非政府組織）

国際協力とは何か

　国際協力とは，世界規模の経済社会的な格差を是正するため，国際的に，政府間あるいは民間で行われる国境を越えた援助・協力活動のことである．国際協力とは必ずしも先進国が開発途上国に対し行うものではないが，開発途上国は*1，経済発展の水準が先進国に比べて低いため国際協力の対象国となることが多い．

*1 1章「1. グルーバル・ヘルス・イシュー」p.2 を参照．

なぜ国際協力をするのか

　なぜ遠い外国の人を援助するのか．これについては，日本の歴史や現在の状況を踏まえると，次のように説明できる．

開発途上国の問題は自分たちの生活にかかわる

　世界の人口71億人の約8割の人は開発途上国で暮らしている．開発途上国の貧困や紛争といった問題は，世界規模での環境破壊や感染症の蔓延，難民問題などの形で世界全体とつながっており，決して開発途上国だけの問題ではない．また日本は，生活や産業に欠かせない食糧や資源の多くを外国からの輸入に依存している．開発途上国が平和で健全であることは自分たちの生活の安定と利益につながるという，国益に着目した考え方である．

援助を受けて発展した日本

　第二次世界大戦後の復興期には，日本は世界最大の被援助国の一つであり，国際社会から多大な支援を受けた．特に世界銀行（World Bank）▶1

▶1 世界銀行（World Bank）
世界銀行は，各国の政府から債務保証を受けた機関に対し融資を行う国際機関である．

からの低金利の融資は，黒部第四ダムや東名・名神高速道路などのインフラ（経済基盤）整備に用いられ，その結果，日本は経済発展を果たした．日本が全ての借金を世界銀行に返済したのは，1990年である．そのような歴史をもつ日本は，大国の一つとなった今，開発途上国の発展を援助すべきだと考えることができる．

先進国としての責務

飢餓・貧困克服などのグローバルな課題に対し，日本の貢献が世界から期待されている．世界平和と人々の安寧をめざし，これらに取り組むことは，先進国である日本の責務である（国際公益）．

国際協力機関の機能と協力の仕組み

国際協力について考えるとき，各機関の特徴と国際協力の仕組みを知る必要がある．

ODA（政府開発援助）

ODAとは，開発途上国の経済発展や福祉の向上のために，先進工業国の政府が開発途上国に対して行う援助や出資のことである．日本のODAの目的は，ODA大綱によると「国際社会の平和と発展に貢献し，これを通じて日本の安全と繁栄の確保に資すること」と述べられている．日本の重点課題は，①貧困削減，②持続的成長，③地球的規模の問題への取り組み，④平和の構築，である[1]．

日本のODAは，図1のように，支援国に対して直接支援を行う「二国間援助」と国際機関を通じて行う「多国間援助」の2つに大きく分類される．さらに二国間援助は，JICA（国際協力機構）による，「無償資金協力（開発資金の供与）」「技術協力」「有償資金協力（開発資金の貸付）」

JICA (Japan International Cooperation Agency：国際協力機構)

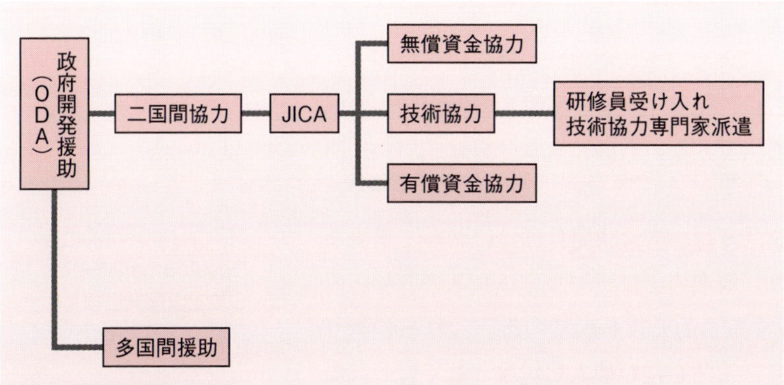

図1 日本のODA

に分けられる．技術協力とは，開発途上国の人材育成，制度構築のために，専門家の派遣，必要な機材の供与，開発途上国人材の日本での研修などを行うものである．日本のODAは開発途上国の要請にもとづき，協力内容をオーダーメイドで組み立てることを特徴とし，日本の戦後復興の知恵と経験を活かし，開発途上国の自立と発展の支援に取り組んでいる．

その他，国際緊急援助などがある．国際緊急援助は，海外で発生した自然災害や建築物の倒壊など人為的災害に対して行う主に人的支援のことをいう*2．海外で大規模な災害が発生した場合，被災国政府や国際機関の要請に応じて，日本政府の決定のもと国際緊急援助隊を派遣する．被災地では被災者の捜索や救出，けがや病気の診療，災害からの復旧活動に取り組む2)．

ODA予算は一般会計などにより賄われている．

*2 6章2「③被災地医療協力で体験した看護学生との協働」p.140を参照．

NGO

NGOは，民間人や民間団体がつくる国際的または日本の組織である．それぞれの組織の設立目的や実施能力により独自の活動をしている．

大学，地方自治体，公益法人などのNGOと，政府組織であるJICAとが共同で地域住民に直接役立つ事業を実施する「JICA草の根技術協力」は，NGOとGO（政府組織）の連携の例である．

国際機関

国際機関とは国家を構成員とする組織のことで，多数の国家が目的を共有し共同で問題の解決にあたる．UN（国連）およびそれに属する諸機関（WHOなど）のほかに，先進国だけが加盟するOECD（経済協力開発機構）や，ASEAN（東南アジア諸国連合）のような地域協力機構が該当する．

GO (governmental organizations：政府組織)

UN (United Nations：国際連合〈国連〉)

OECD (Organisation for Economic Co-operation and Development：経済協力開発機構)

ASEAN (Association of Southeast Asian Nations：東南アジア諸国連合)

国際協力における看護の役割

グローバリゼーションの進行により生まれた地球規模の健康課題は，もはやこれまでの「国際保健」の枠組み，つまり「富んだ国が貧しい国を支援する」という構造では対応できないものになり，グローバル・ヘルスが提唱されるようになった．

グローバル・ヘルスはMDGs（ミレニアム開発目標）において重要な課題として位置づけられており，現在のグローバル・ヘルスの取り組みの多くは，このMDGsを達成する目的で行われている．これらの取り組みは，さまざまな事情をもち，生活を営む個人を対象として行われることもあるし，政策にアプローチして地域の医療や看護のシステムを変

MDGs (Millennium Development Goals：ミレニアム開発目標)

更することや必要な施設をつくることもある.

　看護師は，生活を調整することで健康の増進や幸福の増加をめざす専門職であるため，人々の生活や人生，環境を理解し，自立支援や人材育成に取り組むことが期待される．また，看護師の視点により，住民の生活の場である「社会」に「保健」を織り込むことができ，疾病の予防やリハビリテーションによって，生活・人生の質を改善することが可能である．看護師は医療職のなかで，一番人数の多い職種のため，世界の人の健康の改善は看護の参画なしには実現しない．

　さらに，健康に影響する要因は多く複雑であり，医療だけではなく多分野の専門職の協働が必要とされる．保健関連MDGsを推進するために，これらのチームの活動を調整する役割は，看護職がふさわしいように感じられる．

　加えて，非専門職ヘルスワーカーの指導監督も，看護職が貢献できる分野だと考えられる．

国際協力における国際的看護活動の方法

　国際的看護活動を計画・実施・評価するプロセスは，看護過程の考え方で説明できる．つまり，収集した情報をアセスメントしてニーズを特定し，優先順位を決めて目標を設定する．そして実施計画を立てて実践し，計画通り進んでいるかをモニタリングして，成果を評価する（図2）．

　国際協力では，任国での所属機関やカウンターパート[2]が主体となり取り組む．国際的看護活動を計画・実施・評価するプロセスは，カウンターパートおよび受益者（住民や患者など）など，現地の人とともに行い，現地の人の自立を支援する立場として参加する．

▶2 **カウンターパート**
国際協力の場において，現地で受け入れを担当する人物をいう.

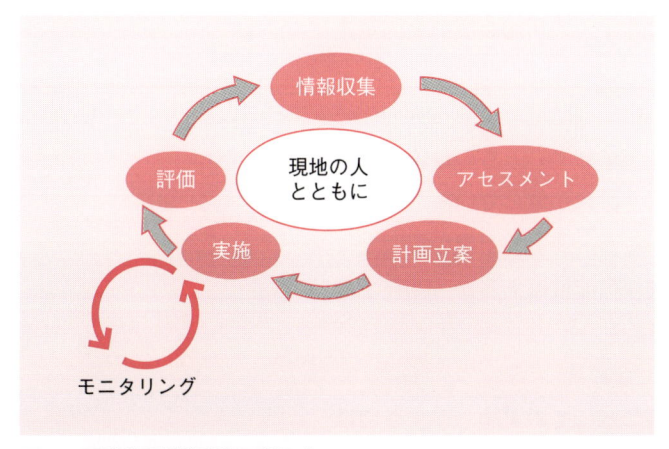

図2　国際的看護活動の考え方

情報収集

国際的な活動の計画は，情報収集から開始される．

◎任国の一般的な情報

まずは，任国のプロフィール（一般的な情報）を収集する．すなわち，地勢，人口および人口構成，民族，宗教，歴史，経済，政治，教育，行政単位などの情報を入手する．これらについての情報収集は，任国が決まったらすぐに開始する．

◎健康に関する情報

次に，健康に関連する情報を収集する．すなわち，平均寿命，乳児死亡率，主要死因，主要入院疾患，主要外来受診疾患，政府の保健政策，保健医療提供のシステムなどのほか，活動の分野や活動内容に関連する情報を収集する．これらの情報は，政府が発行する年報や統計資料などの刊行物により入手できることが多い．インターネットからそれらを購入できる場合もある．

◎現地での情報

一般的な健康指標は日本にいながら得ることができても，活動する地域（あるいは組織内）の，活動内容に直接かかわる事項については，任国に到着してから自分の足や目を使って調べるのが普通である．カウンターパートとともに現場を訪れ，そこで起こっている事実を情報として収集する．現場を見てもカウンターパートに聞いてもわからないときには，自分で調査を行うこともある．当該地域で活動する，国際機関や他国の援助機関の動向についても情報が得られるとなおよい．

アセスメント

この段階においては，収集した情報をもとに取り組むべき課題と優先順位を決める．人々を取り巻く状況を理解し，人々が求めているものは何かをカウンターパートや受益者とともに考え，具体的な活動を決定する．

◎課題の設定

取り組むべき課題を考える際には，人々が求めているものは何かを現地の人と一緒に考える．この段階では，①受益者が望んでいることであるか，②国の保健政策の方向と一致しているか，③実施組織の権限内にある課題か，④技術的・経済的に目的達成の可能性はあるか，⑤終了後の自立的な継続が可能か，などを検討する．

◎優先順位の決定

優先順位の決定に際しては，支援する側にとっての実施しやすさではなく，受益者やカウンターパートが改善を望んでいることに焦点をあて

ここで確認！ 技術協力専門家派遣と研修員受け入れ

　技術協力専門家派遣とは，日本人の専門家を開発途上国に派遣し，現地の技術者に，その国の実情に合った技術を指導し，提言を行うことである．専門家の派遣による技術指導は，外国人であることによる影響力と，対象者を比較的多く設定できるという点で，優れた研修効果を期待できる．しかし，文化的背景や環境などの違いから，指導しようとする技術内容が相手側に伝わりにくいという場合もある．

　研修員受け入れは，開発途上国の技術者などを日本に招き，病院などの現場で，日本の専門知識や技術を伝え，各国の課題解決に役立ててもらう事業である．研修員が日本で実際に体験したことは，帰国後，その国のシステムを考慮したうえで，同じ文化的背景をもった上司や同僚に母国語で伝達されるため，研修員の提案が受け入れられる可能性が高い．また，日本での研修では，日本人との接触を通し，日本の技術や行動の背景にある文化やメンタリティーに触れられる．これにより行動変容が促され，長期的な見地での継続性につながると考えられる．

るほうが成果を得やすい．また，現地のシステムに着目することも必要である．既存のシステムを資源として用いるほうがよい場合と，システムを改変しなければ成果を得られない場合とがあるので，注意を要する．通常，国際協力の場面では，活動できる期間が決まっており，予算も人材も限られていることが一般的なため，この優先順位のつけ方は活動全体に影響する．

計画立案

　計画立案のプロセスには，到達目標の設定と，目標に到達するための具体的な活動の計画が含まれる．到達目標は実現可能な最高の状態とし，評価の時期や誰が評価をするかなども設定する．

　計画に際しては，適正技術[3]を意識する．技術協力を効果的かつ効率的に行うために，技術協力専門家派遣および研修員の受け入れという2つの手段を組み合わせて用いることが多い．

実施・評価

　計画に従って活動を実施し評価する．計画全体が受益者のニーズに適合しているかどうかを常に吟味し，一度決まった活動であっても状況の変化などに柔軟に対応する．計画通りに進んでいないと判断されれば，活動方法を変更したり，目標を修正したりすることもある．モニタリングとは，日常的・継続的な進捗状況の観察である．　　　　　（大野夏代）

●引用文献
1) 外務省. 政府開発援助（ODA）大綱. http://www.mofa.go.jp/mofaj/gaiko/oda/seisaku/taikou.html
2) 国際協力機構. JICA PROFILE. http://www.jica.go.jp/publication/pamph/

▶3 **適正技術**
適正技術（appropriate technology）とは，現地のニーズや文化，環境，人材などを考慮したうえでの，持続可能な最善の技術をいう．その国の専門職が維持できるような低コストで簡便な技術であり，安全性や効果において，より高コストな技術と比較しても容認できる範囲内の技術である．例えば，脱水の予防や治療のために使用されるORT（経口補水療法）は，安全で効果があり持続可能であるため，点滴治療にかわることが容認できる適正技術である．

ORT（oral rehydration therapy：経口補水療法）

Column グローバル看護にかかわる必要性と活動の倫理性

少子高齢化と医療費の増大，医師不足，重症妊婦診療のたらい回し，食の安全，新興感染症対策，HIV/AIDS（ヒト免疫不全ウイルス／後天性免疫不全症候群）感染者の拡大，生活習慣病の予防とスクリーニングなど多くの問題を抱え，医療従事者不足に悩む日本において，貴重な人材である看護師がグローバル看護にかかわる「必要」があるのだろうか．

1981年に来日したマザー・テレサは「日本人はインドのことよりも，日本のなかで貧しい人々への配慮を優先して考えるべきです．愛はまず手近なところから始まります」と，足元をおろそかにしないよう釘を刺した．かつて，『ハーバード白熱教室』という著作で一世を風靡したマイケル・サンデル教授が掲げたテーマのなかに「南アジアの最貧国で大洪水が起き，多くの人が亡くなった．日本でも同じ時期に大災害で大きな被害を受けたとする．日本は自国への援助を優先すべきか．あるいは災害援助資金を二分し，この国にも援助すべきだろうか」というものがあった．このような場合，例えば「自分の病院をほったらかして，海外に災害支援に行っちゃう人がいるんですよ！」という同僚の批判にどう対応すべきだろうか．こうしたジレンマに直面すると，何を選択したらよいのか，途方に暮れるかもしれないが，グローバル看護にかかわる動機づけは，以下のように分類できるのではなかろうか．

● 人道的見地，博愛主義

人道的見地，博愛主義を掲げるのは手っ取り早い．恵まれた者，富む者が，窮地にある者に手を差し伸べるのは義務であるという noblesse oblige, moral obligation の発想をもち込むのは説得力があり，多くの人に理解されやすい．WHO（世界保健機関）の健康の定義では，「健康とは，単に疾病や虚弱がないことではなく，身体的，精神的，社会的に完全に満足のいく状態を指す．健康は人間の基本的権利であり，到達可能な限りの高度な健康水準を達成することは，全ての人間の基本的権利の一つである」としている．この崇高な理念の達成が人類全体の最高目標だとすれば，私たちは何かしなくてはならないと説明できるだろう．

● 贖罪的な意義：先進国の消費活動が与える影響の是正など

一方，よりネガティブで贖罪的な意義もあげられる．例えば，先進国の消費生活が世界全体の格差構造を維持し，困難を抱える他者の生活に負の影響を与えているため，国際協力をして，少しでも是正しなくてはならないなどという考え方である．この場合は，行動を起こさないと，非倫理性が継続することから，活動は義務的な色を帯びる．

新興感染症の拡大原因の一つは，交通手段の発達だといわれている．ある国のアウトブレイクは，テレビ越しに傍観していればよい時代ではなくなり，極めて身近な問題となっている．HIV/AIDS，SARS（重症急性呼吸器症候群），H5N1（鳥インフルエンザ）などのパンデミックは，一つの国で対処できる問題ではない．サーベイランスと予防対策は世界全体の課題である．環境問題と有害物質，汚染物質の流通の規制，焼畑による大気汚染などの規制も，国際的問題であり，紛争と難民，移民と保健医療は，より長期的なビジョンで取り組まなくてはいけない．

● 政治的意義，経済的意義

政治的意義，経済的意義も見出すこともできる．国際協力を，人道的な帝国主義という見方をする人もいる．確かに，自国と援助対象国との主従関係を維持したり，現地での疫学研究を自国の保健医療対策に用いたりすることも，国際関係の戦略としてありうる．国家が国際協力を人道的な理由からではなく，自国の利益を追求する合理性をもって行っても，結果的に国際協力は成り立つと考えられるのである．

結局のところ，資源の再配分や教育・就職の機会の均等はあったほうが，社会が円滑に回ることは，歴史から学べる．国内外の紛争や治安の悪化は，所得や資源，健康の格差が主要因である．貧しい者が貧しいまま，不健康な者が不健康のままであるのが明らかであれば，その格差を実力行使で解消しようとしたり，自暴自棄となって労働の生産性が上がらなかったりすることも容易に想像がつく．

このような状況下では，自助努力では自身の健康にも配慮できず，国全体の健康の悪化，世界全体の健康の悪化につながる．この状況は，富める者にとっても好ましくなく，またいつ弱者の立場になるのかと考えれば，他者を思いやる社会の確立が選択されるのではないだろうか．

● **倫理的な国際看護活動の実践**

これまでにあげたような何らかの動機に基づいて，国際的な活動をするのであれば，1979年のベルモントレポート*に掲げられた倫理性の原則に沿って，表1の点に留意すべきだろう．

人には得意不得意があり，好き嫌いがある．国際的な活動が得意で好きであり，実践するチャンスが巡ってきたのであれば，天命ではないだろうか．全ての選択には責任が伴う．自分の選んだ道に責任感と誇りをもって，与えられたことに邁進すれば，それは世界に必要で倫理性を伴ったものとなるだろう．　　　　　　　　　（松田智大）

表1　ベルモントレポートの倫理性の原則に沿った留意点

- 対象地域や対象者の自己決定を尊重し，保健医療のニーズと優先順位に，その計画は沿っているのかを確認することが重要である．計画参加者として，政府の代表，地域の権力者・グループ，NGO（非政府組織）などを含め，国境を越えて健康問題を共有し，認識する
- 対象地域の福祉を最優先し，利益が最大になるようにする．利益が障害を確実に上回るよう，適切な評価を怠らず，国際看護計画の結果，生じた保健医療プログラム，製品，サービスがその地域で継続して利用できるようにする
- 利益分配の公平性を考え，国際的にも国内的にも，医療や健康の格差を是正し，かえって格差を拡大しないように努めなければならない．目的や内容にふさわしい資源の投入と効率のよい計画を立てる．先進国が経験してきたことを土台に，科学的な対応が必要である

NGO (non-governmental organizations：非政府組織)

● **参考文献**
- 津谷喜一郎，光石忠敬，栗原千絵子，訳．ベルモント・レポート．臨床評価 2001；28(3)：559-68．

＊ベルモントレポート：米国の「生物医科学と行動研究における被験者の保護のための国家委員会」が1997年4月に発表した研究を倫理的に行うためのガイドライン

HIV (human immunodeficiency virus：ヒト免疫不全ウイルス)，AIDS (acquired immunodeficiency syndrome：後天性免疫不全症候群)，WHO (World Health Organization：世界保健機関)，SARS (severe acute respiratory syndrome：重症急性呼吸器症候群)

2 国際的看護活動の実際

① モンゴル看護師を対象とした高血圧セミナーの実施

- ◎活動した都市（国）：エルデネット（モンゴル）．
- ◎どのような立場で活動したのか：青年海外協力隊看護師隊員．
- ◎執筆者プロフィール：現在，市立札幌病院形成外科・眼科病棟の看護師として勤務．伊達赤十字看護専門学校を卒業後，伊達赤十字病院に2年間勤務．その後，市立札幌病院救命救急センターに14年間勤務し，在職したまま2年間青年海外協力隊としてモンゴルへ派遣．帰国後，同病院で勤務しながら札幌国際大学大学院地域社会研究科を卒業し，現職．

派遣された国へ行った動機

2003年12月から2年間，JICA（国際協力機構）から「看護の質の向上のため助言・セミナーを行う」という要請により，青年海外協力隊としてエルデネット（モンゴル）の総合病院で，看護部長・看護主任をCP（カウンターパート）▶1にし，活動した．

派遣された国の状況

モンゴル人の平均寿命は男性64.4歳，女性67.3歳，GNP（国民総生産）は国民1人あたり390ドル，死因は1位脳梗塞，2位心疾患で，塩分摂取12.5～16.0g/日である（2004年当時）．肉食中心の食生活で，じゃがいも以外の野菜は中国などから輸入されているため高価で，野菜摂取の習慣がなく，また運動を継続して行う習慣もほとんどなかった．

伝統治療▶2が重視されており，頭痛や倦怠感などがあると，病院を受診して処方されたカクテル（卵白，ぶどうエキス，水に，チューブで酸素を混ぜたもの）を定期的に摂取し，症状を緩解させている．

また，看護師の待遇は非常に悪く，平均給与が約月給7,000円に対し，看護師の月給は5,000円で（2005年当時），副業をする人もいる．看護助手の存在はなく，看護師業務は煩雑化している．

POINT

モンゴルの概要
- 地域：アジア
- 首都：ウランバートル
- 面積：156.41万 km²
- 人口：323万人（2013年予測値）
- 一人あたりGDP：3,060ドル（2011年）

JICA（Japan International Cooperation Agency：国際協力機構）

▶1 CP（counterpart：カウンターパート）
ボランティアの協力活動を共同で遂行する現地側のスタッフ（ボランティアの上司や同僚）のこと．

GNP（gross national product：国民総生産）

活動内容

最初に院内各15科を約2週間ずつ巡回し、看護師業務の方法や内容、看護技術、患者の状況を観察した。結果、看護師は病態や看護技術に対する知識が曖昧で、患者指導はほとんど行っていないことがわかった。

特に、高血圧については知識が不確かで、塩分摂取と血圧の関係において間違った認識もあった。前述した死因の1位・2位である脳梗塞・心疾患には食生活が大きく関与しているため、生活の改善により予防できる可能性があると考えた。そこで、高血圧に関する正しい知識を得る機会の創出が必要と判断し、隊員要請とも一致していたため、「高血圧セミナー」を筆者本人が、院内の看護師対象に行った（図1～3）▶3。

本セミナーでは、看護師が正しい知識を得ること、その知識を活かし患者への指導能力を獲得すること、を目的とした。1科1回ずつ30～60分間で、高血圧の定義や病態を再確認し、減塩や安価な野菜、日常生活のなかでの継続可能なウオーキング運動などを紹介した。また、実行しやすい簡易で経済的なつぼ・指反らしの方法なども説明し、集中力を維持できるよう体を動かしたり、色ペンで図や食品などの絵を描いた教材を用いたりしながら行った。

成果と課題

セミナー開催当初、看護師参加率13～86%（実数2～20人）で、勤務時間内に開催しても人数が揃わず、キャンセルになることもあった。また、給与などの待遇の悪さも関与しているためか、看護師のモチベーションは低く、遅刻や早退、セミナー中に別のことを行うなど、集中力の続かないことが多かった。どの看護師もメモはしていたが、次のセミナーで、口頭で知識の確認をすると、正解は半数以下であった。しかし、1年を少し経過して、「もっと聞かせてほしい」「面白い」などという言葉が聞かれるようになった。患者への指導場面は確認されなかったが、得た知識を看護師のセルフケアや家族の健康管理に役立てている様子があった。

一方、患者への指導能力の獲得という目標は、十分には達成されなかった。課題としては、①セミナー後は試験を行うなど知識の確認をする、②勤務中に患者指導が定期的に行われるプログラムを考える、③自助努力することと技術移転のため、CP自身がセミナーの日程を決め、試験を組み込み、主催してセミナーを実施する、などがあげられる。

（堀口みゆき）

▶2 **伝統治療**
3分野に区分される。①薬草、②荒治療（瀉血とサムール〈カップのなかに燃やした紙を入れ、それを皮膚にあて、皮膚に針を刺し血液を出す方法。瀉血と類似している〉）などがある）、③針・マッサージ・催眠療法があり、シャーマン（＝祈祷師）も存在する。

▶3
CPがセミナーに同席できないときは、毎回、参加看護師の名前・人数を記録し、CPに報告していた。

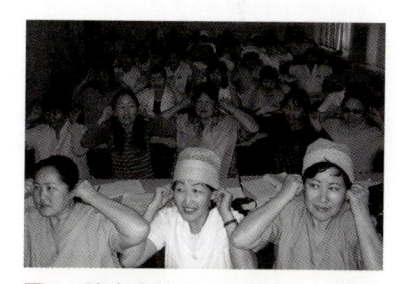

図1　院内全体でのセミナー（帰国直前）

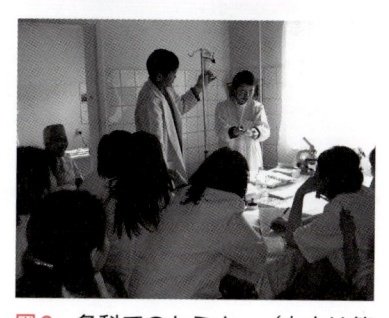

図2　各科でのセミナー（右上は筆者）

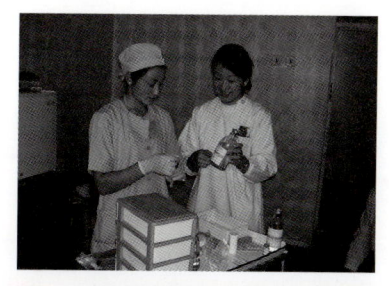

図3　各科での業務内容などを観察（右は筆者）

② インドネシアでの妊婦への保健活動：看護の質の向上を求めて

- ◎活動した地域（国）：ロンボク島（インドネシア）．
- ◎どのような立場で活動したのか：青年海外協力隊助産師隊員．
- ◎執筆者プロフィール：現在，国際保健NGO ヘルスコーディネーター[*1]．

派遣された国へ行った動機 [*1]

地域医療に興味があり，地域医療にかかわれる要請がある国と地域を選び，青年海外協力隊に応募し，インドネシアのロンボク島に約2年間（2011年1月～2013年1月），派遣された．

派遣された国の状況 [*1]

インドネシアの産科医療においては，JICA（国際協力機構）のプロジェクトに「母子手帳の普及」があり，多くの地域で母子手帳の使用率は高かった．しかし，その有効性や医療の質そのものに関しては，まだまだ改善の余地があった．

活動内容

妊婦への保健指導はマンパワー不足からほとんど実施されていなかった．そこで，下記のような取り組みを行った．

◎保健センターに来る妊婦の健康診断

パンフレットを作成して保健指導を補い，妊婦の体重・血圧・子宮底長測定，予防接種，血液検査，胎児の心音確認を行った．

◎保健センター支所を巡回

「カデール」とよばれる保健ボランティアと協力し，保健センターから遠い村に出向し，上記の健康診断を実施した．カデールは，医療スタッフ不足を補う点でも地域をよく知る人が保健に携わるという点でも非常に有効であり，カデールに対する勉強会も行った．

◎母親学級の開催

保健センターまたは保健センター支所にて実施した．インドネシアでは，交通費の支給などを含め，インセンティブがないと対象者が集まらないのが現状である．また，予算が足りずに実施できないことが多く，内容も教材を読みあげるだけの単調なものだった．

そこで，妊婦向けのクッキングクラスを開催し（図1），栄養価の高い

NGO (non-governmental organizations：非政府組織)

JICA (Japan International Cooperation Agency：国際協力機構)

[*1] 3章3「②インドネシアにおける貧困層の医療：全ての人に医療を」p.68 を参照．

POINT

インドネシアの概要
地域：アジア
首都：ジャカルタ
面積：190.46万 km^2
人口：2億5,116万人
（2013年予測値）
1人あたり GDP：3,495ドル（2011年）

食事の提供で人を集めたり，妊婦の多くが悩んでいた腰痛に対する妊婦体操を取り入れたりするなど，内容を充実した．また，実施前と後にテストを行い，対象者の理解力の把握とそれに基づく内容の改善に努めた．

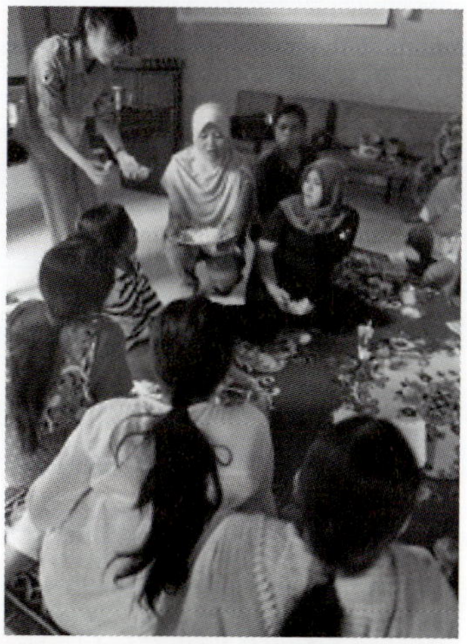

◎**分娩介助**

基本的に隊員は，直接介助は行わないが，分娩時はできるだけ参加していた．家族がずっと付き添っていることもあるが，助産師は日本のように産痛緩和ケアなどはいっさい行わない．そのためマッサージの方法や呼吸法の指導を行った．

◎**子どもたちへの手洗い指導**

衛生面が十分とはいえない環境から，下痢で受診する子どもが多いため，幼稚園へ出向き，正しい手洗い方法の指導を行った．青年海外協力隊のインドネシア派遣保健隊員には，受け継がれている「手洗いの歌」があり，その歌の紹介や手洗いの必要性を伝える紙芝居を実施した．

◎**助産師との勉強会の開催**

日本の医療に興味をもっている現地の助産師が多かったため，テーマを決めて勉強会を行った（図2）．

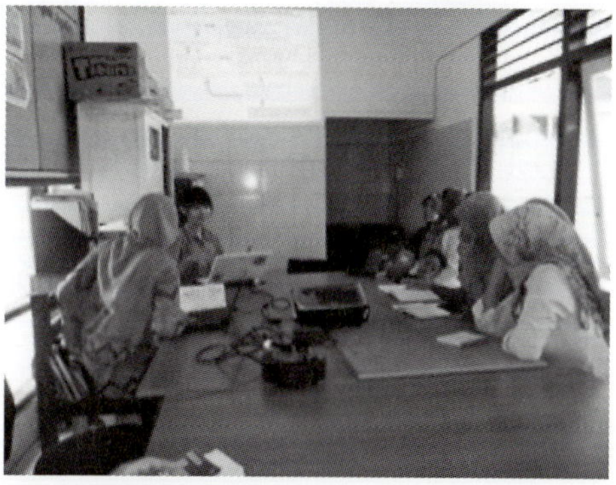

図1 クッキングクラスの様子

図2 勉強会の様子

成果と課題

公立の保健センターの受診料は，無料または安く設定されているためか，サービスや診察の質において改善点がある．例えば，注射針やメスなどの使い回しは物資が足りないから仕方がないと黙認される，政府へ報告する数値の偽造のような行為も日常的に行われる，などである．また看護師にも，看護の視点やケアにおいて不足部分を感じた．また，インドネシアの経済・文化的背景から，患者が治療に対して積極的でない側面もある．例えば，交通費がかかるので病院への搬送を躊躇する，病気や死は神によって決められているので抗わない，などである．

しかし，筆者たちの活動に現地スタッフは協力的で，患者に対する接し方に感銘を受けていた人もいた．作成した教材は現地スタッフも使用してくれ，クッキングクラスや妊婦体操も好評であった．しかし，教材を残すことはできても，活動や患者への接し方の改善，高いモラルを保ち続けることは難しい．地域住民のニーズや経済的背景，インフラの問題もある．人材育成，制度・予算の見直し，交通手段などの整備も含め，多くの課題が残っていると感じた．

（鈴木日和）

③ 被災地医療協力で体験した看護学生との協働

- ◎活動した都市（国）：レオガン（ハイチ）．
- ◎どのような立場で活動したのか：国際緊急援助隊医療チーム（救急看護師）．
- ◎執筆者プロフィール：天使大学看護栄養学部看護学科卒業，杏林大学大学院国際協力研究科修了．市立札幌病院救命救急センターなどで勤務．国際緊急援助隊医療チームにて，1999年トルコ北西部地震，2000年モザンビーク洪水，2004年スリランカ津波，2010年ハイチ大地震などに派遣され，被災地で急性期の災害医療協力に参加．

活動した国へ行った動機

現地時間2010年1月12日16時53分（日本時間13日6時53分），ハイチにおいて首都直下型でマグニチュード7.0の大規模な地震が発生した．外務省が国際緊急援助隊の派遣[▶1]を決定し，JICA（国際協力機構）が実施する国際緊急援助隊医療チームとして，現地に向かった．

活動国の状況

西半球の最貧国であるハイチは，長年の政情不安，民間投資の減少，国民総生産の低下，度重なる自然災害の発生などにより社会情勢は厳しい状況であった．震災前から，国連ハイチ安定化ミッションなどの治安維持活動が行われていたが，都市部では殺人や誘拐などの凶悪事件は継続的に発生していた．民族はアフリカ系が約9割，公用語はフランス語とクレオール語，宗教はキリスト教（カトリック，プロテスタントなど），ブードゥー教などである．

◎被害状況

地震発生当初は，大統領官邸，国連ビル，病院などの建物のほか，インフラおよび通信回線が壊滅状態で，被害状況の情報は錯綜していた．その後2011年1月時点での被害状況は，被災者数およそ370万人（人口の約3分の1），死者数約31万6,000人（国連関係者102人を含む），負傷者数約31万人，被害額約78億ドルと報告されている．

活動内容（図1）

レオガンでは，難を逃れたエピスコパル看護大学の看護学生や看護師のみが医療を行っており，他国の医療団体が来ていないため医療協力を

POINT

ハイチの概要
- 地域：中南米
- 首都：ポルトープランス
- 面積：2.78万 km^2
- 人口：989万人（2013年予測値）
- 一人あたりGDP：665ドル（2011年）

[▶1] **国際緊急援助隊の派遣**
被災国または国際機関の要請を受けて，外務省が派遣を決定し，JICAが実施する．医療チームの場合，メンバーは個人の意志で登録している医師，看護師，薬剤師，調整員に加え外務省，JICAから編成される．

JICA（Japan International Cooperation Agency：国際協力機構）

開始した[2]．診療期間は8日間（2010年1月18～25日）で，延べ診療人数は534人であった．診療に訪れた人の特徴は，四肢開放性骨折，骨盤骨折のほか，頭部創傷部にうじ虫が付着した状態，感染を伴う軟部組織損傷，頭部外傷や顔面挫滅創など，ほとんどが重症外傷を伴っていたことであった（外傷患者が約65％）．看護師の仕事は，緊急度の高い患者を優先させるためのトリアージ，バイタルサインのチェック，受傷時の状態を含めた問診，外傷処置，急変時対応のほか，暴動惹起がないかの周辺危機管理，メンバーの心身の健康状態管理など，多岐に渡った．

周辺の治安が懸念され，診察テント内の気温が48℃になることもある状況で，メンバーは互いに助け合うことを忘れなかった．筆者の経験したなかで最も厳しい環境だったが，メンバーの志気の高さがチームを助け，質の高い協力につながったと考えられる．

このような状況のなか，エピスコパル看護大学の看護学生20人程が，「手伝いがしたい」と訪れてくれた．なかには，身内を亡くしたり家が被災したりした人もいたが，進んで参加していた．

ハイチの公用語がフランス語とクレオール語のため，フランス語が話せる看護師，医療調整員，業務調整員がチーム内にはいた．しかし，現地ではクレオール語のみを話す人が多く，現地看護学生の協力は重要不可欠であった．受付・診察時・検査・薬局・レントゲン各部署で，日本人による問診や説明「日本語→仏語」を介し，看護学生が「仏語→クレオール語」で患者に通訳した．多言語が話せる看護学生もおり，「英語→クレオール語」での対応も行っていた．医療通訳のみならず，文化的な違いや心理的配慮を含めた対応を的確に果たしてくれた．

この協働の裏には，日本人メンバーの柔軟な発想と配慮があった．看護学生のためにチームの名札を作成し，協働してくれる仲間として心から尊敬していた．また，看護学生のストレス軽減のために話を充分に聴き，被災した背景を思いやり，毎日意思疎通を図っていた．メンバー全員がハイチや看護学生を想い，昼夜を問わず励んだことを特記したい．

改めて実感したこと

ハイチにおける災害医療協力では，改めて以下の3点を実感した．①災害時の情報は刻々と変化し，既存情報と異なることがあるため，情報を正しく収集し，分析する力が必要である．②被災者と同様に協力者も厳しい環境におかれるため，メンバー同士の協力や助け合いが重要である．③災害直後は，被災国の医療崩壊や医療体制が機能しないこともある．現地の医療者と協働することは，被災者のみならず，協力する国外の医療者にとっても意義がある．

（近藤美智子）

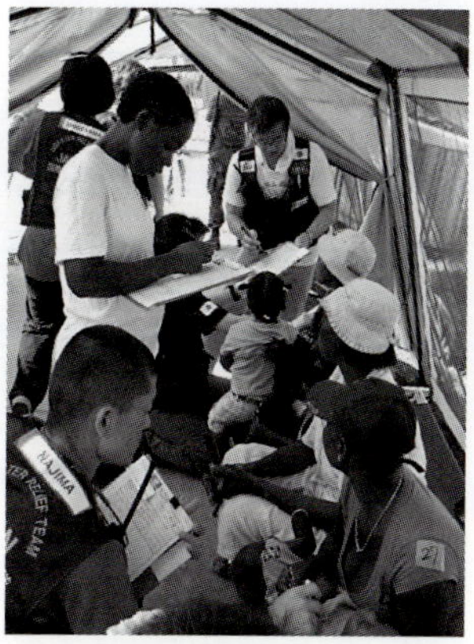

図1 問診するエピスコパル看護大学の看護学生（中央）と国際緊急援助隊医療チーム
（写真提供：JICA）

[2] **国際緊急援助隊医療チームのメンバー**
団長1人，副団長2人，救急医師3人，救急看護師7人，薬剤師1人，医療調整5人（治療放射線技師1人，臨床検査技師1人，救急救命士2人を含む），業務調整7人，調査1人，合計27人で構成された．

3 外国人看護師の研修受け入れ（人材育成活動）

受託した青年研修の概要

　JICA（国際協力機構）は，専門分野に従事する開発途上国の青年（35歳以下）を対象に，日本の経験・技術を理解する基礎的な研修（青年研修）を行っている．青年研修の期間は18日間であり，その内訳は来日プログラム3日間，分野別プログラム13日間および帰国プログラム2日間である．

　札幌市立大学（当大学）では，この青年研修を受託し，上記のプログラムのうち分野別プログラムとして「感染症対策」を13日間実施した（図1）．対象は，マレーシアの医療従事者12人（医師3人，看護師9人）である．

JICA（Japan International Cooperation Agency：国際協力機構）

POINT
マレーシアの概要
地域：アジア
首都：クアラルンプール
面積：32.98万 km^2
人口：2,963万人（2013年予測値）
一人あたりGDP：9,977ドル（2011年）

研修の計画・実施

　マレーシア政府の保健政策などを参考にしながら内容を検討し，講義・演習17件，施設見学4件，宿泊研修1件，異文化交流プログラム3件を計画した．本研修中，最大のイベントであった宿泊研修と異文化交流プログラムについて紹介する．

宿泊研修

　宿泊研修は，マレーシアの研修員12人と日本の看護学部の学生15人が参加し，札幌市郊外において1泊2日で行われた．プログラムは，感染症に関する講義とグループワークおよび発表とした．研修員と日本人学生でグループを編成し，各グループに，「熱帯感染症」「AIDS（後天性免疫不全症候群）」「院内感染」など，世界のトピックスを割りあてた．グループワークでは，担当するテーマについて日本人学生があらかじめ準備した資料「日本の現状と課題」を英語で読み，それに関して研修員が質問したり，マレーシアの状況を説明したりした．

　例えば，マラリアやデング熱などの熱帯感染症[▶1]については，血液検査などによって治療の方針が決められる様子や，治療が遅れた場合の死亡に至る経過，また病気を媒介する蚊の棲息を生活のなかでコントロールし，疾病の蔓延を予防することの重要性や困難さなどが研修員から語

AIDS（acquired immunodeficiency syndrome：後天性免疫不全症候群）

▶1
マレーシアでは大きな健康問題の一つである．世界的にも，マラリアは，結核，AIDSとともに世界の三大感染症として知られている．

研修目的
- 日本の感染症管理を行政施策，実践から理解する

研修コース対象者
- マレーシア人12人（看護管理者，看護実践者，医師）

受託機関
- 札幌市立大学

研修期間
- 全日程2009年10月25日〜11月11日のうち，分野別プログラムは10月28日〜11月9日の13日間で実施

研修内容
- 講義・視察および意見交換など
  ①日本における人々の健康の現状と課題
  ②北海道・札幌市の感染症対策の現状と課題
  ③病院における感染管理の実際（講義と病院見学）
  ④その他，関連事業の見学など（結核健診，医療廃棄物処理場など）
  ⑤研修生カントリーレポートの発表

研修期間（18日間）

来日プログラム（3日間）	分野別プログラム（13日間）	帰国プログラム（2日間）
来日日／オリエンテーションなど	研修／評価会	閉講式／帰国準備／離日日

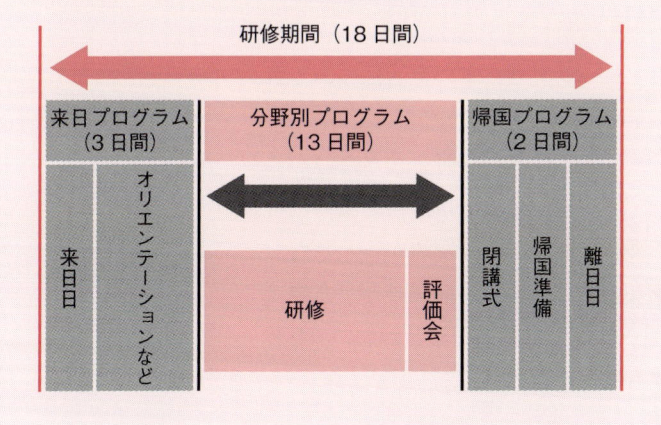

図1 JICA青年研修事業：マレーシア　保健医療「感染症対策」コース概要

られた．また，マレーシアでは，諸外国からの移民の健康問題も顕在化しているという説明もあり，社会的な要因が健康に大きく影響する点に日本人学生たちは，深く考えさせられた．

学生の一人は，「熱帯感染症の担当になったので調べて資料を作成したけれど，今でもこんな病気が世界にあるのかな，と思っていた．でも，世界ではよくある病気であり，生活を含めた対策が必要であることがわかった」と語った．

宿泊研修では，研修員と日本人学生，一人ずつの部屋割りとし，日本人学生企画による「たこ焼き試食会」やハイキングも組み合わされた．研修員と「濃厚接触」した学生たちは，「日本のことを聞かれて説明できないときがあった．自国のことを知らなくてはいけないとわかった」など，異文化に直接触れた体験から得た気づきがあった．

異文化交流プログラム

研修員には日本や札幌を見てほしい，学生や市民との交流を体験してほしい，日本での滞在を楽しむことにより研修の成果も持続するはず，という企画者の思いから，3件の交流プログラムを計画した．

◎**ウェルカムパーティ**
当大学のYOSAKOIソーラン部と茶道サークルの学生たちが，英語で簡単な説明をして演舞と茶道を披露し，歓迎の気持ちを表現した．衣装や和服をまとって披露したので，パーティはたいへん盛り上がり，研修員は多くの写真を撮っていた．

◎**市民との交流**
「青少年意見交換会―マレーシアのことを聞いてみよう」と名づけた半日の事業は，市内の大学生，高校生など若い市民20人を参加者とした，研修員との交流を目的とした企画である．研修員代表からの「マレーシアの生活」の発表，日本人側からの海外経験に関するプレゼンテーションの後，5つのグループに分かれ，マレーシアや日本の生活について質問や意見交換を行った．

グループでの話し合いは，「マレーシアに行ったら何を食べたいか」「どこへ行けばニンジャに会えるのか」「相撲レスラーは，何を食べたらあのように大きくなるのか」など，多様な話題により交流が行われた．さらには「マレーシアは多民族国家なので，日本人も看護師として働けますよ」「タミフルの副作用は，マレーシアでは聞いたことがない」など医療事情も紹介され，どのグループも楽しそうであった．

◎**浴衣の試着および撮影会**
「浴衣」と「着つけができる人」をできるだけ多く確保し，和室で実施した．この企画も研修員にたいへん好評であった．スカーフの色とコーディネートさせた浴衣を選び，帯を締めてもらうと，ポーズをとって何枚も何枚も写真を撮影していた．興奮して写真を撮っている姿を見て，浴衣を提供した教職員もうれしそうであり，短時間であっても企画してよかったと思った．この機会に，浮世絵や画集を自宅から持参した教職員もいて，研修員だけでなく，誰もが文化交流を楽しんだ．特に研修員は，この体験がことのほか楽しかったようで，浴衣を購入して自分へのお土産にした人もいた．

研修企画にあたっての留意点

国際的な研修を企画するにあたっては，配慮の必要な事項が多くあった．それらについて研修企画者らがどのように考え，対応したかを紹介

する．

■ 安全対策

　研修中の宿泊先は，JICA が契約するホテルのなかから選定した．研修中はマイクロバスで研修員全員が一度に移動するため，当大学へのアプローチがよく，バスを安全にとめやすいホテルを選んだ．

■ 健康管理

　研修員の病気や事故は，何としても避けたい事態である．しかし，研修員は，自国での仕事を集中的にこなしてから研修に参加するので，移動の疲れや気候の違いなどから，体調を崩す可能性もある．JICA のシステムでは，研修期間中，研修員の傷病が発生した場合は，JICA のメディカルルームが状況を判断し，病院での受診に同行するとのことになっている．また，研修員は「メディカルカード」を常に携行し，診療代の支払い手続きなども JICA を通すようになっている．

　本研修は，図らずもインフルエンザが日本中で流行っている時期での実施となり，札幌市内では小中学校の学校閉鎖が相次いでいた．見学先施設の担当者も含め，関係者は，研修員の健康状態をとても心配していた．しかし，そのような心配をよそに，医療従事者らしく自己管理できていたのか，研修員は全員，毎日元気いっぱいで，研修期間中，咳一つすることもなかった．

■ 文化に対する配慮

　研修員には，宗教による食材の制限がある．来日前から，研修での最大の心配ごとは食べものだと話していた．宗教的に食べられない食材を日本滞在中に避けられるかどうかに不安がある，という意味であり，そういった発言は，宗教に沿った食事をすることが彼らにとって重要な事項であることを表す．

　世界にはさまざまな食文化がある．日本人が食べないものを日常的に食べる人たちがいれば，日本で普通に食するものを食べない地域もある．宿泊研修に参加する学生たちも含め，関係者全員に研修員の食材の制限を具体的に説明し，昼食をスーパーやコンビニで購入するときなどには，近くにいる人が買い物の選択を手伝うなどした．

　研修期間中は，キャンパス内で控え室2室を用意した．昼食後，礼拝をする人もいたので，食事や休憩に使用する1室とは別に，静かな部屋があったのはよかったのではないかと思われる．

評価

研修員による研修の評価

研修の成果を確認する評価会では,「研修で学んだことを活かし, 抗菌薬や感染予防具を今後は適切に使用したい」「情報共有が重要であると学んだので, 職種間のコーディネーションを行いたい」などと発表された. また研修員代表より「今回の研修では多くを学んだ. 感染症だけではなく, 日本人の働く姿勢の素晴らしさや, ほほえみのなかの誠実さも学んだ. 研修の成果をもち帰り, マレーシアの状況を分析して新しい課題に取り組みたい. マレーシアの国民に最良のサービスを提供するよう, 努力を続けます」と, 研修にかかわった全ての人への感謝が述べられた.

寒冷地である札幌と常夏のマレーシアでは環境が異なるため, 課題となる感染症の環境も大きく違う. その限界があるなかでの研修ではあったが, 研修員は自分の職場の感染症対策を改善するための知識や技術的ヒントを得たことが, 研修員の発表やアンケートから確認された.

ある研修員は,「日本のお茶の苦い味や, 浴衣の帯の苦しい感じは, 見ただけではわからなかった. ここまで経験できて, 本当によかった」と語り, 交流プログラムを企画した教職員らを喜ばせた.

2年後の職場訪問による評価

青年研修そのものが終了した時点では, 研修員にも企画者にも満足感があった. しかし, このような国際的な研修は,「人材育成」を通してその国を支援することをめざしている. 今回の研修は, たった2週間足らずのものではあったが, それでも研修員のそのときの満足や個人的な知識の増加にとどまるべきではない. 研修により得た知識や日本での体験をヒントにして, 研修員は, 自分の職場の感染症対策を何かしら変化させたのだろうか…. 企画者たちは, それを確認したいと思った.

そこで, 研修より2年が経過した時点で, 企画者たちは, マレーシアの元研修員の勤務する病棟・部署を訪問し, 元研修員だけではなく, 上司や同僚にインタビューするなどして当該研修の評価を行った.

その結果, ある元研修員は, それまで部署に一つであった速乾性手指消毒薬を, 研修後上司に相談して, 複数設置した. また, ほかのある元研修員は, マスクやガウンなどを吊るす収納について新設し, 自分たちの動線を考えて使いやすくしていた. さらに, ほかの元研修員は, 日本から帰ってきてから仕事の仕方が変わり, マネジメントの視点が加わったと, と語った同僚もいた. 全体として, 元研修員は, 日本で得た考え

> **ここで確認！**
> **食のタブー**
>
> 食のタブー（food taboo）とは，飲食において宗教や文化上の理由などでタブー（禁忌）とされる特定の食材や食べ方のことである．
>
> 宗教によっては，特定の食肉の摂取を禁じる例が少なくない．例えば，ユダヤ教はカシュルート（適正食品規定）とよばれる，食べてよいものといけないものに関する規則があり，屠殺方法や食肉の処理方法が決められている．また，イスラム教ではハラールな食品のみ摂取が許される．ハラールでは，禁忌とされる食材があるだけでなく，禁忌以外の食肉についても屠殺時の儀礼などが定められている．その他，ヒンドゥー教，ジャイナ教，仏教は肉食を禁止しているため，信者の多くが今でも菜食主義者である．キリスト教のなかにも，特定の日に特定の食物の摂取を控えることを奨励する考え方がある．

方や技術的なヒントをもとに，自分の所属部署に具体的な改善点を導入していたことが確認された．

所感

本研修では，研修員と企画者（筆者たち日本人看護教職員）との素晴らしい出会いがあった．研修を機に形成された友情は継続しており，国際学会での発表などへと発展した．元研修員らは企画者を国際的な資源としてとらえており，それは，元研修員の専門職業人としての成長を動機づけているように観察された． （大野夏代）

7章 「国際的な視野をもつ看護師になる」というチャレンジ

1 国際的看護活動への第一歩

① 総論：国際的体験と安全対策

在学中にできる国際的な体験

　6章ではグローバルな視点をもった看護実践について，国際的看護活動の実際を含め紹介してきた．本章では「大学の授業だけでは物足りない」「もっと知りたい」「体験してみたい」という人のために，グローバル看護学に対する関心を発展させるための機会をいくつか紹介する．

　外国へ行くほどではないけれど，国際的な体験をしてみたい場合もあるだろう．JICA（国際協力機構）国内機関では，日本に滞在する外国人研修員の観光案内ボランティアを募集していることがある．日本の生活や自分の住む町を外国人に説明するなかで，無意識に行っている自分たちの日常生活を外側からみると，新たな面に気づかされる．また，在日外国人を対象とした日本語教室のボランティアなどもあり，特別な資格がなくても参加できる場合がある．

　一般に海外旅行をすると，現地の生活の様子を見たり，その土地の食べものを食べたりすることになる．渡航先が先進国であったとしても，それまで想像もしなかったような事物や味わいである場合も多く，そうした見聞は，生活の多様性を知る機会となる．

JICA（Japan International Cooperation Agency：国際協力機構）

スタディツアー，海外ボランティア

　旅行とは違った形で現地の文化を体験できるのが，スタディツアーや海外ボランティアである．これらに参加することにより，現地の病院などで医療の生々しい状況を実際に見て学ぶことができる．短期間であっても，医療現場の見学や現地の人々との交流は刺激的で，時には人生を考え直すような強烈な体験となる．開発途上国は日本に比べると汚く，不便で治安が悪い場合もあるが，自分の身をその場に置くことにより，そこでの滞在体験を楽しむことができるか，自分の身体が適応するかどうかを知ることができ，適性を考える機会になる．看護学部の大学生（看護学生）を対象とした海外ボランティアやスタディツアーは，大学，

NGO（非政府組織），旅行会社などのさまざまな団体により企画されているので，インターネットで新しい情報を得るとよい．後項では，国際看護研究会のスタディツアーに参加した看護学生の体験記を掲載している[*1]．

留学

海外生活の体験には，留学という方法もある[*2]．看護学生が検討する場合は，まずは短期の語学留学であろうか．英語などの語学力をブラッシュアップすることは，将来どんな進路を考えるにしても無駄にはならないであろう．

NGO の報告会，学会への参加

NGO の報告会や学会への参加も，看護学生に推薦したい活動の一つである．アフリカ，アジア，中南米など，さまざまな国の現状と取り組みの実際を聞くことができる．開発途上国の医療現場には，それぞれの国や地域に特有の課題がある一方，開発途上国に共通した問題があることに気づくかもしれない．実際に現地で活動している人が，何をどのように見ているのかを知ることは，自分の世界を広げる機会となるだろう．後項では，活動実績のある国内の学会・研究会として，国際看護交流協会[*3]や国際看護研究会[*4]，国際地域看護研究会[*5]，日本国際保健医療学会[*6]を紹介している．国際的な NGO の情報も日本語や英語で公開されているので，関心のある人はインターネットで探していただきたい．

語学力の必要性

それらの体験をするなかで，自分に足りない能力に気づくこともあるだろう．看護師としての資格と技能を活かして世界で活動しようとすれば，一般的に日本語だけではできないため，英語またはその他の国際語が読み書きを含めてできなくてはいけない．参考までに，国連の公用語は，英語，フランス語，ロシア語，中国語，スペイン語，アラビア語の6つである．

国際的な体験により得る広い視野や，現地の生活の個別性をみる視点は，日本国内で「普通の看護」をするときにも，対象者の理解を深めることにつながる．また，普通に国内で就職して毎日の看護に取り組み，専門性を磨くことは，世界をめざす道につながっている．「世界」を次の就職先として考える前に，一つの分野のエキスパートとなることが，実は世界への近道であると筆者は考える．

NGO (non-governmental organizations：非政府組織)

[*1] 7章1②「(3) スタディツアーに参加して（大学生の感想文）」p.160 を参照．

[*2] 7章1②「(1) 留学」p.156 を参照．

[*3] 7章1②「(7) 国際看護交流協会（INFJ）」p.168 を参照．

[*4] 7章1②「(8) 国際看護研究会」p.170 を参照．

[*5] 7章1②「(9) 国際地域看護研究会」p.172 を参照．

[*6] 7章1②「(10) 日本国際保健医療学会（JAIH）」p.174 を参照．

渡航時の安全対策

日本は世界で6番目に安全な国[1]であるとの情報があるので，世界のほとんどの国は，日本に比べると危険，つまり，病気や事故，事件などのトラブルが多いと考えられる．外務省が発表している「海外邦人援護統計」にも表れているように，旅行者の健康トラブルは増加している．旅行中の危険の性質を理解することは，トラブルの予防に有効である．外国はなぜ危ないのかは，以下のように説明できる．

外国はなぜ危ないのか

◎旅行に伴う危険

まず，航空機での移動そのものに伴う危険がある．長時間の運動の制限や夜間飛行による休息の不足は，健康その他のトラブルの原因になりやすい．時差が大きい地域へ移動すると，いわゆる「時差ぼけ」も生じる．

◎外国は物理的環境が日本とは異なる

「海外邦人援護統計」によると，外国で日本人がかかわった2011年の「事故・災害」関連のトラブルのうち一番多いのは，意外に思われるかもしれないが交通事故（165件）であった[2]．開発途上国では，交通法規の未整備や標識の不十分さなどがあり，とりわけ注意が必要である．

その他，気温差や高度（標高），紫外線，大気汚染なども健康トラブルの原因となることがある．

◎外国は生物的環境が日本とは異なる

気候や地形によっては，日本にはいないような害虫や害獣，害鳥がいることがある．また，開発途上国では，不十分な衛生状態により感染症にかかりやすいので注意する．

◎外国は社会的環境が日本とは異なる

当然のことであるが，旅行先にはその国の法律がある．各国の法律は，その国の宗教や文化などと密接につながっていて，日本では比較的軽い犯罪とされる行為でも国によっては重い犯罪に該当することもある．滞在先の法律を守り，風俗や習慣に配慮した慎重な行動をとるよう心がける．

◎安全対策

以上のように，外国には日本にはない危険があるので，「自分の身は自分で守る」との心構えをもって，渡航・滞在の目的に合わせた情報収集や安全対策に努める必要がある．

外国での安全対策に関しては多くの情報があるが，それらに加え，外務省「海外安全ホームページ[3]」でも情報収集するとよい．「海外邦人事件簿[4]」では，日本人が外国で巻き込まれたトラブルを知ることができる．

国・地域別の社会情勢や犯罪の特徴，感染症の発生状況などについても，適宜新しい情報が得られる．

キャリアとしての国際看護

　国内の病院などで看護師として働きながら，将来の進路として「世界」を思い浮かべることがあるかもしれない．「職場」として「世界」を考えるというのは，国際的な専門職である看護師ならではの生き方であり，時として魅力がある．しかし，日本の大規模病院で看護師として正規雇用で働く場合と比較すると，外国での仕事の待遇はさまざまで，任期期限のある仕事が多く不安定な場合が多い．外国と日本とを行き来する生活になると，状況によっては収入のない期間が生じるかもしれない．そのような「生き方」を選べるかどうかも含め，まずは少し時間をかけて広く情報収集することをお勧めしたい．

　国際的なキャリアを検討するために有効であると思われる視点をいくつか提供する．

先進国での就労

　日本の看護師免許は，そのままでは世界で適用しないため，外国での就労を希望する場合は，その国の看護師資格試験の受験や数か月間の研修が必要とされることが多い．先進国のなかには，看護師の需給バランス是正のために，外国（例えば日本）の看護師資格を有する看護師に対し登録のみによってその国の看護師資格を発給する国もあるが，一般的に要求される語学力は高く，就労は容易ではない．

　日本看護協会国際部による「海外の看護師資格取得について[5]」「看護師の国家間移動と各国の受入れ状況[6]」は，外国での就労を検討したい看護師にとって参考になる．資格審査の方法は随時変更されるので，就労を希望する国の担当機関に直接問い合わせ，資格およびビザ取得などについて最新情報を確認することが必要である．看護師，助産師，保健師の英文の免許証は，厚生労働省で発行される．

開発途上国への進路

　国際協力における保健医療看護および関連領域，つまり開発途上国をフィールドとするようなキャリアを検討することもあるだろう．国際協力を行う組織は，大きく分けて，①GO（政府機関），②NGO（非政府機関），③国際機関，の3つがある．

　GOでは，JICA青年海外協力隊の制度を通じ，多くの看護師が世界に派遣されている．青年海外協力隊などのJICAボランティアは，開発

GO (governmental organizations：政府組織)

途上国の公的機関などに所属し，指導や助言，調査を通じて，開発途上国の人材育成を図り，ひいては国づくりに協力している*7．

　保健医療の分野で，国際的な支援活動をしているNGOは多い．NGOは，開発途上国の僻地で，住民への医療を直接提供しているイメージがあるかもしれないが，活動はさまざまである．活動報告会やイベントを定期的に開催する団体もあるので，足を運んで説明を聞き，組織の概要や活動内容を把握するとよい．

　国際機関での最初のキャリアとしては，UNV（国連ボランティア計画）7)が検討できる．UNVは，世界の平和と開発を支援するためにボランティアリズムを推進する国連機関であり，開発途上国を含む世界160か国の人が，農業，通信，土木，医療など多くの分野でのボランティアに参加している．

　開発途上国での仕事や生活のイメージがつき，苦労はあってもやってみたい，と感じることができたら，一歩踏み出して応募してみるとよい．自分がその仕事に向いているかどうかは，やってみないとわからない部分もあるからである．自分が専門とする看護についての知識や技術は，その時点では備わっていることが当然だとしても，外国での活動を具体的に検討してみると，足りない能力があることに気づくだろう．実際，日本のどのような職場のどのような仕事の経験も，外国で仕事を行うのに十分ということはないように筆者は思う．つまり，その不足を補うような努力や柔軟性が，あらゆる場面で必要であると考える．国際協力に必要な資質と能力についての筆者の考えは，7章2に示した*8．必要な知識を修得するために，国内外の公衆衛生学や熱帯医学などの研修を受講することも有効である．

　次項からは，本稿で紹介した「国際的看護体験」の機会を紹介している．世界は広く，いろいろな人がいるが，人間にとっての健康は普遍的な希望である．その健康を，生活の視点から支援する看護師という仕事は，世界の人々に慕われていると筆者はとらえている．知識と技術と人間愛をもった日本の看護師が，日本を含めた世界の人々のために貢献することを，心から期待している．

（大野夏代）

*7 7章1②「(6)（独）国際協力機構（JICA）」p.166を参照．

UNV（United Nations Volunteers：国連ボランティア計画）

*8 7章「2．世界で活躍する看護師の資質」p.176を参照．

● 引用文献

1) Institute for economics & peace. Global Peace Index 2013. http://www.visionofhumanity.org/pdf/gpi/2013_Global_Peace_Index_Report.pdf
2) 外務省．海外安全ホームページ．http://www.anzen.mofa.go.jp/
3) 外務省．海外邦人援護統計2011（平成23）年版．http://www.anzen.mofa.go.jp/anzen_info/pdf/2011.pdf
4) 外務省．海外邦人事件簿．http://www.anzen.mofa.go.jp/jikenbo/jiken_index.html
5) 日本看護協会国際部．海外の看護師資格取得について．http://www.nurse.or.jp/nursing/international/working/pdf/shutoku.pdf

6）日本看護協会国際部．看護師の国家間移動と各国の受入れ状況．http://www.nurse.or.jp/nursing/international/working/pdf/ukeire.pdf
7）国連ボランティア計画東京事務所．国連ボランティア計画．http://www.unv.or.jp/

② 国際的看護体験の機会の紹介

1) 留学

　どのような分野でも海外に関心を向けると，最終的には，現地を視察したい，その現場で働きたいという願望がわいてくる人が少なからずいる．特に，日本国内で看護師・保健師としての経験を活かして，開発途上国の医療機関や福祉現場で国際支援をしたいと考える人は，若者に限らず中高年者にも存在する．そこで本稿では，どのような留学パターンがあるのかを紹介する．

■ 体験型留学

留学の期間：数日～1か月程度．
主な目的：語学研修や海外演習，国際交流を行う．
具体例：在籍する大学が，姉妹校などと「交流留学」「派遣留学」などを行っている場合もあり，留学先での単位取得が認められることもある．民間企業が主催しているものでは，夏休みなどの休みを利用した「夏休み看護短期留学」「看護管理研修」「看護・緩和ケア研修」などがある．
特徴：一般的に体験型留学は，いわゆるパッケージツアーに参加するパターンが多い．つまり，あらかじめ日程や研修内容が決められていて，複数人で参加するものである．また，渡航先は，米国や英国，オーストラリアなどの先進諸国が多い．開発途上国を希望する場合は，医療や福祉の海外支援をしているNPO（非営利組織）などが主催しているスタディーツアーに参加すると，約1週間の日程で体験型留学ができる．

■ 大学院留学

留学の期間：数か月～数年間．
主な目的：修士課程あるいは博士課程に入学し，学位を取得する．
具体例：日本で看護学部を卒業し，米国の大学院に進学希望する場合，必要なのが語学力である．英語を母国語としない応募者は，TOEFL 550点以上が最低条件である．英国やオーストラリアの場合はIELTSという，ほかの語学試験が存在する．大学院の場合，これ以外にGREあるいはGMATという語学力を基本とした教養試験が課される．滞在中の労働は禁止されているため，1年間に最低でも「約300万円の生活費

> **POINT**
> **ビザ（査証）の種類**
> 日本人は，3か月以内の観光目的で渡航する場合，ほとんどの国でビザ（滞在許可書）は必要ない．しかし，留学を目的に滞在する場合は，短期間にせよ滞在許可が必要となる．特に米国は厳しく，I-20（入学許可書）や財政証明書（金融機関の残高証明）などが必要であり，その書類を審査したうえでF-1ビザ（学生ビザ）を取得する必要がある．

NPO (non-profit organization：非営利組織)

TOEFL (Test of English as a Foreign Language)

IELTS (International English Language Testing System)

GRE (Graduate Record Examination)

GMAT (Graduate Management Admission Test)

(授業料を含む）×滞在年数の財政証明」が必要である．ただし，奨学金（例：フルブライト奨学金）などを利用すると，経済的問題は解決できる．
特徴：「先進諸国の大学院への留学＝進んだ技術や考えを身につける」と考え，留学の目的にするのは少々古いかもしれない．それよりも，異文化・多文化を理解し，ボーダレスな看護師になることをめざす人に適している．ただし，看護学修士あるいは看護学博士の学位を取得しても，どこの国であっても，移民に対しての就職は厳しく，永住権を得ることは難しいと認識したほうがよい．

ワーキング・ホリデー，インターンシップ制度を利用した留学

留学の期間：数か月〜数年間．
主な目的：将来的には日本で看護師として働く予定であるが，一度だけでも外国で看護師・保健師を経験・体験する．
具体例：正規の看護師として外国で仕事をすることは，ほとんど不可能であるが，アシスタントナースとして，現地の医療機関や介護施設において有給で働くことは可能である．特に，オーストラリアでは正看護師の資格を有し，1年以上の臨床経験があり，ワーキング・ホリデービザを保持している場合，比較的簡単に実現できる．一方，インターンシップ制度を利用する海外体験は，原則，有料である．北欧3か国を中心として，福祉施設での介護体験は比較的簡単に実現ができる．
特徴：無条件で職場を数か月離れることが可能ならば，「思い出づくり」という目的も考えられるが，退職をして渡航する場合，明確な目的が必要である．帰国後，得た経験を何に活かすのかをしっかり考えたほうがよい．例えば，JICA（国際協力機構）などの海外ボランティアへの参加条件として利用するなどである．

JICA（Japan International Cooperation Agency：国際協力機構）

その他：看護師として就労する留学

留学の期間：—．
主な目的：海外において看護師として就労する．
就労条件：就労する国によってさまざまであるが，日本の看護師免許とは別に，語学力審査を含んだ当該国の看護師免許取得を条件とする国が多い．詳細は，当該国の看護規制機関などに問い合わせいただきたい．
特徴：外国での看護師の就労に関しての問題は，移民規制や言語要件，教育要件がどの国でもあげられている．例えば，カナダでは看護師不足の国の看護師は雇用しないという方針が打ち出されている．また，英国では看護師は労働者不足リストからはずされたため，外国人看護師は雇用できない状態である．事前に，該当国の状況を調べる必要がある．

〔新川加奈子〕

2) 保健医療分野で活動をしているNGO・NPO

保健医療分野における国際的な支援は，国が行うODA（政府開発援助）と民間組織が行うものがある．民間組織には，NGO（非政府組織）とNPO（非営利組織）の2つが存在する．

NGOの起源は，「国の代表」ではなく「市民の代表」として国連の会議に参加するときに用いられたことがはじまりで，大きな規模の組織が多い．一方，狭義のNPOは日本独特のものであり，NPO法人（特定非営利活動法人）は，特定非営利活動促進法（通称NPO法）に基づき法人格を取得し，20種の分野に限り，利益を分配しないことを原則に活動する組織である．設立場所や規模は異なるものの，NGOとNPOに大きな違いはないと考えてよい．

外国で設立されたNGO

◎IFRC（国際赤十字・赤新月社連盟）

一般的に赤十字社（Red Cross）とよばれる組織は，大きく3つの組織から構成されている．①国際赤十字・赤新月社連盟（IFRC），②各国の赤十字社（例：日本赤十字社），③赤十字国際委員会（ICRC）である．本稿では，IFRCについて記述する．

本部など：本部はジュネーブ（スイス）で世界各国に事務所が78ある（2013年時点）．

主な支援対象：非紛争地の災害時における人道活動および難民対策．

主な活動：IFRCは，187か国の赤十字社の連合体であり，ハイチにおける大地震（2010年）後は，120か国以上が援助を行った．自然災害・緊急災害時の被災者および国内避難民などに対する救援活動を主な任務とし，災害時に各国の赤十字・赤新月社間の調整や国際救援活動の指揮にあたるほか，各国社の人道機関としての能力強化のための開発協力を実施している．各国の赤十字社は，ジュネーブ条約を批准している政府の補助機関という位置づけが，ほかのNGOと異なるものの，基本的にはボランティア組織である．世界には1,300万人の赤十字のボランティアがおり，災害救護時には約3,000万人にサービスを提供できる．

◎MSF（国境なき医師団）

本部など：本部は存在しない．28か国にある事務局が独立して活動し（2008年時点），ネットワークで結ばれている．

ODA（official development assistance：政府開発援助）

NGO（non-governmental organizations：非政府組織）

NPO（non-profit organization：非営利組織）

ここで確認！

ODA
先進国が開発途上国に対し，国として経済・社会の発展を支援することである．しかし，どこまでの支援をするかは，内政干渉という外交上の問題もあり，難しい．ODAの大原則は，開発途上国からの要請主義であり，先進国の「オッセカイ的支援」は禁物である．

IFRC（International Federation of Red Cross and Red Crescent Societies：国際赤十字・赤新月社連盟）

ICRC（International Committee of the Red Cross：赤十字国際委員会）

MSF（Médecins Sans Frontières：国境なき医師団）

主な支援対象：さまざまな理由（紛争や感染症の流行，社会や医療からの疎外，自然災害など）で人道上の困難に直面し，医療を受けることのできない人．

主な活動：事前調査によって明らかになったニーズに対して，診療，外科手術，予防接種，心理ケア，母子保健，栄養治療，衛生環境の改善，援助物質の配給などを行っている．

■ 日本で設立されたNPO

◎アムダ（AMDA：The Association of Medical Doctors of Asia）

本部など：1984年より岡山市に本部を置く．国内会員数1,254人（2012年7月時点）．世界30か国にある支部のネットワークを活かし，多国籍医師団を結成している．

主な支援対象：災害や紛争発生時の医療・保健衛生分野において援助が必要な人．

主な活動：国内においては，防災訓練対応，出張講演，活動報告会など，海外においては，緊急医療支援，復興支援，合同医療ミッション，スポーツ親善交流などを行っている．

◎シェア＝国際保健協力市民の会

本部など：1983年より東京台東区に本部を置く．

主な支援対象：厳しい境遇にありながらも自らの健康を改善する住民．

主な活動：「いのちを守る人を育てる」保健医療支援活動をタイ，カンボジア，東ティモール，南アフリカ，日本において行っている．

◎海を越える看護団

本部など：NPO法人ジャパンハートでの国際看護研修を終えた看護師が2006年に設立．

主な支援対象：医療の届かないところの住民．

主な活動：ミャンマーやネパール，カンボジアにおける医療活動，医療の不足している日本国内の僻地の住民に対しての人的サポート，がんやAIDS（後天性免疫不全症候群）の子どもと家族との旅行のサポート（スマイルスマイル事業）などを行っている．

（新川加奈子）

AIDS（acquired immunodeficiency syndrome：後天性免疫不全症候群）

● 参考文献
- 外務省国際局資料および近衛会長インタビュー資料．
- 国境なき医師団日本．http://www.msf.or.jp/
- シェア＝国際保健協力市民の会．http://share.or.jp/
- アムダ．http://amda.or.jp/
- 海を越える看護団．http://www.nurses-os.org/kangodan.html

3) スタディツアーに参加して（大学生の感想文）

- ◎**目的地**：タイ（コンケン：ハンセン病セルフケアクリニック，チェンマイ：チェンマイ大学など）．
- ◎**参加したスタディツアー**：国際看護研究会[*1] 第6回スタディツアー．
- ◎**どのような立場で参加したのか**：看護学部の大学生．
- ◎**参加動機**：以前から国際看護に興味があり，友だちが声をかけてくれたため参加．

2013年3月24日～29日の6日間，タイへのスタディツアーに参加しました．以前から国際看護に興味があり参加を決め，初めて日本以外で行われている看護を見学・体験し，説明していただくことを通して，とても多くのことを学びました．今回の学びのなかで特に印象的だったことを3つ書きます．

一つ目は県立シリントン病院のハンセン病セルフケアクリニックでの日本人看護師のケアです．足を洗って保湿をし，足に合うクッション性のある靴を履くことの徹底により，患者さんは足を切断しないですみ，時間をかけたケアの継続で，みるみる傷が治っていくことを，実際に病院や患者さんのお宅訪問で写真を見せながら説明していただきました．「看護の力って凄い！」と素直に感じました．まだ汚れが残っているのに「足を洗い終わった，きれいになった」と感じてしまう患者さんに対して，「あなたの足でしょ？」「あなたは顔を洗うでしょ？　同じように足も洗わなきゃだめよ」と言う日本人看護師の方の言葉が印象的でした．患者さんがセルフケアを実践できるように声をかけながら，また，私たち学生にも，「どうしてあのような歩き方になっていると思う？」「どうしてここの傷は治りにくいの？」「どうしてここが固くなっていると思う？」などと声をかけてくださり，一つひとつのケアや，患者さんの傷について，まだまだ知識不足な頭をフル回転して考えながら見学させていただいて，本当に勉強になりました．これから私たちが学ばなければならない看護を見せていただけたと思っています．また，この方の看護を見て，継続することの重要性と難しさも感じました．20年以上もタイという異国で看護を続け，大きな成果を上げていることも，本当に偉大だと感じました．何ごとも継続してこそ意味や価値があり，難しいことを実践しているからこそ，生き生きと自信をもって看護ができている

[*1] 7章1②「(8) 国際看護研究会」p.170を参照．

POINT

タイの概要
地域：アジア
首都：バンコク
面積：51.3万 km^2
人口：6,745万人（2013年予測値）
一人あたりGDP：5,318ドル（2011年）

のではないかと感じ，その姿にとても憧れました．私も将来そのような看護師になりたいと強く思います．

2つ目は「希望の家」の子どもたちとのふれあいです．事前に，寮母の方から山岳民族のことや，どのような子どもたちが暮らしているのかのお話がありました．希望の家では，両親がHIVに感染していたり，麻薬中毒になっていたりして，面倒をみることが難しくなった子どもたちが暮らしていました．子どもたちとのふれあいの時間には，子どもたちが歌を歌ってくれたり，折り紙を熱心にやってくれたり，英語・タイ語・日本語を交えながら積極的に話しかけてくれたり，とても楽しい時間を過ごしました．そのなかで感じたことは，素直に子どもたちの力になりたいということです．このときは楽しく遊ぶことくらいしかできませんでしたが，看護師になってさまざまな経験を積み，知識と技術を身につけたら，もっと力になれるのではないかと感じました．このような私でも歓迎してくれた子どもたちと，英語やタイ語，看護をもっと勉強し，成長して，いつか絶対また会いたいです．

3つ目は勉強不足です．英語が話せたら，出会った多くの人ともっとコミュニケーションができたはずでした．また，1年間大学で学んだことが定着し，目の前で起こっていることと知識を結びつけることができれば理解できることもいっぱいあったと思います．学ぶための環境は十分に整っているのに，私は何をしているのだろうと，とても情けない気持ちになりました．時間もつくろうとすれば，つくることはできたはずです．例えば，解剖生理学などはただ勉強するのではなく，この仕組みは何のために学んでいるのかの意味を考えながら勉強しなればいけないはずで，与えられたものだけを勉強するのでは意味がないと実感しました．しかし同時に，わからない，知らない，今まで見たことのない世界を知ることは楽しいことでもあると思いました．受動的な学習ではなく，能動的に学習する姿勢で，このモチベーションを維持し続け，これから勉強によりいっそう力を入れていきたいと思います．継続！

今回のスタディツアーに参加し，一つの目標であった看護師になることの先，次の目標も少しみえてきたように感じています．国際的な活動やボランティアをするにあたって，看護の資格と経験があるからこそ，力になれることがあると知りました．看護の勉強をすると決めてよかったと実感した6日間でした．一度にたくさんのことを学び，まだまだ言語化できていないこともたくさんあるように感じていますが，人生のなかで最も貴重な体験の一つになったことは確かです．スタディツアーに参加できて本当によかったです．

(菊地　彩)

HIV（human immunodeficiency virus：ヒト免疫不全ウイルス）

＊：本稿は，国際看護研究会 NEWS LETTER No.69 p.6-7を著者が改変した

② 国際的看護体験の機会の紹介

4) WHO地域事務局などでインターンをした体験

- ◎ **活動した都市（国）**：マニラ（フィリピン），神戸市（兵庫県）．
- ◎ **どのような立場で活動したのか**：大学院在学中にインターンとボランティアとして活動．
- ◎ **執筆者プロフィール**：大阪府立千里救命救急センター（現・済生会千里病院）勤務，兵庫県立大学看護学部，神戸大学大学院保健学研究科を経て，2012年からひょうご震災記念21世紀研究機構 人と防災未来センター研究員．

　WHO（世界保健機関）はスイスのジュネーブに本部を置き，6つの地域事務局と147の国に事務所を保有する．そのほか，フランスと日本に研究所がある．筆者はこれらのなかの一つ，マニラ（フィリピン）にあるWPRO（西太平洋地域事務局）と神戸市にあるWHO健康開発総合研究センターで，インターンとボランティアを経験した．

　WHOでのインターンは年2回（春・秋）にオンラインで募集されるが，それはWHOのジュネーブ本部だけであり，地域事務局などは随時募集している．筆者は担当者に直接メールを送り申請した．

WHO 西太平洋地域事務局での経験

　緊急援助に興味があり，大学院1年目のときに日本を管轄しているWPROのEHA（緊急人道援助ユニット）でインターンシッププログラムに応募し，8週間の予定で参加した．インターンの仕事はさまざまで，基本的に所属部署の指導者との協議で決まる．筆者はIEHKの配布システムに興味があったため，上司との協議の結果，IEHKの配布システムの現状分析と効率的な配布システムの提案を主な課題とした．しかし，在籍中に東日本大震災（2011年）が発生し，WHOの最前線で震災対応をすることとなった．そのため当初の課題はまったく果たせなかった．

　WPROは，発災直後にオペレーションセンターを立ち上げ，日本の被害状況の把握と太平洋沿岸諸国の津波への対応を開始した．日本では国内の津波被害が報道されるなか，WHOは環太平洋沿岸諸国の津波被害を懸念し，マニラから各国のWHO事務所に対応指示と情報提供依頼の連絡を行った．筆者たちは，各国の津波予測到達時刻と波の高さを一覧にし，24時間体制で被害の有無がすぐにわかるようにした．一部の国で床上浸水があったものの，幸い人的被害はなかった．そのため，WPRO

WHO（World Health Organization：世界保健機関）

WPRO（Western Pacific Regional Office：西太平洋地域事務局）

EHA（Emergency and Humanitarian Action：緊急人道援助ユニット）

IEHK（Interagency Emergency Health Kit）

は日本の被害状況の把握に努め，保健医療に関する事象についてのSITREP（状況報告書）を作成した．そして，連日Webサイトに掲載し世界に情報発信した．日本政府から発表されるレポートは，ほとんどが日本語であったため，筆者を含め日本人スタッフの協力が不可欠であった．英語版レポートも発表されたが，当初は約2日遅れで発表されたため，リアルタイムでは使えなかった．海外メディアやNHK海外放送は英語で情報を発信していたため，ある程度はリアルタイムに状況を知ることはできたが，報道範囲において限界があった．SITREPはOCHA（国連人道問題調整事務所）からも発信されたが，WHOが出すSITREPは，より健康問題に着目した内容であり，日本の状況を可能な限り正確かつ迅速に知りたいグループからWHOのSITREPは高く評価された．

WHO健康開発総合研究センターでの経験

大学院2年目のときにWHO健康開発総合研究センター（通称：WHO神戸センター，WKC）のUHEM（都市の健康危機管理ユニット）に半年間在籍した．WHOの内規で2回インターンをすることができないため，ボランティアとして働いた．ただし，いずれの場合も無給で働くことに変わりはない．WKCで働くことになったのは，WPROの上司がマニラから神戸市に転勤になったことが最大の要因である．

WKCでの課題は，大規模災害が発生した場合に活動するなど国内外のアクター（政府機関，医療機関，NGO〈非政府組織〉など）をマッピングすることを主に行った．基本的にボランティアも毎日の出勤が求められるが，WKCでは大学院への通学の合間での作業が認められたので，大学院とWHOでの仕事を両立することができた．

インターンのススメ

国連公用語は6か国語[1]が指定されているが，経験上，多国籍で構成される国際機関でのコミュニケーションの多くは英語で行われている．実は，筆者はあまり英語ができるほうではなく，上司や同僚と意思疎通ができていないときがある．しかし，インターンを経験してみて感じたのは，英語は単なるコミュニケーションツールであり，流暢に操ることが必ずしも仕事の質を表すものではないということである．それ以上に求められることは，専門的な能力だと感じる．何か一つでいいので，秀でた知識や技術をもっていることが現場では求められる．

国連は各国政府からの拠出金によって運営されており，拠出金の割合に見合っただけの出資国応募者の採用をする傾向にある．しかし日本は資金だけ出して，人を十分に送り出せていない．今後，国際舞台に身を置いて活躍する日本人が増えることを期待している．　　　　（髙田洋介）

SITREP（situation report：状況報告書）

OCHA（UN Office for the Coordination of Humanitarian Affairs：国連人道問題調整事務所）

WKC（WHO Kobe Center：WHO神戸センター）

UHEM（Urban Health Emergency Management：都市の健康危機管理ユニット）

NGO（non-governmental organizations：非政府組織）

▶1 **国連公用語の6か国語**
アラビア語，中国語，英語，フランス語，ロシア語，スペイン語．

② 国際的看護体験の機会の紹介

5) 国際協力と私の仕事

> ◎**執筆者プロフィール**：高校卒業後，自動車整備士，看護助手，准看護師を経て看護師となり，青年海外協力隊員としてボリビアへ赴任．帰国後，宮崎医科大学へ進学，卒後研修の後，北海道むかわ町国民健康保険穂別診療所へ赴任．その後，札幌医科大学地域医療総合医学講座助教，北海道のへき地病院を経て 2013 年 4 月，初任地である穂別診療所の所長として就任．NPO 法人どさんこ海外保健協力会事務局長としても活動．

本稿では国際協力と地域医療を実践する過程で気づいたことを論じる．

■ 国際協力との出会い

看護学生時代，青年海外協力隊の説明会で帰国隊員の話に感銘を受け，参加を決意する．ICU での臨床看護経験の後，青年海外協力隊として 1991 年に 2 年間ボリビアへ赴任した．

◎ボリビアで受けた衝撃

ボリビアでは，情熱だけでは何も変えられない現実にぶつかった．公的な医療保険がないなか，十分な治療を受けられず亡くなる人々．医療だけでなく，経済・社会制度や貧困の問題を目のあたりにして無力感を味わった．しかし，それでもたくましく生きる人々は，悲しい現実があっても，必ずしも不幸にはみえなかった．この経験から，無知で無力な自分に気づくと同時に，「幸せとは何だろう」という疑問をもった．

◎帰国後の進路

学ぶことの必要性を感じ，帰国後は医学部に進学．卒後の進路は，地域の保健，福祉活動にもかかわることができる地域医療を選んだ．いつかまた開発途上国で活動するときに役立つと考えたからである．

■ 国際協力活動の実践

筆者が事務局長を務める NPO 法人どさんこ海外保健協力会が，カンボジアでコミュニティ開発プロジェクトに参画した経験を紹介する▶1．

◎カンボジア統合的コミュニティ開発プログラム

日本の NGO の支援で現地 NGO「CCN（コミュニティ協働組合ネットワーク）」を設立し，開発を進めた（図1）．筆者たちは保健分野を担当，日本人をスーパーバイザーとして派遣し，健康教育や病気の初期対応を

POINT
ボリビアの概要
地域：中南米
首都：ラパス
面積：109.86 万 km²
人口：1,046 万人（2013 年予測値）
一人あたり GDP：2,374 ドル（2011 年）

▶1
現地に住む人たちが主体的に開発にかかわり，総合的に開発し，継続可能な「事業」とすることで独立性と継続性が生まれることを経験した．

POINT
カンボジアの概要
地域：アジア
首都：プノンペン
面積：18.1 万 km²
人口：1,521 万人（2013 年予測値）
一人あたり GDP：897 ドル（2011 年）

NPO (non-profit organization：非営利組織)

担う保健ボランティアの育成，TBA（伝統的産婆）の教育，病院受診時に必要な現金の緊急貸し付け事業などを，現地スタッフとともに立ち上げた．CCNは，各地の村々にCC（協同組合）の設立をよびかけ，立ち上げ資金の供与と人材育成を行い，設立されたCCは銀行業務や農業収益から得られる資金を運用し，村のインフラ整備（例：トイレ建設）などの事業を行った．活動を開始した1996年から2006年までに66の村にCCが設立され自立した運営が軌道に乗ったため，本プロジェクトは終了した．その後のCCN，CCは，何とか事業を継続しているとの報告を受けている．

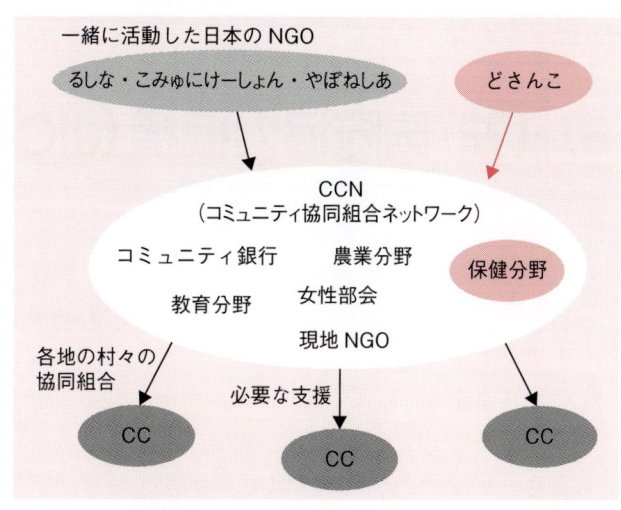

図1 日本と現地NGOの関係

NGO (non-governmental organizations：非政府組織)

CCN (community cooperative network：コミュニティ協働組合ネットワーク)

TBA (traditional birth attendant：伝統的産婆)

CC (community cooperative：協同組合)

国際協力と地域医療の類似点

海外で活動すると，文化の違いを感じて戸惑うが，国が違うのだから当然と考え，意識して対策を講じることができる．一方，国内では文化を意識しないために，異なる文化背景をもつ組織や職種間で摩擦が生じることがある．これは地域医療で顕在化しやすい．理由として，大病院では患者が病院側の文化に合わせて行動をするが，地域では医療者が患者の文化圏に入って活動すること，行政や地域の組織などとのかかわりが多くなること，などがある．「同じ日本人だからわかり合えるはず」では，わかり合えない文化が存在する．「文化が違う」前提で，互いを尊重し理解して行動することが国際協力，地域医療ともに重要である．

◎包括的な取り組み

医療支援だけで，その地域の医療レベルが向上することはありえない．教育や経済，制度などを同時進行で改善する必要がある．それらの変化は，文化の変容も引き起こしながら定着するため，時間も必要である．意識改革（精神的独立，組織の民主性）や必要に基づく計画（産業，保健教育，生活基盤），開発による恩恵を実感できることが，継続可能なコミュニティ開発のカギとなる．

国際協力，地域医療がめざすもの

死や病気，経済的な貧困は，幸せを阻害する一因であることは間違いない．日本人は貧困から遠ざかったが，幸せに暮らしているのだろうか．幸せとは何か，私たち医療者は人の幸せのために何ができるのか，何をすべきなのか，国際協力や地域医療を通して考え続けたい．　　　（夏目寿彦）

② 国際的看護体験の機会の紹介

6) (独)国際協力機構(JICA)

- ◎**組織・機関名**：独立行政法人国際協力機構(Japan International Cooperation Agency：JICA)
- ◎**事務局住所**：〒102-8012 東京都千代田区二番町5-25 二番町センタービル
- ◎**TEL番号**：TEL 03-5226-6660
- ◎**ホームページアドレス**：http://www.jica.go.jp/
- ◎**設立**：2003年10月1日

組織概要

当機構(以下，JICA)は，日本のODA(政府開発援助)を行う日本政府の機関である．「すべての人々が恩恵を受けるダイナミックな開発」というビジョンを掲げ，多様な援助手法のうち最適な手法を使い，地域別・国別アプローチと課題別アプローチを組み合わせて，開発途上国が抱える課題解決を支援している[1]．事業種類として，ボランティア事業であるJOCV(青年海外協力隊)，開発途上国の人々や組織の能力強化を図る技術協力事業，病院や保健所の建設を無償で行う無償資金協力事業，先方政府に低利子でお金を貸して開発を行う円借款事業などを行っている．対象分野は，橋や道路の建設，発電施設の整備といった経済社会インフラ支援，農村開発，環境保全，保健医療，産業開発など多岐にわたる．そのなかでも保健医療分野は，人道的観点，社会と経済の基盤としての健康，国境を越える感染症への対応といった観点から，特に低所得国を中心に重要な協力の柱となっている[2]．

事業概要：看護分野の国際協力事業

多くの開発途上国の場合，医師や看護師といった保健人材が充足していない．アフリカの西端に位置するセネガルの田舎では，人口1万5,000人に対し医療従事者が一人(看護師)しかいない状況があった．また，開発途上国では日本で考えられないような状況で命を落とすことがある▶1．

看護分野は，看護および助産分野の人材の育成，保健師(コミュニティ・ヘルス・ワーカーともいう)の育成，妊産婦や新生児の死亡を減らすための取り組みなどにおいてたいへん重要であり，多くの日本人の看

ODA (official development assistance：政府開発援助)

JOCV (Japan Overseas Cooperation Volunteers：青年海外協力隊)

▶1

その一つが出産の前後での母親の死亡である．10万人の出生に対し約500人の母親が亡くなっている現状がある．また，5歳未満児の死亡についても，特に新生児を中心に高い死亡率となっている．熱帯地域でのマラリア，南部アフリカや南西アジアのHIV/AIDS(ヒト免疫不全ウイルス/後天性免疫不全症候群)，結核対策といった感染症による死亡も一部の国や地域では決して看過できる状況ではない．JICAは，こういった保健人材の充足，周産期における母体の健康，5歳未満児の健康，感染症対策を中心に保健分野の協力を行っている．

護師がJICA事業の一員として，国際協力の現場で働いている．具体的には，JICAのPARTNER（http://partner.jica.go.jp/）を参考いただきたい．開発途上国の人々と技術協力を実施する青年海外協力隊員，JICA専門家，日本国内のNPOなど，数多くの看護職が求められている．

◎JOCV

次に，JOCVについて少し詳しく解説する．JICAは開発途上国からの要請に基づき，その要請に相応しい技術・知識・経験をもち，それらを開発途上国の人々のために生かしたいと望む人を，募集[2]，選考，訓練を経て途上国へ派遣する．派遣の主な目的は，①開発途上国の経済・社会の発展，復興への寄与，②友好親善・相互理解の深化，③国際的視野の涵養とボランティア経験の社会還元である．1965年に開始された長い歴史をもち，これまでに延べ3万7,000人を超える人が参加している．

看護師隊員の活動

看護師隊員は，活動領域の違いによって，主に，病院における看護活動，地域保健活動，看護教育の3領域に分けられる．病院の場合は，看護部に配属され，小児病棟，ICUのほか，一般診療科や病棟などで同僚の看護師とともに看護やケアを行う．地域のプライマリー・ケアを担う病院の場合は，院内の看護業務だけではなく，地域の巡回診療などにも携わることがある．地域保健は，地方行政や地方部の保健センター・診療所などへの配属，巡回指導で保健衛生改善活動や母子保健活動などを行い，看護教育活動においては教室型講義や実習指導の支援を行う．一般的に，日本での看護師経験年数が3年あれば看護師隊員の活動は十分可能で，専門領域の看護，看護管理や指導のためには経験年数5年程度が目安と考えられている．

看護師隊員はこれまで1,659人，保健師隊員510人，助産師隊員510人が世界の約80か国に派遣されてきた[3]．2013年7月現在158人が活躍している．職場も生活も人々の考え方も，何もかもが日本とは大きく異なる環境での活動で，驚き，悩み，時には落ち込むこともあるが，人々の生命を守るというかけがえのない仕事に開発途上国の仲間とともに手に手をとって立ち向かう2年間は，職業人として，そして一人の人間として大きな成長の機会を与えてくれる．

（独立行政法人国際協力機構〈JICA〉：上田直子，渡辺　学）

●引用文献

1) JICA. http://www.jica.go.jp/
2) JICA. JICAの保健分野の協力-現在と未来. 2010.
 http://www.jica.go.jp/aboutoda/mdgs/ku57pq000014ktsh-att/positionpaper_health.pdf
3) 平成22年度3次隊 セネガル派遣 杉山雅世看護師隊員最終報告書.

HIV（human immunodeficiency virus：ヒト免疫不全ウイルス）

AIDS（acquired immunodeficiency syndrome：後天性免疫不全症候群）

▶2
応募できるのは応募時に20～39歳（青年海外協力隊），40歳～69歳（シニア海外ボランティア）で，日本国籍をもつ人である．募集期間は年2回（春・秋），活動分野は農林水産，保健衛生，教育文化，スポーツ，計画・行政など多岐にわたる．派遣期間は原則2年間であるが，1か月から参加できる短期派遣制度もあり，年4回募集している．

▶3 ある看護師隊員の報告書より
「国際協力ってなんだろう．ボランティアってなんだろう．と考え続けてきた．日本で忙しく仕事をしていた時，自分の世界がどんどん狭まって，自分の周りしか見えなくなっているような感覚があり，もっと広い視野で物事を感じたい，世界のことを考えたいと思って，応募した青年海外協力隊だった．日本とは異なる文化の中で暮らすことで，驚きや困惑やトラブルもあったが，いろいろなものを見，感じることができた．自分とは違う考えを"まちがっている"と思わず，"そういう考えもある"と受け入れることが以前よりできるようになったかもしれない」[3]．

② 国際的看護体験の機会の紹介

7) 国際看護交流協会（INFJ）

- ◎**組織名・機関名**：公益財団法人国際看護交流協会（The International Nursing Foundation of Japan：INFJ）
- ◎**事務局住所**：〒102-0074 東京都千代田区九段南 3-2-2-201
- ◎**TEL・FAX 番号**：TEL 03-3264-6667，Fax 03-5275-3499
- ◎**ホームページアドレス**：http://www.infj.or.jp/
- ◎**設立**：1971 年厚生省，1974 年外務省財団認可．2012 年 4 月に内閣府から公益財団法人認可

組織概要：公益的な事業推進に求められる組織の堅固さ

当財団の定款では，財団事業の目的を「看護及びその関連分野に関する学術の振興及び開発途上国等に対する技術協力の推進等の事業を行うことにより，看護の国際交流を図り公共の福祉に寄与する」としている．

当財団では，評議員会と理事会が組織されている．評議員会は理事の選任，定款の変更，各事業年度の事業報告および決算の承認など，大きな権限を有している．理事会を構成する理事は評議員会の決議によって選任され，代表理事が理事長に就任している（現理事長／清水嘉与子）[1]．財団には賛助会員制度が設けられ，財団の趣旨に賛同して後援する多くの個人または団体が財団事業をサポートしている．

事業概要：開発途上国の看護職などへの国際技術協力事業とは

前述の目的を達成するため，次の事業を行うことを定款で定めている．①講演会および研修会などの開催，②国際看護を学習，研究する大学院生に対する奨学金の給付，③開発途上国などに対する技術協力事業の受託，④その他，この法人の目的を達成するために必要な事業，である．

ここでは当財団事業を最も特徴づけている「③開発途上国などに対する技術協力事業」について述べる．当財団の実施する国際技術協力事業は，開発途上国から保健医療・看護の研修員を日本に受け入れて研修を実施する国内研修事業が大きな柱となっている．

近年，日本政府は国連や WHO（世界保健機構）の戦略政策の国際的な動向を背景として ODA（政府開発援助）の対象国を絞り，技術協力案件を形成している．今世紀初頭からは，UN（国連）の MDGs（ミレニア

---

[1] 理事は財団の全ての業務執行の決定に参画している．財団の評議員・理事は看護職が多くを占めている．その他，理事の職務執行の状況を監査する監事が置かれており，事務局は現業にかかわる全ての業務を執行している．

WHO（World Health Organization：世界保健機関）

ム開発目標）による8つの戦略的目標に沿った案件が中心的な課題となっている*1．多くの開発途上国では，大きな経済的格差や性差別が存在し，貧困や飢餓は続き，乳幼児死亡率や妊産婦の死亡率は高いままという状況が続いている．こうしたことを受けて，当財団はJICA（国際協力機構）や省庁などと協働しながら，アフリカやアジア諸国を中心とした開発途上国の看護職などの研修に特化した事業を継続的に実施している▶2．

これらの事業は，研修員が日本での研修を通じて獲得した，自国に適応可能な知識・技能・技術を移転することで，自国の保健医療の向上や地域住民への利益をもたらすという時間のかかる事業ではあるが，事業の価値と意義は極めて高いと断言できる．財団設立以来，研修事業の対象国は130か国を超え，研修員は3,300人を超えた（2013年3月時点）．

その他，開発途上国の地域住民に直接裨益する事業として，草の根技術協力事業（JICA）を実施している．これは看護専門家や財団職員が直接現地に赴いて展開する事業で，ベンケット州（フィリピン）でのヘルスワーカーの育成，ボルガン（モンゴル）での母子保健事業では大きな成果を上げてきた．また，省庁などによる保健医療分野の企画競争案件事業や，国際看護にかかわるさまざまな調査研究事業も実施している．

国際看護にかかわる支援など：ますます広がる国際社会での看護職の役割

開発途上国の看護職などを対象とした研修事業では，日本の看護界の指導者や財団職員が研修目標に基づいたプログラムの策定，研修受け入れ機関との折衝，研修の実施，研修員の行動計画書の指導などに全面的にかかわり，成果を上げている．このような研修事業では，優れた看護職の参画・協力が欠かせない．また，毎年実施している「国際看護を考える集い」「国際看護教育セミナー」には，多くの日本の看護職などが参加し，国際看護の学習を行っている．加えて，国際社会に貢献する有用な看護職人材の育成を目的として，日本の大学院に在籍し国際看護を専攻する学生を対象に，奨学金給付事業も行っている．募集は公募され（返済不要であることと相まって応募者が増加），毎年20人の奨学生が生まれ，2年間の給付を受けて修学している．この奨学金の受給者から，これから国際社会で活躍する看護職が生まれることが期待される．

当財団では，ホームページやニュースレター『国際看護』（隔月刊）で常に情報発信しているので，財団事業に参画する際にはここから情報入手ができる．財団の賛助会員になると，ニュースレターが送付され，上記催事などに割引会費で参加できるなどの特典がある．

財団事業の実施にあたっては，優れた看護職の人材が求められており，今後より多くの看護職の参画を期待したい．

（公益財団法人国際看護交流協会：塚本三枝子，粕川継廣）

ODA（official development assistance：政府開発援助）

UN（United Nations：国際連合〈国連〉）

MDGs（Millennium Development Goals：ミレニアム開発目標）

*1 1章「1．グローバル・ヘルス・イシュー」p.2を参照．

JICA（Japan International Cooperation Agency：国際協力機構）

▶2 具体的には，アフリカ地域母子保健看護管理研修，アフリカ地域保健研修，看護管理研修（アジア・アフリカ諸国），災害看護リハビリテーション研修，安全な出産研修，教育指導者研修，その他の事業がある．

② 国際的看護体験の機会の紹介

8) 国際看護研究会

- ◎組織・機関名：国際看護研究会（Japanese Society for International Nursing：JSIN）
- ◎事務局住所：非公開
- ◎TEL・FAX番号：非公開
- ◎ホームページアドレス：http://www.jsin.jp/
- ◎設立：1996年
- ◎その他：E-mail　kokusaikango@iris.ocn.ne.jp

組織概要：国際看護研究会とは

　当研究会は，国際看護に関心をもつ看護職および看護学生を会員とする会費制の研究会である．国際看護に関心をもつ者の交流を図り，国際看護に関する知識を深め，国際看護に関する研究を行うことにより，看護の国際協力に寄与することを目的としている．

　当研究会は，さまざまな国で国際協力活動を経験した7人の日本人看護師により1996年に設立された．当初の運営資金は，聖マリアンナ医科大学学長であった故・戸栗栄三先生が遺された寄付金であった．その後，看護師の国際的活動に対する関心の高まりや国際看護学の発展を背景に成長し，2013年現在，約200人の看護職・看護学生が会員となっている．

活動内容

　国際看護研究会は，組織の目的に沿って次のような活動をしている．

◎学術集会の開催

　当研究会では，国際看護に関する研究を発表し知識を深め，また国際看護に関心をもつ人々との交流を図ることを目的とし，1998年より毎年，学術集会を開催している．「外国人看護師の質の担保について考える」「世界に貢献できる『日本の看護の技』」「在日外国人と災害」などが大会テーマとして設定され，国際看護に関する研究や活動報告が広く発表される．国際看護に関心のある看護師や看護学生が，全国から毎回100人ほど集まり，活発な意見交換が行われる貴重な機会である．これまでの学会プログラムがホームページに公開されているので，発表された演題

テーマを見ることが可能である．

◎ **講演会の開催**

海外において第一線で活躍中の看護師や日本で働く外国人看護師などを講師とする講演会を，年に3回開催している．日本国内および海外での国際的な看護活動について，成果や課題だけでなく，苦労や工夫，経験したからこその気づきを含め，具体的で新鮮な情報を得る機会となっている．日本でも海外でも生き生きと活動する先輩看護師の姿は，刺激的である．

◎ **ニュースレターの発行**

海外で活動をした看護師などによる体験記や海外情報を掲載するニュースレターを，年4回発行している．また，講演概要も収録している．

◎ **スタディツアー**

会員（看護職・看護学生）を対象とする，1週間〜10日程度のスタディツアーを実施している．これまでに，タイ，スリランカ，フィジー，カンボジアにて実績がある．病院や地域医療など，研究会ならではの，現地の看護現場に密着した見学が可能である．開発途上国での活動経験豊かな先輩会員の引率により実現する．現地の人との深い交流や現地の生活の体験（ホームステイなど）が魅力である．実施期間は，学生の参加に配慮して，大学の休業期間に行われる．スタディツアーを機会に会員となる看護学生も多い．なお，日本語で情報提供されるため，語学力は不問である．

◎ **その他**

当研究会が編集した『国際看護学入門』（1999年医学書院刊行）は，日本で初めての国際看護学のテキストであり，大学などで使用されている．

国際看護の「はじめの一歩」

「国際看護に関心のある人のネットワークを構築する必要がある」という思いから，当研究会は発足した．看護職・看護学生であることだけを入会の要件とし，国内外での体験や知見を，発表しあい共有してきた．世界のグローバル化の進展や，日本の医療現場の国際化により，国際的な視野をもつ看護師は，今後もますます必要とされることが見込まれる．豊富な実績のある当研究会の活動が，さらに発展し，世界の人々の健康のために貢献することが期待される．

当研究会の活動は，看護学生が参加できるものばかりである．世界のことを知りたい看護学生の見学を歓迎している．

（国際看護研究会：大野夏代）

7章 「国際的な視野をもつ看護師になる」というチャレンジ

② 国際的看護体験の機会の紹介

9) 国際地域看護研究会

- ◎組織・機関名：国際地域看護研究会（International Community Health Nursing Group）
- ◎事務局住所：非公開
- ◎TEL・FAX番号：非公開
- ◎ホームページアドレス：http://d.hatena.ne.jp/ichnurse/
- ◎設立：2001年
- ◎その他：E-mail ichnurse.info@gmail.com

組織概要：発足と組織の変遷

　当研究会は，兵庫県立大学地域ケア開発研究所（元兵庫県立看護大学附置研究所）国際地域看護学担当の森口育子教授のよびかけで，2001年5月，さまざまな開発途上国や分野で活動してきた9人の実践者の集まりから始まった．動機は当時，国際協力に関する実践について情報交換や討議する機会が少なく，互いの国際協力の実践を基盤にして相互に学びあえる機会をつくりたいというものであった．

　2002年，第17回日本国際保健医療学会総会（神戸）で当研究会として初めて，ワークショップ「PHCを基盤にした看護のパートナーシップの推進を目指して」を開催した．PHC（プライマリ・ヘルス・ケア）のモデル国といわれるタイ，中国の看護職とスリランカでの実践者に発表を依頼し，参加者とともにPHCにおける看護の役割やパートナーシップのあり方について討議した．これをきっかけに2003年度から毎年，日本国際保健医療学会総会で自由集会を開催し，当研究会メンバーと学会員の相互学習の場を設けている[*1]．

　その後，大学院生や青年海外協力隊経験者など，若いメンバーが増え，会員数は約20人となり，年6回の定例会ではそれぞれの実践活動や研究報告，共通テーマによる学習や外部講師を招いての学習会，海外からの研修員や研究者による報告と討議などを行っている．

活動内容

　2004～2007年度は，当研究会のメンバーはアジアでの国際看護実践者が多く，アジア諸国で地方分権が推進されていたことから「アジアに

PHC（primary health care：プライマリ・ヘルス・ケア）

▶1 国際地域看護研究会
　　自由集会開催の概要
　　（2003～2011年）
・2003年　ここが変だよ！日本の保健医療と看護～途上国からの提言～．
・2004年　国際協力の体験は日本の看護に役立つか．
・2005年　国際協力のためにどこで何を学んできたか？
・2006年　適正技術開発と普及におけるコラボレーション―マラリア対策を事例として．
・2007年　在日外国人の保健医療 Health case for foreigner residents in Japan ～いま看護に求められるもの　The role of the nursing～．
・2008年　看護に求められる国際看護教育って何？

172

おける地方分権後の地域看護の強化」をテーマに共同研究に取り組んだ．地方分権についての文献学習や講師を招いての勉強会とともに，各メンバーが1か国を担当し，地方分権の実態や地域保健との関係などを調べ，報告しあい「地方分権と地域保健」について共通理解を得るようにした．

2008～2010年度は，看護教育に携わるようになったメンバー教員が増え，当時，「保健師助産師看護師学校養成所指定規則」の改正により，国際看護関連の科目を設置する大学が増加していたことから，国際看護教育のあり方や教え方について学びたいというニーズが高まった．そこで取り組んだのが，国際看護教育のコンセプトやコアコンピテンシーの検討，テキスト分析，国際看護の教育実践事例の検討である．

2011年度からは，在日外国人に関心があるメンバーが中心となり，病院と地域グループに分かれての研究を進めている．また，2012年2月に，日本国際保健医療学会西日本地方会と共同で森口教授の退官記念シンポジウム「国際看護の過去・現在から未来へ」を開催した▶2．

新たな体制と取り組み

2012年度より新体制となり，当研究会の代表は呉小玉（兵庫県立大学地域ケア開発研究所国際地域看護学教授），副代表は坂本真理子（愛知医科大学看護学部地域看護学教授）となった．事務局体制を整え，兵庫県立大学地域ケア開発研究所が事務局となり，国際看護学の進歩に貢献することを目的に定例会などで話し合いを積み重ねている▶3．

2012年11月には，第27回日本国際保健医療学会学術大会（岡山）で，自由集会「日本で働いている外国人看護師からみた日本の看護」を開催し，中国とインドネシアの外国人看護師2人，外国人看護師と働く日本人看護師をゲストに迎え，外国人が日本で看護師として働くうえでのさまざまな課題を整理した．この内容を整理し，「日本のグローバル化における看護のあり方」について検討した内容は『看護』で報告している▶4．また2013年度は，第28回日本国際保健医療学会学術大会のテーマに合わせ，日本の国際看護活動の礎を築いた先駆者たちの活躍と歴史的変遷を辿り，原点に立ち戻って現在の国際看護活動の現状と課題に向き合い，国際看護の未来に向けて，今，何をすべきかを検討する場にしたいと考え，「国際看護活動の過去・現在・未来―沖縄からの発信―」というテーマで自由集会を開催予定である．

これからも，新たな代表と事務局の体制で，当研究会のいっそうの発展をめざし，日本の看護に国際的な貢献ができるように真剣に取り組んでいきたいと考えている．

（国際地域看護研究会：呉　小玉）

・2010年　在留外国人と語る日本の看護～当事者と看護者と支援者と～．
・2011年　グローバル化社会が求める国際看護の基礎教育とは？

▶2
森口教授は国際地域看護の道に足を踏み入れてから40年間の活動を振り返り，国際看護の未来を担っていく後輩たちへ「仲間と共に地道に活動することが重要」というメッセージと，「国際地域看護研究会活動報告」を作成し，当研究会の今後の継続発展を期待して退職された．

▶3　**国際地域看護研究会の会則（抜粋）**
・目的：国際地域看護に関する研究・教育の発展のため，会員相互が広く意見を交換し，かつ親交を深めることにより，国際看護学の進歩に貢献することを目的とする．
・事業：目的を達成するために次の事業を行う．1. 原則として年5回以上の定例研究会集会を開催する．2. 日本国際保健医療学会に関する研究資料の収集，他学会，研究会との交流，研修会などの学術活動を行う．3. 得られた知見に関する報告書を発行する．
・会員：日本国内外の国際保健医療の分野で活躍した有志．

▶4
2013年9月号（vol.65, No.11）の『看護』p. 99-105にて「外国人看護師の受け入れから見た日本のグローバル化における看護の現状と課題」に掲載されている．

7章 「国際的な視野をもつ看護師になる」というチャレンジ

② 国際的看護体験の機会の紹介

10) 日本国際保健医療学会（JAIH）

- ◎**組織・機関名**：日本国際保健医療学会（Japan Association for International Health：JAIH）
- ◎**事務局住所**：〒162-8655 東京都新宿区戸山1-21-1 国立国際医療研究センター国際医療協力部内
- ◎**TEL・FAX番号**：TEL 03-3202-7181（内線3144），FAX 03-3205-7860
- ◎**ホームページアドレス**：http://jaih.jp/
- ◎**設立**：1986年

組織概要：国際保健医療の地平を若い世代とともにひらく

　当学会は，国際保健医療協力に関し，会員の研究発表，知識の交換ならびに会員や関連学会との研究連携の場となり，国際保健医療の進捗・普及に貢献し，学術文化の発展に寄与することを目的としている．さらには，国境を越えたグローバルな関係性のなかで，双方向のベクトルをもった新しい国際協力のあり方の確立をめざしている．

　当学会内の委員会には，教育研修委員会，ICT委員会，広報アドボカシー委員会，編集員会，総務・学会事務局があり，理事長を中心にこれら委員会メンバーである理事が活動している．また，2005年には，国際保健に関心のある多くの若い人たちと国際保健の経験者を結びつけ，学生がともに刺激し合える場となることをめざし，日本国際保健医療学会学生部会（通称：jaih-s）を設立するなど，活動は年々活発になっている．

事業概要：全ての人に開かれた学会活動を多くの人へ

　当学会は国際医療協力に従事する，あるいは関心のある保健医療関係者だけではなく，学生を含めた国際保健医療協力に関心のある全ての人に開かれている．そのため会員の職種は，医師，看護職，薬剤師，栄養士，臨床検査技師，診療放射線技師，理学療法士，作業療法士，救命救急士など，多岐にわたる．学問分野でも，文化人類学，経済学，政治学，社会学など，多様な分野が協働し国際保健医療の発展に貢献している．

　毎年1回の総会では，学術集会が開催され，研究や実践の成果発表では活発な議論が行われる．ほかに，東日本地方会，西日本地方会が毎年1回開催され，都市部だけではなく国内のあらゆる場所が学会会場となり，

多くの人が参加しやすい環境を整えている．また，学会誌である『国際保健医療』（日本語・英語論文）が年4回発行され，会員間の交流や研究成果の発表を積極的に行っている．

　2005年に，当学会が編集した『国際保健医療学』（杏林書院刊行）は，世界の保健医療の全体像と課題，基礎知識，各国の現状などを総論的に学べる唯一の書籍といえる．国際保健医療学の定義やアルマ・アタ[*1]への道とそれ以降の世界，健康や保健医療サービスの世界での格差とその原因の解明，開発経済学が国際保健に果たす役割，ヘルスシステムの定義とその構成要素，ヘルスセクターリフォームなど，国際保健医療とは何かを明らかにするため，当学会会員の英知を結集させ完成したものである．

　また，学生部会では，会員を講師に招いての勉強会や仲間たちと熱く語る合宿なども学生主体で企画・運営されている．年1回の総会では，総会ユースフォーラムを開催し[▶1]，国際保健にかかわる方法を模索している学生に向けて，経験者からの講演会や講義，学生同士の情報共有，ネットワーキングなども提供している．

国際看護にかかわる支援など：学生部会の仲間があなたを応援

　学術集会では，国際看護の研究や国際的な実践活動の成果を発表する場が設けられ，看護職だけでなく国際保健の関係者とも活発な意見交換ができる醍醐味がある．東日本地方会，西日本地方会では，多くの学生たちも研究や実践報告を発表している．学会誌『国際保健医療』は，国際看護に関連する内容や国際保健など多様な論文が掲載され，国際看護に関心のある人には必読であろう．これらの活動へ参加するには学会員になる必要があるが，学生・大学院生には年会費が安く設定されている．

　ここからは，前述した学生部会の活動を具体的に紹介する．前述した年1回の総会やその総会で開催される総会コースフォーラムのほか，年間の主な活動として，年に1回2～3泊の日程で日本中から20数人の参加者が集う，国際保健医療に関する勉強会合宿がある．合宿では，第一線で活躍している会員を招いての講義，ディベート，ワークショップが行われ，とても貴重で普段の大学の講義とは違う企画がふんだんに盛り込まれており，国際保健医療の現場での活動状況，必要な知識・技術は何かを直接聞くことができる．さらに，国際保健学生フィールドマッチングがあり，「国際保健を志す学生を国際保健の現場へ送り出そう」という趣旨で，学生と国際保健の現場とをつなぐ架け橋として制度化している．この制度を利用すると，海外の貴重なフィールドを訪問し，会員である国際保健のプロフェッショナルたちから直接学ぶことができる．

（日本国際保健医療学会：近藤麻理）

[*1] 1章「1．グローバル・ヘルス・イシュー」p.2 を参照．

[▶1] ホームページには，「総会は，日本中の国際保健に関わる先生方が集まる日．せっかくのこのチャンスを使わない手はない！ということで，一同に会する先生方のご協力を受けて，国際保健に関心を持つ学生のためのイベントを開催しています」と，総会ユースフォーラムについて紹介している．

2 世界で活躍する看護師の資質

　これから看護師になる人たちには，社会の要請に応え，世界のどこにおいても看護の仕事を適切に，しかも楽しく行うような「普通の看護師」になっていただきたい．

　「文化的な看護の能力があり（culturally competent），しかもよき世界市民（good global citizens）であるとき看護師は優秀である」という見解がある[1]．国際的な活動を経験した看護師は，例えば「聴く技術」が改善され，他者の考えを受け入れることが容易になる，他者をより尊重するようになる，他者のニーズをより正確に把握できるようになるなど，コミュニケーションやアセスメントの能力が高まる．これらは，どのような看護活動にも必要な能力であるため，自国における日常業務の遂行能力が高まることが期待できるといえ，その意味で国際的な活動は日本の看護全体を改善する可能性をもつ．

　では，どのような能力を備えていれば，看護師は，世界で活動できるのであろうか．基礎的資質と専門的能力に分けて考えてみたい．

基礎的資質

　文部科学省は，グローバル人材を「世界的な競争と共生が進む現代社会において，日本人としてのアイデンティティをもちながら，広い視野に立って培われる教養と専門性，異なる言語，文化，価値を乗り越えて関係を構築するためのコミュニケーション能力と協調性，新しい価値を創造する能力，次世代までも視野に入れた社会貢献の意識などをもった人間」と定義した．専門性や広い教養とともに，コミュニケーション能力や協調性がグローバル人材の要件として示されている[2]．

　図1は，コミュニケーションのプロセスを示したものである．コミュニケーションをスタートさせる発信者とコミュニケーション内容を受け取る受信者とのあいだには，記号化，送信，受信，解読の4つのステップがある．発信者はまず，自分が伝えたいことを，言葉や身振り，表情などの伝達可能な記号に変換する．記号化され送信された言葉や動作（ジェスチャーなど）は，信号とよばれる．次に受信者は，送られてきた信号を受け取り，何らかの意味をもった記号として理解し解読する．その際，解読は，受信した記号を受信者の過去の体験や自身のもつ概念と照らし合わせながら，送信者の伝えた内容を理解しようと行われる．つまり，相手から受け取った記号を，自分の枠組みのなかで理解するの

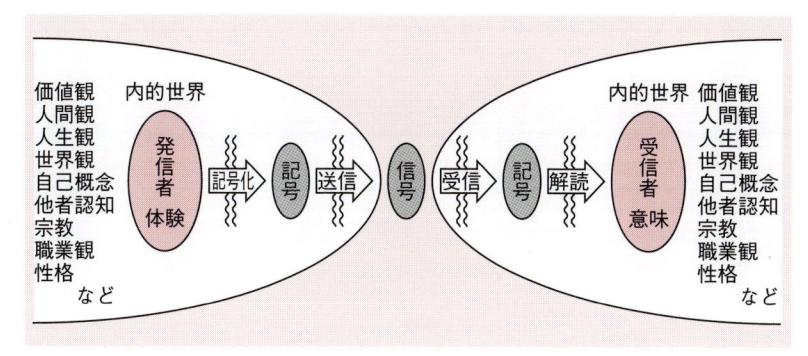

図1 コミュニケーション・モデル
(津村俊充，山口真人．人間関係トレーニング―私を育てる教育への人間学的アプローチ―．1992；ナカニシヤ出版．p.79より引用)

である．その枠組みは価値観など，さまざまなものに影響されており，個人により異なる．

このようにとらえると，外国人との会話に限らず，コミュニケーションはプロセスのどの段階においても障害が生じやすい性質をもつことがわかる．

コミュニケーションには，そもそも不安定で不完全な性質があるということを知ったうえで，不都合が生じたときに速やかに気づく感性と，不都合をそのまま放置せず修復するスキルをもつことが大切である．信頼関係を構築するには，相手の反応を観察することにより，自分の伝えたいことが伝わったかどうかを確認したり，相手の言ったことを要約して聞き返したりしながら，修正を重ねる努力が必要である．

異文化に接触したときの心の変化について，倉八によるファーンハムの説明が図2である[3]．このイメージにより異文化接触と心の反応は，5段階で説明される（表1）．

仕事の方法や生活様式の違いから感じる不便さや不自由，また現地の人との人間関係などから，海外の生活はストレスが多いとされる．外国で，文化的背景の異なる人と生活をしてみると，自分の常識が相手の常識でないことに直面する．日常的な文化の違いは小さいようでも，毎日蓄積していくと大きなストレスになり，精神状態に影響を与えることもある．そのようなとき，自分自身が異文化適応のどの段階にいるかを意識することにより，心の状態を把握しやすくなる．

自分自身の心身の健康を整える考え方や技術は，外国，特に開発途上国では日本以上に大切である．例えば，食事を適切に摂取し，心と身体に栄養を補給することは，いうまでもなく生活の基本である．現地の食事を楽しむことができれば一番よいが，そうでなければ，現地の食材でおいしく食べられるものを調達する能力は重要である．幅広い適応力は仕事以外にも必要であり，自分の生活を整える能力は最も大切であると

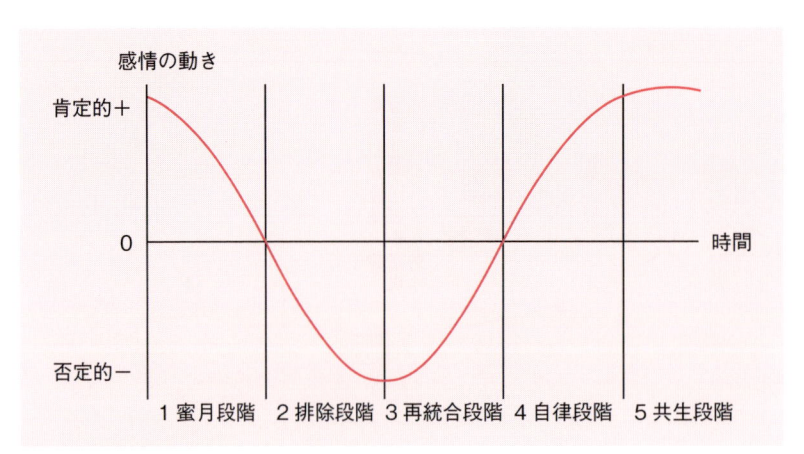

図2 異文化接触とこころの反応のイメージ
(倉八順子．多文化共生にひらく対話—その心理学的プロセス．2001；明石書店．p.59より引用)

表1 異文化接触による心の反応

第1段階（蜜月段階）	異文化と接触した初期の時期は，異なるものが新鮮で好ましく感じられる
第2段階（排除段階）	蜜月段階の興奮から醒めると，異文化に対し排除的になる．この時期は，自分の価値観が揺さぶられ，心が不安定となる
第3段階（再統合段階）	排除段階を経て，心はまた安定を求めて変化する．異文化背景をもつ人との摩擦を減らし，心の安定を取り戻すため，自分の価値観を調整し始める．相手の異なる価値観や行動様式を理解しようとする
第4段階（自律段階）	相手の文化との違いに慣れ，違いの意味を理解し，自己の価値観に取り込もうとする．異文化のなかで自律して生活できる
第5段階（共生段階）	相手のよさを見出し，相手の文化から学び，創造的な関係をともに築き始める

個人的に思っている．

専門的能力

　JICA（国際協力機構）による青年海外協力隊事業は，国際協力の志をもった日本の青年を開発途上国に派遣し，現地の人々とともに草の根レベルで課題の解決に貢献する事業である．これまで（2013年7月現在）に1,500人以上の看護師がこのシステムにより開発途上国に派遣された[4]．

　看護師の要請は，例えば「青年海外協力隊平成25年度春募集」においては59件であり，地域別にみると，アジア地域20件，中南米地域9件，アフリカ地域27件，大洋州地域3件であった．

　要請内容の情報から，期待されている看護の領域を分類すると，「地域看護」16件，「看護管理」[*1]14件，「母子看護」14件，「看護教育」9件，「その他（救急外来，手術室，がん看護など）」6件であり，領域としては，母子看護や地域看護での要請が多いことがわかる．求められる実務経験は，「3年」32件，「5年」11件，「10年」1件，「不問」15件であった．こ

JICA（Japan International Cooperation Agency：国際協力機構）

▶1
この「看護管理」は，病院の看護部に所属してスタッフ教育を行い，病院全体の看護技術や感染管理の改善を行う，といった内容のものが多い．

れらの情報から，一般病棟で数年間の実務を経験した日本の看護師が，現地病院の看護部に配属され，病院全体の看護の改善を行うことも多いように見受けられる．入院患者を対象とする看護業務での知識や技術をもとに，管理的・指導的な視点で看護を改善することを期待されるだけに，現地の人（例えば看護部長や病棟師長）とともに課題を見極め，目標を管理して実現可能な方略を計画し，限られた期間内に成果を示すような能力が必要である．

看護職の役割は，各国の法律や社会状況によって枠組みが決まるので，看護師に期待される業務が日本と異なることがあるのは当然である．開発途上国においては，日本では看護職が行わない縫合などの処置が業務である場合や，日本では体験することがないデング熱，マラリアなどの熱帯病の看護をする必要性に迫られる場合もある．さらには，これらの病気の予防のためには，対象者の生活を整える技術が必要となることもある．例えば，識字率が低い地域であれば，文字ではなく絵による情報の伝達を試みるなどである．そして，これらの活動前後の変化を客観的にとらえ，表現する手法も備えていれば，活動内容を所属機関（例えば現地の保健センター）や派遣元（例えばJICA）へ報告するときも伝えやすいだろう．

疾患，人口，栄養，教育，環境など，健康に影響する事柄は複雑に絡み合っており，分野を超えた総合的なアプローチにより効果が出る場合がある．各自の専門的特定領域（例えば看護学）の深い知識に加え，学際的・総合的な幅広い知識をあわせもち，さらにチーム内の協働関係を築き，生じた問題の解決にアプローチできるような実践的能力が必要となる場合もある．

> **POINT**
> **青年海外協力隊の要請情報概要**
> ボランティアが任国で活動を行うために，任国の政府機関などが希望する要請内容の情報である．つまり，活動の拠点となる国立病院や保健センターなどが，どのような看護師に来てもらいたいかを示したものである．それぞれの要請は，各国の保健政策や健康課題などの背景があり，一つひとつが具体的な要請事例であるため，世界で必要とされる看護師の要件を考えるときに参考となる．

将来に希望を込めて…

以上を踏まえ，私見ではあるが，世界で活躍する看護師の資質と行動の特徴を筆者は以下のように考えている．
- 世界の潮流に関心をもち，自分もその潮流をつくる一人であると自覚している．
- 日本の常識を疑う視点をもち，自分の毎日の看護実践が世界の常識とずれていないか確認をする．
- 出身国や文化の違いにとらわれすぎず，人間としての基本的な対応を大切にする．
- 自分とは意見が違っても，対象者やチームメンバーを尊重する．
- 得られる資源が限られていても，あるものを使って一定の成果が得られるよう工夫と努力をする．

- チームの協働的人間関係を構築し，目的達成に向けて柔軟に努力する．
- 多様な価値観（diversity）を受け入れ，対象者の世界観を理解し，自分のしたいことよりも相手の価値を優先する．
- 失敗も含め自分の体験を価値あるのとしてとらえ，そこから学ぶ姿勢をもつ．
- 環境に即した対応により心身の健康を保ち，自分の人生を楽しむ．

　国際化が進展しているといっても，日本の一般的な看護師が外国で仕事をする機会はまだそれほど多くない．また，日本が多国籍化しつつあるといっても，しばらくは，目の前の対象者の多くは日本人である．それでも，世界の看護の動向を意識したうえで日常の仕事を行うことにより，その看護はより洗練された妥当なものとなり，対象者に利益をもたらすはずだ，という信念が筆者にはある．日本でも世界でも生き生きと働く優秀で熱意のある日本人看護師が満ちあふれ，国際的であることが日本の看護師の「普通」となり，その結果「国際看護」や「グローバル看護」という言葉が消失することが理想ではないか，と個人的には考えている．

（大野夏代）

●引用文献

1) Boonyanurak P. International Co-operation In Nursing Education. 日本看護研究学会雑誌 2005；28（2）：117-122.
2) 産学連携によるグローバル人材育成推進会議．産学官によるグローバル人材の育成のための戦略（平成23年4月28日）．http://www.mext.go.jp/component/a_menu/education/detail/__icsFiles/afieldfile/2011/06/01/1301460_1.pdf
3) 倉八順子．多文化共生にひらく対話―その心理学的プロセス．2001；明石書店．p.59.
4) JICA．青年海外協力隊派遣実績．http://www.jica.go.jp/volunteer/outline/publication/results/jocv/#a03

●参考文献

- JICA．青年海外協力隊要請概要．http://jocv-info.jica.go.jp/jv/index.php?m=List&bID=08&bID2=&jID=H105&jID2=&rID=&cID=&Keywords=&x=71&y=12

付録

1. 課題
2. 解答例

付録では，本文で学んだ知識をさらに深めるため，またグローバル看護実践のシミュレーションとして，前半で10の課題を取り上げ，後半で解答例を示している．

解答例は，代表的な内容を記した．ただし，患者への看護において決まりきった正しい答えがないように，グローバル看護においても正しい答えは一つではない．看護師としての知識と技術を磨き，経験を積むなかで，自分自身の答えを見つけていただきたい．

執筆など● 課題①〜②,⑧：大野夏代
課題③〜⑦,⑨：神原咲子
課題⑩：第98回保健師国家試験（平成24年）

付録 1

課題

課題①

あなたは看護学生である．高校生時代の同級生が1週間，海外に行くことになり，あなたに健康上のアドバイスを求めてきた．どのようなアドバイスをするのか具体的に記しなさい．

課題②

あなたは病棟で働く看護師で，外国人の患者を受け持つことになった．どのような対応を心がけるか，自分の言葉で具体的に記しなさい．

課題③

これまで行ったことのある国に関し，①一番驚いたこと，②一番怖かったことを話し合いなさい．

課題④

異文化をもつ患者や対象者をアセスメントする際に役立てることを前提として，以下を考えなさい．
1 特定の国とトピックを選びなさい．
2 その国の地理的データを調べなさい．
3 その国の文化的背景について，下記の枠組みを参考にして調べなさい（全ての項目を埋める必要はない）．
4 文化的背景を考慮し，看護を行うときに気をつけなければならない点を考えなさい．

国の文化背景について考えるときの枠組み

概要	地理的状況，経済，政治，移民，教育，職業，地形，災害など
コミュニケーション	言語，コンテクスト*，方言やなまりなどの多様性，コミュニケーション時の顔の表情・ボディタッチ・ボディランゲージ・間合いなど，社会的な時間の感覚など
家族の役割と組織	家族の役割，子どもの発達課題，子育ての実践，ジェンダーの考え方，ライフスタイルなど
労働	自治に関連する概念，文化変容・同化，男女の役割，個人主義**，ヘルスケアの実践など
文化的なエコロジー	民族や人種の違いによる遺伝，風土病や地形による疾患の有無，皮膚の色，身長など
リスクの高い行動・習慣	シートベルトやヘルメットなどの安全対策，タバコ，アルコール，麻薬の使用など
栄養	食品の選択肢・儀式・タブー，病気になったときの食べ物の摂り方，健康増進と健康のための食糧など
妊娠と出産	避妊の方法，妊娠に向けた意見，出産前後の習慣など
死	個人や文化的な死生観，埋葬の仕方，死別時の行動など
宗教，霊的な考え方	宗教，お祈り，宗教に関連する習慣など

ヘルスケア	伝統的な医療の有無，医療に対する価値観，健康のためのセルフメディケーションの実践，精神疾患・慢性疾患の予防などの健康管理，疾患に対する医療の役割など
医療従事者	伝統医療，医療職者に対する認識など

(Purnell LD. The Purnell model for cultural competence. Journal of Transcultural Nursing 2002；13（3）：193-196を著者が翻訳し表を作成)

＊コンテクスト：しばしば「文脈」と訳されるが，ここでは「言語，共通の知識，体験，価値観」などを指す．コンテクストの高さは，国や地域のコミュニケーションスタイルにより大きく違う．例えば，日本でよくみられるように，全てを説明しなくても互いに相手の意図を察し，通じ合うという場合は，コンテクストが高いといえる．しかし，この場合，環境が整わないと，話の糸口や相手の意図がつかめなくなる．一方，欧米でよくみられるように，あくまで言語によりコミュニケーションを図ろうとし，論理的思考力，表現力，説明能力を重要視する場合は，コンテクストが低いといえる

＊＊個人主義：個々の人間の主体性を重んじ，一人ひとりの個人が自由に生きることの権利が保障されている代わりに，個々の人間が集合して成立する社会に対し，個人としての自覚と責任を負う．文化によって考え方がさまざまである．対語として，社会主義，集団主義がある

課題⑤

WHO（世界保健機関）などのホームページ（下記）などから，世界の統計を見てみよう．

・WHO Statistical Information System（WHOSIS）：WHOホームページ
　http://www.who.int/whosis/en/

・Milenium Development Goals Indicators：WHOホームページ
　http://unstats.un.org/unsd/mdg/default.aspx

・Global Health Observatory Map Gallery：WHOホームページ
　http://gamapserver.who.int/mapLibrary/

課題⑥

1 「課題⑤」で示したホームページなどから指標となる情報を選び，白地図へ書き入れなさい．

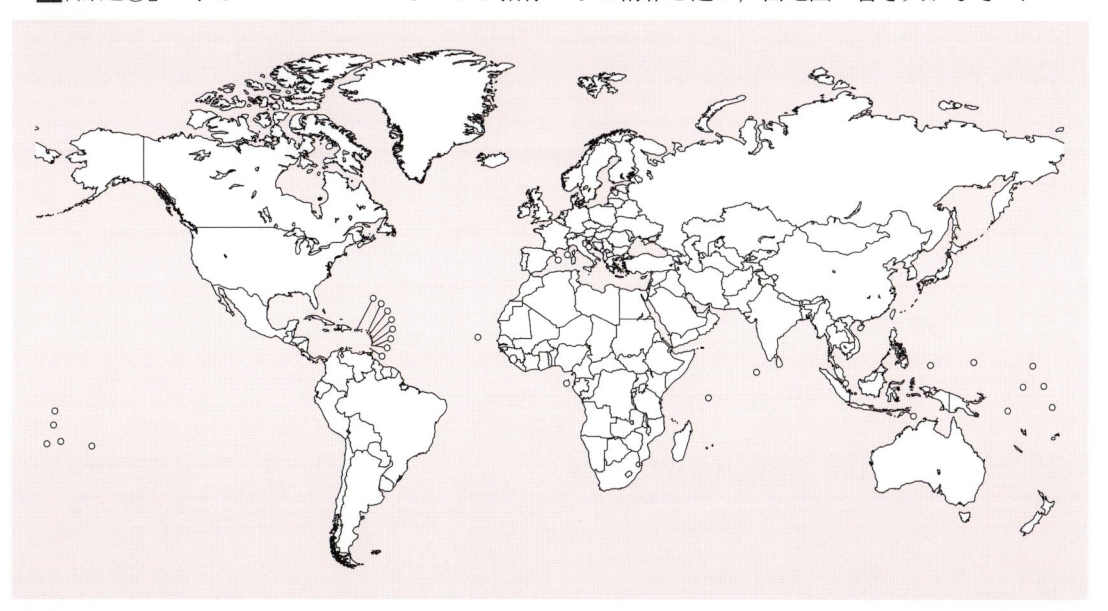

2 書き込んだ地図を見て，その情報から考えられることをあげなさい．
3 この現象が起こっていると，どのような問題が生じるだろうか．
4 これらに対して看護師ができることを考えなさい．

課題⑦

下記の表を読み，問いに答えなさい．
1 なぜ症状が重いのに治療しなかったのか？
2 なぜ健康保険を中断したのか？
3 なぜ治療を再開でき，回復することができたのか？
4 あなたが，お金のない支援団体ボランティアだとしたらどのような支援をするか？
5 このような事例では，どのようなソーシャルサポートが活用できるか？

時期	本人の状況	健康状態	本人談	治療・支援，その他
背景	・日系ペルー人男性，43歳，既婚 ・就労目的で来日して17年 ・契約社員で，重労働・長時間勤務 ・日本語で会話ができ，ひらがなも読めるが，漢字は読めない ・週末に飲酒をするが，喫煙はしない ・健康保険に加入するも，中断する	・身長170cm ・体重98kg ・BMI（Body Mass Index）34	・お茶を大量に飲んでいた ・糖尿病について知らなかった ・生活が苦しいので健康保険はやめた	
経過1 （2009年8月）	仕事が厳しく疲れがたまり，離婚問題も生じ，ストレスがあった	・空腹時血糖616 mg/dL ・運転時に視力が低下，腰痛も生じる	・病気説明は何とか理解した ・会社に説明したが，治療で休むならやめろと言われた	・社内健診，病院受診 ・2型糖尿病が重症化し，即入院と診断されたが，会社の都合や金銭的理由により入院には至らなかった ・支援者なし
	外国人支援団体に相談			
経過2 （2009年10月）	・車を運転する仕事に転職したが，腰痛がひどくなり，治療のため失職した ・離婚する	糖尿病の症状悪化（空腹時血糖220mg/dL）	仕事がきつい．賃金が少なく，病院に行けない	・失業給付なし ・治療をするも，金銭的理由により中断
	・収入が途絶え，電気代が払えず暗い部屋で生活をする ・家賃が払えず，友人宅で世話になる		持病もあるし，誰も助けてくれない	外国人支援団体が電話支援をする
	携帯電話代が払えず，使用できなくなる（連絡がつかなくなる）	空腹時血糖460mg/dL		外国人支援団体が自宅訪問をする
	年末生活保護テント村の情報を得る			外国人支援団体が年末生活保護テント村の情報を提供する
経過3 （2009年12月）	年末生活保護テント村で相談をする			年末生活保護テント村のスタッフが生活保護を申請し，受給見込みがつく

経過4 (2010年1月)	治療開始．しかし，病院は生活保護が確定しないと入院不可と回答			
	外国人支援団体の同行で，生活保護申請し，「医療券」をもらい通院			外国人支援団体が生活保護申請を受けるための同行支援をする
	生活保護支給が決定し，「生活保護費」を受給，教育入院で治療し，回復に至る	空腹時血糖 130 mg/dL		

課題⑧

あなたは日本のNGO（非政府組織）の職員で，国際的看護活動を計画することになった．以下の文章を読んで，質問に答えなさい．

ある国のある地域で「小児の下痢」が問題となっている．あなたが所属する日本のNGOは，ヘルスワーカーの養成を提案したいと考えている．この提案を説明するために，村人に集まってもらうことになった．さまざまな立場の人に聞いてもらい，意見をもらいたいと思っているが，誰に来てもらうか．それぞれの立場での質問や意見を推測しなさい．

地域の状況

その村は無医村で山間部にあり，少数民族が暮らしている（公用語が話せない）．住民は，比較的，教育に価値をおく．若年女子の働く場がない．

NGOが考えているヘルスワーカーのシステム

NGOは，高校教育を受けた女子を対象に3か月間の研修を無償で実施する．研修内容は，小児の下痢の基本的なアセスメント，ORS（経口補水液）など初期手当てのほか，予防のための保健指導（安全な水の入手方法，食品を害虫から防ぐ方法の指導など）である．

課題⑨

以下の用語を直訳しなさい．また，どのようなときに使われているか考えてみよう．

1 ① health ② disease ③ illness ④ sickness
2 ① infection disease ② communicable disease ③ non-communicable disease
　　④ chronic disease ⑤ lifestyle-related disease
3 ① expectancy ② probability ③ morbidity rate ④ prevalence
　　⑤ mortality rate
4 ① international ② global
5 ① per 10,000 live births ② per 10,000 population

課題⑩

以下の文章を読んで，質問に答えなさい．

40歳の男性．電気機器製造会社に勤務している．会社は東南アジアA国の首都郊外に工場開設予定であり，男性は3年間の予定で赴任する候補者となっている．赴任する場合には妻と2歳の子を帯同する予定である．A国の医療水準は東南アジアのなかでも高い．現地会社の産業医は，工場から車

で30分ほど離れた病院のA国人の内科医である.

海外赴任する社員と家族との健康診断に関して正しいのはどれか.
①2歳の子は赴任前に受ける必要はない.
②赴任前の健康診断の結果で,現地の産業医が赴任可能かを判断する.
③赴任前の健康診断では,半年以内に受けた定期健康診断の項目を省略できる.
④海外赴任中は半年に1回以上受診する.

解答例

課題①

- 過労による事故や病気を予防するため，現地での計画を過密にしない．
- 「外務省 海外安全ホームページ」(http://www.anzen.mofa.go.jp/) などを見て，現地での感染症などの情報を得る．
- 予防接種や予防具の使用（マスクなど）を必要に応じて行う．
- 普段使っている薬がある場合は，英語の説明をつけて持っていく．
- 安全のために，宿泊や食事には予算を確保する（節約しすぎない）．
- 気温の高い地域では，脱水を予防するために飲料水を持ち歩く．
- 加熱後できるだけ時間の経っていない熱いものを食べる．
- 害虫の多い地域では，蚊に刺されないように，防虫スプレーや長袖の服を着る．
- 面識のない人と性交渉をしない．

課題②

- 相手の表情や態度，行動から，日本語が通じているかどうかを含め，理解の程度を観察する．
- わかりやすい日本語で丁寧に話す．
- ほかの患者と同様に対応しながらも，個別のニーズがないか，気を配る．
- 毎日質問する事項については，その人の理解できる言葉でカードを作成するなどして正確な回答が得られるようにする．
- 検査や処置については，イメージがわくように写真を用いて説明する．
- 日本語が通じない場合は，家族など日本語のわかる人が来たときに通訳してもらう．また，少し先のことまで考えて家族にも説明する．
- 状況によっては，通訳ボランティアなど外部資源の活用を検討する．

課題③

「国の文化背景について考えるときの枠組み」p.182 の内容などがある．

課題④

1
特定の国：インド，トピック：宗教の考え方と保健行動．

2
地域：アジア，首都：ニューデリー，面積：328.73 万 km^2，人口：12 億 2,080 万人（2013 年予測値）[1]．

3

主要言語[1]	ヒンディー語（公用語），その他21の言語
宗教[2]	ヒンドゥー教徒72.04％，イスラム教徒12.26％，キリスト教徒6.81％など（2005年）
教育[3]	・初等教育：6～14歳（2州を除いて義務教育である．就学率は100％の州が多いが，インド全体で30％が就学していない．特に女子に多い） ・中等教育：14～17歳（義務教育ではない） ・1991年の時点で，識字率は男性64.1％，女性39.3％で，農村女性では30.6％である
コミュニケーション[4]	・「はい」という意思を示す際，首を横にかしげたり，軽く横に振ったりするため，混同しやすい ・人を指差すしぐさは失礼にあたるので，顎を使う ・人を手まねきするときは，手を前に伸ばし，手のひらを下向きにして指を手前に動かす．米国人のように，手のひらを上向きにして指を1本だけ動かすしぐさは失礼な印象を与える ・肘を張って両手を腰にあてた姿勢は，けんか腰の態度である ・人と話すときの距離は宗教や文化によって違うが，ヒンドゥー教徒の場合は1mくらい離れるほうがよい ・ウインクは人を馬鹿にしているか，性的な誘いと解釈される ・小指を立てることは「トイレに行きたい」を表す ・額に手のひらをあてることは「困った」を表す ・手のひらを相手に向けて，人差し指を立てることは「ちょっと待て」を表す
食文化のタブーなど[4]	・先祖の魂が動物の形に生まれ変わっているかもしれないという考えのため，動物は殺したり，食べたりしない ・卵類も生命の源と考えられているので，食用にしない人がいる ・牛は神聖な動物として崇拝されているので，ヒンドゥー教徒は牛肉を食べない ・浄・不浄の観念：排便後，左手を使って水で洗う習慣があるため，左は不浄の手とされ食事に使われることはない．人に何かを手渡しするときや，握手するときは右手を使うべきである ・けがれ（排泄物や分泌物，人が触れたもの）は強い伝染力もっていると考えられているため，使い捨てできる素焼きや木の葉でできた食器が好まれる
接触に関するタブー[4]	・頭は神が宿るところなので，絶対に触ってはいけない．子どもの頭をなでることもしてはいけない ・耳は神聖なものなので，他人の耳を引っ張ったり叩いたりしてはいけない ・足は不浄とされているので，靴や足が他人に触れたら謝る
風俗，習慣，健康など[5]	・女性はあまり肌を見せない習慣があるため，タンクトップ，ミニスカートや派手な色彩の服装は避ける．男性でも，ショートパンツは好ましくない ・多民族・多宗教が混在しているため，それぞれの所属に対する帰属意識が非常に強いので，特定の民族や宗教に対する言動は慎重にする必要がある
妊娠・出産に関する風習[4]	・産前の儀式：出産までのあいだ，数度にわたって男子誕生を祈ったり，悪霊を遠ざけるための儀式が行われたりする．出産直後にはまず成長祈願の儀礼が行われ，その後誕生10～12日目に命名式と浄化儀礼を行う．成長にしたがってお食い初め，初剃髪の式がとり行われる ・貧しい人は自宅出産をする．出産がうまく進むように，陣痛が始まると，義理の母親の親指がつけられた水を飲む
終末期・葬式に関する風習[6]	ヒンドゥー教徒にとって，葬儀はこの世の生活にけじめをつけ，肉体を魂から解放してその魂の輪廻転生を確かなものとするためのものである．息を引きとると近親者は家の外に飛び出して号泣し，死神がいると信じられる南方に向かって祈る．遺体は野天火葬場に運ばれ，聖水などを振りかけられ生花で飾られるなどして，バラモン僧の祝福を受け，点火される．火葬した遺灰は近くの川に流す
医療に関する注意点など[7]	・ヒンドゥー教の社会で死，人間の排泄物，月経，出産などはけがれとみなされる．けがれを浄めるものとして水，灰土，牛糞などが用いられる ・左手を不浄視する習慣があるのが，物理的な意味のけがれではない．あくまでも宗教的な浄・不浄であり，医療の清潔・不潔の区別と異なる

4

　○○の国から来た人だから「こうだろう」と憶測せずに，上記にあげた項目にあるような点を確認する必要がある．また，その習慣を考慮した入院生活や地域生活ができるように援助することも大切である．さらに，「日本の病院ではこうだから」など，自分の価値観を押しつけてはならない．トラブルが起きるのは，自分が絶対に正しいと思うことが原因となる場合が多い．日常生活のなかで，文化の異なる人々とコミュニケーションをとり，価値観を受容するトレーニングをするように心がける．

● 引用文献
1) 世界の国情報2013．リブロ；2013．p.13．
2) 山田真美．インド．ブリタニカ国際年鑑2013．ブリタニカ・ジャパン；2013．p.382．
3) 日本公衆衛生協会．世界の公衆衛生体系．日本公衆衛生協会；1999．
4) インド・ビジネス・センター．インドチャネル(webサイト)．
5) 外務省 海外安全ホームページ．http://www.anzen.mofa.go.jp/
6) 松涛弘道．世界の葬式 新潮選書．新潮社；1991．p.223-224．
7) 三瓶清朝浄と不浄－インド文化の儀礼的汚れの信仰について．民族學研究 1975；40(3)：205-226．
＊：その他，各国の情報については，異文化看護データベース(日本科学看護学会 国際活動推進委員会) http://jans.umin.ac.jp/naiyo/intl/index02.html などで紹介されている．参照のこと

■ 課題⑤

一．

付録

課題⑥

1

凡例:
- <50
- 50～59
- 60～69
- 70～79
- 80～86
- データなし
- 非該当

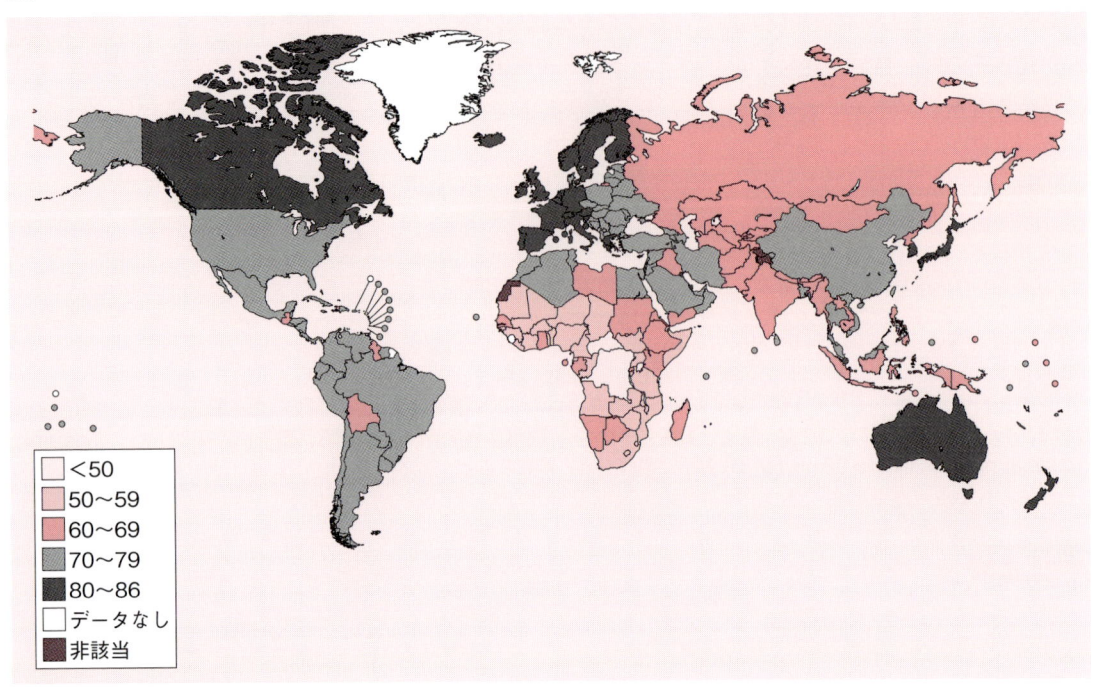

指標A 平均余命（2011年）

（WHO. http://gamapserver.who.int/mapLibrary/Files/Maps/Global_LifeExpectancy_bothsexes_2011.png より引用）

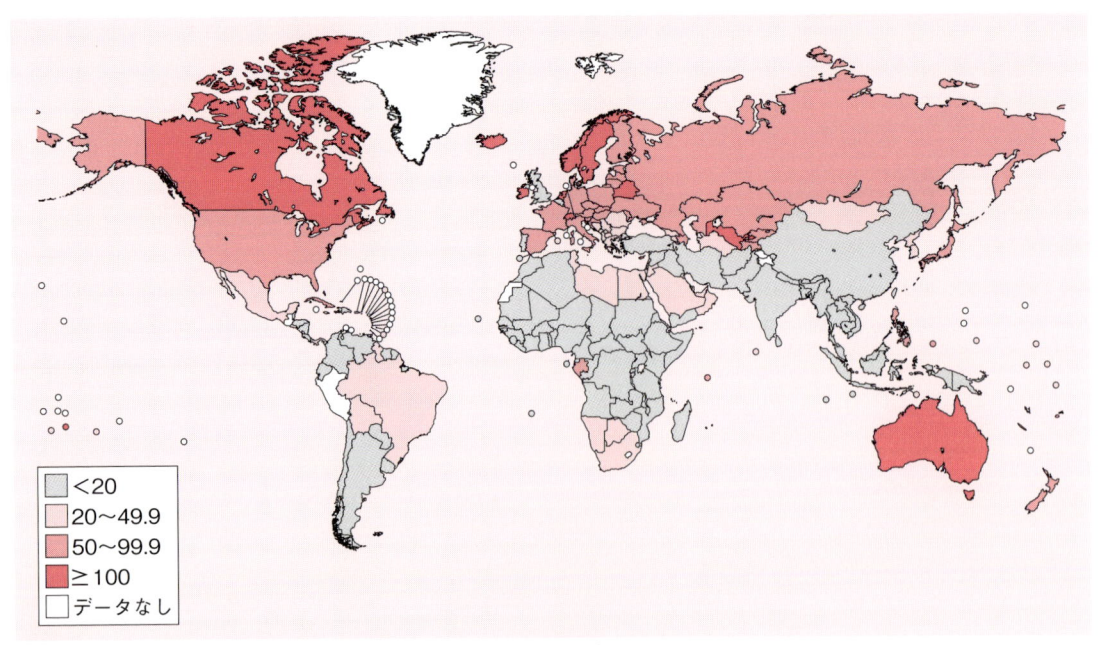

凡例:
- <20
- 20～49.9
- 50～99.9
- ≧100
- データなし

指標B 1万人あたりの看護師・助産師数（2000～2009年）

（WHO. WORLD HEALTH STATISTICS 2010. WHO;2010.p.114. http://www.who.int/whosis/whostat/EN_WHS10_Full.pdf より引用）

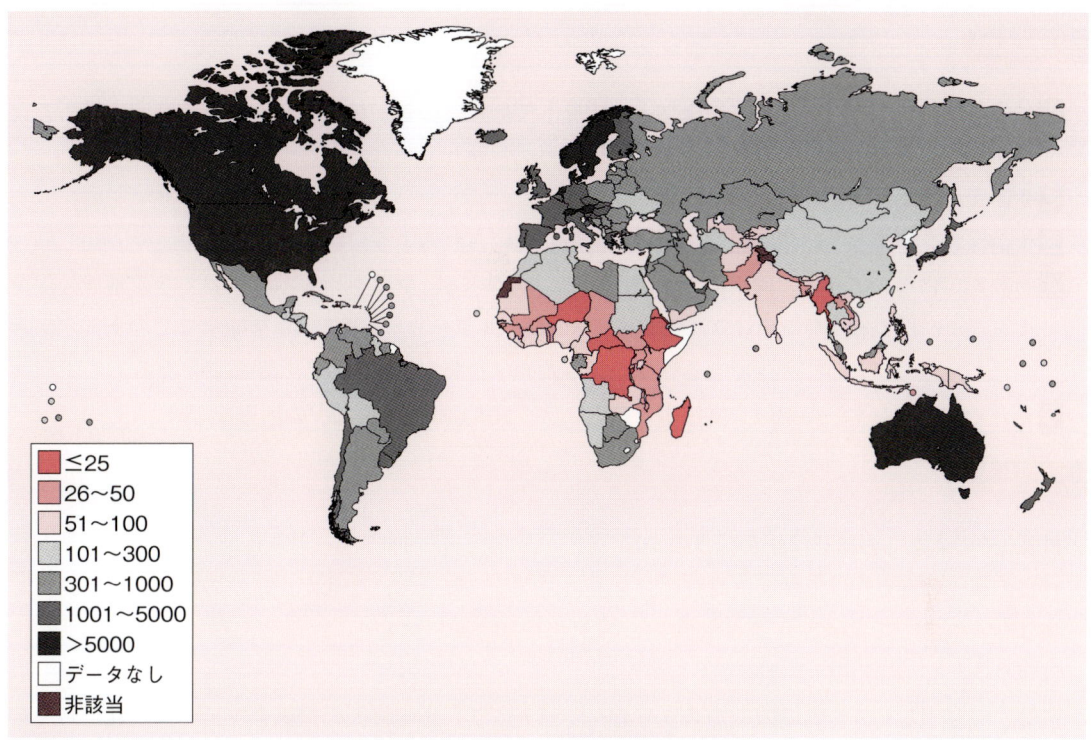

指標C 国民一人あたりの医療にかかわる支出（米ドル）の指標（2011年）

（WHO. http://gamapserver.who.int/mapLibrary/Files/Maps/GenGovExpTotal_2011.png より引用）

2
- 指標A：平均余命を示しており，衛生や健康状態のアウトカムの一つとしてとらえることができる．
- 指標B：1万人あたりの看護師・助産師数を示しており，数値が低いと十分なプライマリケアや健康増進，予防がいきわたらない可能性がある．
- 指標C：国民一人あたりの医療費にかかわる支出を表しており，一概にはいえないが，医療の質や頻度に関係する．

3
　上記にあげた指標A～Cの数値が低い国（多くの場合，開発途上国）では，予算および機材などの不足により，必要な保健・医療サービスを提供できる状況にない．深刻な看護職の不足もみられる．そのため，適切な医療が受けられないだけでなく，衛生や保健活動の質も保たれないため，予防可能な疾病による死亡率が高まり，平均余命も短くなっているなどの問題がある．

4
　例えば，指標Aの平均余命では，個人の生活や地域の環境を改善したり，衛生教育を行ったりして罹患率を減少させ，平均余命の改善につなげることができる．その際，国の文化や社会背景，予算を十分に配慮してアプローチすることが重要である．

課題⑦

1 治療費が払えない，健康保険に未加入・中断していた，会社が休ませない，医療機関・役所で言葉が通じない，母国の健康保険制度・文化で自己判断していた，など．

2 生活費が不足し，健康の面のことを後回しにした．

3 生活保護を申請し受給が決定したため，治療が受けられるようになった．

4 行政窓口に尋ねてみる，適用できる制度がないか調べる，病院へ行く前に相談できる地域の保健センターや医療職ボランティア（看護師，ソーシャルワーカー，薬剤師）を探すなどの支援がある．ただし，地域によって利用できる資源が違うため，情報を把握することが必要となる．

5 行政や保健センターの窓口，支援ボランティア，NPO（非営利組織）の活用など．

課題⑧

- 村長（その人たちの給料は誰が払うのか）．
- 村民，高校教育を受けた女子（高校教育を受けた女子に限るのはなぜか．ほかの村の大人にチャンスはないのか）．
- 母親や子ども（利用にはお金がかかるのか）．
- 産婆，現存するシステムでのヘルスワーカー，商人（これまで村人の健康を支えてきた私たちなら，若年女子よりもよい仕事ができる．研修を受けさせてほしい）．
- 村の役人（必要なのは，医師がいる隣村に行くためのバスである．小児の下痢だけではなく，老人の健康も問題）．
- 隣村の医師，自治体の役人（ほかの村の医師に少数民族の言語を教えて，定期的に往診するシステムをつくってはどうか．それに対して日当を払ってほしい）．
- 宗教家，占い師，祈祷師（外国人が村に出入りすることは治安上問題がある）．

課題⑨

1

① health：健康．
健康の概念は，世界保健機関憲章（1948年）の前文にある，以下の定義が有名である．「身体的・精神的・社会的に完全に良好な状態であり，たんに病気あるいは虚弱でないことではない」．世界保健機関は1999年の総会で健康の定義として以下の定義を提案している．「健康とは身体的・精神的・霊的・社会的に完全に良好な動的状態であり，たんに病気あるいは虚弱でないことではない」．

② disease：疾病．
医療の専門家，特に医師ないしは彼・彼女らが依拠する生物医学が定義する病者への診断のこと．

③ illness：病い（やまい）．
ふつうの人たちが理解し，感じている病気の概念や経験．

④ sickness：疾病
病気経験の総体．

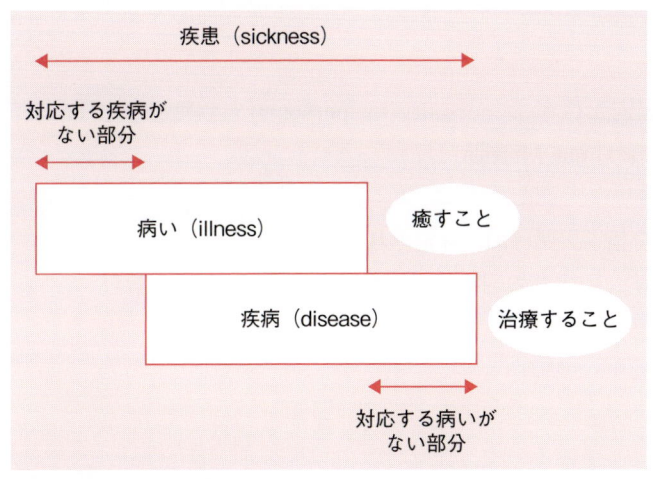

```
          疾患（sickness）
  ←─────────────────────→
対応する疾病が
ない部分
←──────→
  ┌─────────────────────┐
  │   病い（illness）    │   癒すこと
  │         ┌───────────┼─────────┐
  │         │   疾病（disease）    │  治療すること
  └─────────┤           │         │
            └───────────┴─────────┘
                    ←────────→
                    対応する病いが
                      ない部分
```

疾患と病いへのアプローチ
（池田光穂．看護人類学入門．文化書房博文社；2010．p.124 より引用）

2

① infection disease：伝染性疾患．

微生物などが体内に侵入することによって起こる疾患．

② communicable disease：感染性疾患．

③ non-communicable disease：非感染性疾患．

WHO の定義では，不健康な食事や運動不足，喫煙，過度の飲酒などの原因が共通していて，生活習慣の改善により予防可能な疾患をまとめて「非感染性疾患（NCD）」と位置づけている．

④ chronic disease：慢性疾患．

徐々に発病し，治癒に長い期間を要する疾患の総称．心臓病，関節リウマチ，結核，糖尿病などがある．

⑤ lifestyle-related disease：生活習慣病．

生活習慣が発症要因に深くかかわる疾患．糖尿病，脳卒中，心臓病，脂質異常症，高血圧，肥満などがある．

3

① expectancy：予測値．

例：life expectancy（平均余命），healthy life expectancy（健康寿命）．

② probability：ありそうなこと，起こりそうなこと，確からしさ，確率．

例：probability of death（死亡率＝ death rate, mortality rate, proportion of deaths），(5-year) probability of survival（〈5 年間の〉生存率），theory of probability（確率論）．

③ morbidity rate：罹患率．

定められた期間内（通常は 1 年を用いる）で新たに発生した疾病異常者数の単位人口に対する割合．

④ prevalence：有病率（有病割合）．

定められた一時点における疾病異常者の単位人口に対する割合をいい，通常単位人口として，人口 100，人口 1,000，人口 10 万などを用いる．有病率の高低は主としてその病気の発生頻度と有病期間

付録

に左右される．

⑤ mortality rate：死亡率．

例：mortality by cause of death（死因別死亡率,）mortality by persons（人数死亡率），cancer mortality（rate）（がん死亡率），胎児死亡率（Fetal Mortality）．

4

① international：国数を限定しない国家間を指す．関係国に限定される．

② global：国家の枠を越えた地球規模を指す．いずれの国家領域にも属していない地域も含む．

5

① per 10,000 live births：出生数一万対．

② per 10,000 population：人口一万対．

● 参考文献
- Young A. The Anthropologies of illness and sickness. Annual Review of Anthropology 1982；32：257-285.
- 日本国際保健医療学会ホームページ（医療用語集）．http://wiki.livedoor.jp/jaih/
- NCD Alliance Japan. http://ncdjapan.org/
- 南山堂医学大辞典 第19版．南山堂；2006．

課題⑩

③

索引

和文索引

あ
アクター 5
アフリカ 72
アムダ 159
アルマ・アタ宣言 2

い
1次データ 86
移動労働 22
異文化交流プログラム 144
異文化接触 177
医療観光 15
医療相談 27
医療滞在ビザ 15, 23
医療通訳 27, 33
医療通訳士 38
医療ツーリズム 15, 23
医療費 35, 66
医療扶助 16
医療保障制度 56
インターナショナルコース 21
インターン 162
インターンシップ制度 157
インドネシア 52, 68, 118, 138
インド洋津波 120

う
海を越える看護団 159

え
英国 102
永住者 30
エイズ予防対策強化プロジェクト 98
疫学 77, 82
疫学研究デザイン 84
エコチル調査 124

お
横断研究 84
オールドカマー 26
オタワ憲章 2

か
海外の看護師資格取得 153
海外ボランティア 150
外国語医療支援 27
外国人医療 38
外国人看護師 14
外国人看護師候補者 28
外国人患者 27, 33
外国人患者受け入れ医療機関認証制度 23
介護福祉士候補者 22
開発途上国 10, 17, 128, 153
海洋汚染 12
カイロ行動計画 62
カウンターパート 131, 136
顧みられない熱帯病 3
カシュルート 147
学校保健 107
ガボン 60
間隔尺度 91
環境問題 8, 12
観光案内ボランティア 150
看護師教育 59
看護師候補者 22
看護実習 61
看護師の国家間移動 153
看護師の倫理綱領（ISN） 20
看護者の倫理綱領（日本看護協会） 14
看護制度 58
看護の定義 13
カンボジア 164

き
記述疫学 83
技術協力 130
記述統計 91
キャリアパス 23

く
グアテマラ 70, 115
グローバリゼーション 3
グローバル・ナーシング 13
グローバル・ヘルス 2, 15
グローバル・ヘルス・イシュー 2
グローバル看護 13, 134
グローバル人材 21, 176

け
経済協力開発機構 130
経済連携協定 14, 22, 28
健康安全保障 4
健康格差 57, 115
健康教育 106
健康の定義 62
研修員受け入れ 133

こ
公害病 12
高額療養費制度 66
高所得国 10
厚生労働省検疫所 43
後天性免疫不全症候群 98
高度診療看護 58
後発開発途上国 10
高齢化率 19
国際医療機関認証 23
国際看護研究会 170
国際看護交流協会 168
国際看護師協会 13, 20
国際機関 130
国際協力 17, 128
国際協力機構 17, 129, 166
国際緊急援助 130, 140
国際結婚 26
国際公益 129
国際助産師連盟 20
国際人口開発会議 62
国際診療科 33
国際赤十字・赤新月社連盟 158
国際地域看護研究会 172
国際的看護活動 131
国際保健 2
国際連合 130
国際連合児童基金 2
国際連合食糧農業機関 2

国内避難民　122
国民総所得　10
コクラン・ライブラリ　89
国連公用語　151, 163
国連ボランティア計画　154
国境なき医師団　158
子どもに配慮した学校　107
子どもの健康と環境に関する全国調査　124
コホート研究　85
ごみ問題　12
コミュニケーション　38, 47, 67
コミュニケーション・モデル　177
コモロ　60
コレラ　83
根拠に基づく医療　76
根拠に基づく看護　76
コンゴ民主共和国　122
コンゴ民主共和国紛争　122
コンピテンシー　110

■ さ

災害　113
在外公館医務官情報　43
在外日本人　16, 30, 43, 52
再興感染症　114
在日外国人　15, 26, 46
在日日系人　16
査証　156
サハラ以南アフリカ　60, 116
3大感染症　3
サンプルサイズ　86

■ し

シェア＝国際保健協力市民の会　159
識字率　115
児童労働　115
シニア海外ボランティア　167
社会制度　56
尺度水準　91
順序尺度　91
奨学金　51, 157
瘴気説　83
情報取得　78
症例対照研究　84
症例報告　84
食のタブー　147
助産師　59
ジョン・スノウ　83
新型インフルエンザ　94, 114
人口─貧困─環境の悪循環　5

新興感染症　114
人口問題　8
人材育成　142
人道的見地　134

■ す

推計統計　91
水質汚濁　12
スタディツアー　150, 160
スマトラ沖大地震　120
スリランカ　59, 60

■ せ

生活習慣　118
生活習慣病　65, 112
正規分布　93
青年海外協力隊　166, 178
政府開発援助　129, 158
セーフティーネット　56
世界医学教育連盟　21
世界銀行　128
世界人口デー　62
世界天然痘根絶計画　2
世界保健機関　2
赤十字国際委員会　158
赤十字社　158
絶対的貧困　57
先住民　57, 70
先住民族の権利に関する国際連合宣言　58
先進国　10, 130, 153

■ そ

相対的貧困　57
ソーシャル・イノベーション　19, 108

■ た

タイ　120, 160
大学院留学　156
体験型留学　156
滞在許可書　156
多言語生活ガイド　27
多言語対応医療機関リスト　27
多言語補助資料　27
多言語問診票　27
多国間援助　129
多文化共生社会　26

■ ち

地域相関研究　84
チェンマイ大学　21

チャド　60
中長期滞在者　37
長期滞在者　30
超高齢社会　19
地理情報システム　76, 99

■ て

低栄養　65
データ　86
適正技術　133
伝統的産婆　71, 72
伝統医療　113

■ と

統計分析　89
東南アジア諸国連合　21, 130
糖尿病　64, 112, 118
特定非営利活動法人　158
特別永住者　37
土壌汚染　12
途上国　10
トラベルクリニック　43

■ な

ナラティブ・アプローチ　78
南南問題　8
難民　122
難民キャンプ　122

■ に

二国間援助　129
西太平洋地域事務局　162
2次データ　87
日系人　16
日本医療教育財団　23
日本看護協会　20
日本語教室のボランティア　150
日本国際保健医療学会　174
日本渡航医学会　44
日本の政府開発援助　17
ニューカマー　26
人間開発指数　10, 116
人間の安全保障　4
妊産婦死亡　63, 100
妊婦　138

■ の

ノンパラメトリック検定　93

■ は

ハイチ　140

博愛主義　134
バックキャスティング　107, 109
発展途上国　10
ハマダラ蚊　96
ハラール　147
パラメトリック検定　93
バングラデシュ　59, 115

ひ
非営利組織　158
ビザ　156
被災地医療協力　140
ビジット・ジャパン・キャンペーン　33
非政府組織　130, 158
ヒト免疫不全ウイルス　98
肥満　65
比率尺度　92
貧困　8, 56, 64, 68

ふ
ブータン　100
フォアキャスティング　107
フォーマティブリサーチ　118
武漢大学　21
ブスケスマス　118
フラミンガム研究　85
フルブライト奨学金　157
ブルンジ　60
フローレンス・ナイチンゲール　89, 108
分析疫学　83

へ
平均寿命　19

米国医師国家試験　21
ベック　19
ベトナム　96
ペルー　66
ヘルスリテラシー　113
ベルモントレポート　135

ほ
保険医療制度　35
保健教育　107
保健師活動　46, 94
母子手帳　43
母子保健　72
ポストミレニアム開発目標　5
ボリビア　164

ま
マイケル・サンデル　134
マザー・テレサ　134
マダガスカル　98
マラリア感染　96
マレーシア　142

み
ミスコミュニケーション　39
未成年者の出産率　64
ミレニアム開発目標　5, 15, 63, 130

む
無料低額診療事業　47

め
名義尺度　91
メディカルツーリズム　23
メンタルヘルス　50

も
モノカルチャー経済　58, 59
モンゴル　136

よ
予測値　8
予防接種　43
予防内服　43

ら
ライフスタイルの変化　112
ランダムエラー　86

り
リテラシー　115
リプロダクティブ・ヘルス　62, 70
リプロダクティブ・ライツ　63
留学　151, 156
留学生　21, 30, 50
臨床医学　77
倫理　85, 134

る
ルワンダ　122

れ
レイニンガー　35, 107, 109

ろ
ローレル指数　118
ロングタームケア　102

わ
ワーキング・ホリデー　157

欧文索引

A
AEC 21
AIDS 98
AMDA 159
APN 58
ASCOT 102
ASEAN 21, 130

C
CBHC 3
child friendly schools 107
CP 136

D
DAC援助受け取り国・地域リスト 10
decent minimum 80

E
EBM 76
EBN 76
eLENA 76
EPA 14, 22, 28
Epi Info™ 99

F
F-1ビザ 156
FAO 2
FRESH 108

G
GIS 76, 99
GLOBOCAN 79
GNI 10

H
HDI 10, 116
health promoting schools 107
HIV 98

I
I-20 156
ICM 20
ICN 13, 20
ICPD 62
ICRC 158
IDP 122
IFRC 158
INFJ 168
IT 76

J
JAIH 174
JCI 23
JICA 17, 129, 166
JMIP 23

M
MDGs 5, 6, 15, 63, 130
MSF 158

N
NGO 130, 158, 164
NPO 46, 158, 164
NTD 3

O
ODA 17, 129, 158
OECD 58, 130
OECD加盟国 10

P
PM2.5 12
PPE 5

Q
Quantum GIS 99

R
Red Cross 158
reproductive health 62
reproductive rights 63
RHL 76

T
TBA 71, 72

U
UHEM 163
UN 130
UNICEF 2
UNV 154
USMLE 21

W
WHO 2, 130
WHO健康開発総合研究センター 163
WHO地域事務局 162
WKC 163
World Bank 128
WPRO 162

中山書店の出版物に関する情報は，小社サポートページを御覧ください．
http://www.nakayamashoten.co.jp/bookss/define/support/support.html

国際看護学
─グローバル・ナーシングに向けての展開─

2013年12月24日　初版　第1刷発行©　〔検印省略〕
2017年 2月 1日　　　　　第2刷発行

監修　南　裕子
編集　新川加奈子　大野夏代　神原咲子
発行者　平田　直
発行所　株式会社　中山書店
　　　〒112-0006　東京都文京区小日向 4-2-6
　　　電話　03-3813-1100（代表）
　　　振替　00130-5-196565
　　　http://www.nakayamashoten.co.jp/

装丁・デザイン　臼井弘志＋藤塚尚子（公和図書デザイン室）
DTP　　　　　　株式会社　明昌堂
印刷・製本　　　株式会社　シナノ

Published by Nakayama Shoten Co., Ltd. Printed in Japan
ISBN 978-4-521-73912-0

落丁・乱丁の場合はお取り替え致します

・本書の複製権・上映権・譲渡権・公衆送信権（送信可能化権を含む）は株式会社中山書店が保有します．

　JCOPY ＜(社)出版者著作権管理機構委託出版物＞
　本書の無断複写は著作権法上での例外を除き禁じられています．複写される場合は，そのつど事前に，(社)出版者著作権管理機構（電話 03-3513-6969, FAX 03-3513-6979, e-mail : info@jcopy.or.jp）の許諾を得てください．

本書をスキャン・デジタルデータ化するなどの複製を無許諾で行う行為は，著作権法上での限られた例外（「私的使用のための複製」など）を除き著作権法違反となります．なお，大学・病院・企業などにおいて，内部的に業務上使用する目的で上記の行為を行うことは，私的使用には該当せず違法です．また私的使用のためであっても，代行業者等の第三者に依頼して使用する本人以外の者が上記の行為を行うことは違法です．